糖尿病足

中西医诊治与预防

方朝晖◎主编

北京科学技术出版社

图书在版编目（CIP）数据

糖尿病足中西医诊治与预防／方朝晖主编. — 北京：
北京科学技术出版社，2022.7
ISBN 978 - 7 - 5714 - 2036 - 9

Ⅰ.①糖… Ⅱ.①方… Ⅲ.①糖尿病足 - 中西医结合
- 诊疗 Ⅳ.①R587.2

中国版本图书馆 CIP 数据核字（2022）第 001922 号

策划编辑：侍 伟 白世敬
责任编辑：侍 伟
责任校对：贾 荣
封面设计：昇一设计
责任印制：李 茗
出 版 人：曾庆宇
出版发行：北京科学技术出版社
社 址：北京西直门南大街 16 号
邮政编码：100035
电话传真：0086 - 10 - 66135495（总编室） 0086 - 10 - 66113227（发行部）
网 址：www.bkydw.cn
印 刷：河北鑫兆源印刷有限公司
开 本：710 mm × 1000 mm 1/16
字 数：308 千字
印 张：20
版 次：2022 年 7 月第 1 版
印 次：2022 年 7 月第 1 次印刷
ISBN 978 - 7 - 5714 - 2036 - 9

定 价：68.00 元

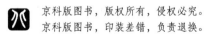

编写委员会

前言

当今，糖尿病在全球呈暴发趋势。中华中医药学会发布的《中国 2 型糖尿病防治指南（2017 年版）》指出，我国成年人糖尿病患病率约为 9.7%。糖尿病足是糖尿病的常见慢性并发症之一，严重影响患者的生存质量，甚至危及患者生命。近年来，糖尿病足中西医诊治与预防的理论研究和临床实践都取得了很大的进步，许多新技术、新方法的有效性得到验证，这对于糖尿病足的防治具有重要意义。

本书较全面地论述糖尿病足的中西医诊治及预防，内容涵盖糖尿病足的病理机制、临床表现、诊断、分级、治疗、预防等方面的国内外最新进展。本书力求突出实用性、前瞻性，可供专科医生、高等院校医学生参考使用。

本书的编者大多为长期从事糖尿病临床工作的专科医生，他们不仅具有扎实的理论基础，还具有丰富的临床实践经验。他们在繁忙的工作之余为编写本书付出了辛勤劳动，谨此致以衷心的感谢。

由于糖尿病足的研究涉及面广，新的研究成果不断涌现，加之编者水平有限，书中难免存在错误或疏漏，希望广大读者批评指正，以便再版时修订补充。

方朝晖

2022 年 1 月

目录

中　篇

如何治疗糖尿病足

第一章　糖尿病足概述

近年来，世界各国的糖尿病患病率均明显上升，糖尿病的各种并发症成为糖尿病患者残疾和早亡的主要原因。糖尿病足是常见的糖尿病慢性并发症之一，也是导致糖尿病患者截肢的主要原因。

第一节　西医病名

糖尿病足是指糖尿病患者由于合并神经病变及各种不同程度末梢血管病变导致的下肢感染、溃疡形成和（或）深部组织的破坏。糖尿病血管病变和神经病变是引起糖尿病足的基本原因。糖尿病患者的足部容易发生血管病变和神经病变，常见病变包括足趾疾病、胼胝形成、皮肤破损和足溃疡。足部肌肉、骨骼病变会导致足变形。神经病变往往导致糖尿病患者足部感觉丧失或者减弱，易受外伤，引起溃疡、感染和坏疽，甚至引发截肢。

近年来糖尿病足的发病率不断增加，与下列因素有关：①全球糖尿病患病人数增加；②糖尿病患者平均寿命延长，以至于糖尿病病程也延长；③老龄化人口增加。这些因素均能导致糖尿病足的发病率急剧增加。糖尿病足的患病率各国报道不一样，但总体而言，占住院糖尿病患者的 6%～20%；美国全国医院出院资料统计显示，1983—1990 年，糖尿病足患病率增加了约 50%，以 45～54 岁年龄段患者患病率最高，男性患病率高于女性。相关研究数据表明，糖尿病足的年发病率在 30 岁以前和 30 岁以后分别为 2.4% 和 2.6%；另有报告估计美国 25% 的糖尿病患者发生糖尿病足及其相关并发症，其中糖尿病足溃疡的发病率为 3%，多见于老年糖尿病患者，平均每 15 名糖尿病足溃疡患者中就有 1

人需要截肢，每年的截肢患者中约 50% 为糖尿病患者。

第二节　中医病名

糖尿病足可归属于中医"脱疽"范畴。脱疽（gangrene）由先天不足，正气虚弱，寒湿之邪侵袭，瘀阻脉络，气血不畅，甚或痹阻不通所致；是一种以初期肢冷麻木，后期趾节坏死脱落、黑腐溃烂、疮口经久不愈为主要表现的脉管疾病。

古代医家对糖尿病并发痈疽有较多的论述和记载。糖尿病足属于中医消渴病之兼证"脱疽"，最早的记载见于《灵枢·痈疽》："发于足指，名曰脱疽。其状赤黑，死不治；不赤黑，不死。治之不衰，急斩之，不则死矣。"这对脱疽后期腐烂、坏死、发黑的症状特点，以及预后判断、治疗方法的描述颇为准确。唐代孙思邈《千金要方》有"消渴之人愈与未愈，常须思虑有大痈，何者？消渴之人，必于大骨节间发痈疽而卒，所以戒之在大痈也"的记载。隋代巢元方《诸病源候论》记载消渴病有八候，其中包括"痈疽"。唐代王焘《外台秘要》记载"消渴病……多发痈疽"。元代朱瑞章《卫生宝鉴》记载"消渴者足膝发恶疮，至死不救"。元代朱震亨《丹溪心法》详细记载了糖尿病脱疽的临床症状，指出"脱疽生于足趾之间……初生如粟黄泡一点，皮色紫暗，犹如煮熟红枣，黑气蔓延，腐烂延开……犹如汤泼火燃"。明代汪机《外科理例》记载了比较典型的消渴伴发脱疽者，如"一膏粱年逾五十亦患此，色紫黑，脚焮痛……为疮善症。……次年忽发渴，服生津等药愈盛"。明代陈实功《外科正宗》曰："夫脱疽者，外腐而内坏也……疮之初生，形如粟米，头便一点黄泡，其皮犹如煮熟红枣，黑气侵漫，相传五指，传遍上至脚面，其疼如汤泼火燃。""未疮先渴……已成疮形枯瘪，内黑皮焦，痛如刀剜，毒传好趾者。"清代魏之琇《续名医类案》载有"一男，左足大趾患疽，色紫不痛，若黑若紫即不治"。以上记载说明，古代医家已经认识到了糖尿病可以并发肢体坏疽，对其症状的描述及预后的判定也与现代医学相近。

第三节　好发人群

糖尿病患者分布广泛，且糖尿病并发症种类较多。哪些人群容易患糖尿病足呢？

一、年龄大、病程长者

大量的研究数据表明，糖尿病足患者的发病率与年龄和病程呈明显的正相关。大截肢（踝关节以上）患者中，85.1%的患者年龄在60岁以上，其中91%的患者病程在10年以上。

二、男性

很多临床随机对照试验结果表明，糖尿病足的发生与性别相关，男性患者的发病率高于女性。目前其具体机制尚不明确，考虑可能与雌激素对血管系统的保护作用有关。

三、具有神经病变症状者

糖尿病周围神经病变（DPN）是导致糖尿病足的最常见的危险因素。糖尿病周围神经病变的病理表现主要是神经元细胞轴突变性、髓鞘节段性或弥散性皱缩或脱髓鞘、施万细胞增生、基底膜改变等。神经病变使患者肢体麻木，感受外界刺激的能力减弱，自我保护能力降低。周围神经病变的发病率随患者年龄及其糖尿病病程的增加而升高，其主要通过两种方式导致糖尿病足溃疡发生。一种是运动神经病变影响足部肌肉的牵引张力，使足部肌肉萎缩，从而改变足底受压部位，导致足畸形，如爪形趾、锤状趾等。爪形趾趾间关节弯曲，跖骨头突出，切应力增加，导致跖骨头成为溃疡发生的常见部位之一。另一种是感觉神经受损，使足部对不合适的鞋袜、异物或温度变化的反应能力下降，导致皮肤易破损，形成溃疡。感觉神经病变可以通过 S－W 单纤丝试验进行评价。行走时跖部忍受较大的压力，正常保护跖骨头的脂肪垫因足趾的半脱位被拉向前方，导致跖趾关节背伸和趾间关节屈曲，形成典型的爪形趾，行走时负重的面积较小，加上该处软垫保护较差，因此很容易受到损伤，容易导致糖尿病足。如果跖骨表面单纤丝试验结果不能达到 5.07，则有发生足部溃疡的危险。

四、皮肤感染者

人体皮肤是一道保护机体防御外界刺激和预防细菌微生物感染的天然屏障。一旦皮肤损伤，这道屏障便失去防御能力，各种细菌便趁机侵入机体。糖尿病患者经常出现皮肤感染，反复感染易加速糖尿病足的进展。高血糖状态使机体免疫力降低，若伤口护理较差，患者易出现严重的感染。感染是糖尿病足溃疡的独立危险因素。若 Wagner 3 级以上感染同时累及骨组织，则患者截肢率高出 11 倍。糖尿病足溃疡感染最常见的病原体是耐甲氧西林金黄色葡萄球菌（MRSA）。与其他病原体感染相比较，感染 MRSA 的患者治愈率低，截肢率和病死率高。

五、具有血管病变症状者

周围血管病变，尤其是下肢血管病变，在糖尿病下肢溃疡的发生发展过程中起着重要的作用。国内一项研究分析了 258 例 2 型糖尿病足溃疡患者，结果显示，单纯缺血性溃疡患者 92 例，单纯神经性溃疡患者 79 例，缺血合并神经性溃疡患者 87 例，提示下肢血管病变是糖尿病足溃疡的主要发病因素。周围血管病（PVD）的发病率随年龄增加而升高。有研究提示，60 岁以下的人 PVD 发病率为 3%，75 岁以上的人 PVD 发病率为 20%，但只有 25% 的 PVD 患者有症状。有下肢血管病变的糖尿病患者运动后，会因肢体缺血加重而感觉肢体沉重甚至疼痛。目前能够较准确地评估下肢血管病变的指标是踝肱指数（ABI），以 ABI < 0.9 作为下肢血管病变的诊断标准。有文献报道，如果应用动脉造影确诊了血管病变，那么使用 ABI 诊断的灵敏度为 95%，特异度接近 100%。

六、血糖控制不佳者

血糖控制较差的患者糖尿病足的发病率较高。Basit 等发现，血糖控制不良以及糖化血红蛋白中 HbA1c 较高与糖尿病足密切相关。国内姜春艳等对比分析了 35 例糖尿病足患者与 185 例非糖尿病足患者的空腹血糖及 HbA1c，发现糖尿病足组患者两指标均高于非糖尿病足组。Markuson 等发现，与 HbA1c 较低者相比，入院时 HbA1c 较高的糖尿病足患者伤口愈合时间明显延长。入院时 HbA1c 水平是糖尿病足住院患者截肢的独立危险因素。高血糖的长期刺激加快了血管内皮细胞的凋亡，同时产生大量糖基化终末产物，从而导致血管壁增生、管腔狭窄，促进闭塞性动脉硬化症的形成以及神经病变的发生，加之高血糖易诱发感染，使溃疡不易愈合。美国糖尿病协会推荐糖尿病患者将 HbA1c 控制在 7.1% 以下，而对于有并发症的患者而言，要进行个体化调整。

七、血脂控制不佳者

糖尿病患者多有血脂代谢紊乱。血脂升高造成下肢血管动脉粥样硬化，大量脂质侵入血管壁使动脉基底膜增厚及血管腔狭窄，收缩期阻力指数增大，引起内源性凝血因子增加，易形成血栓，导致糖尿病足溃疡。血脂升高的糖尿病患者更易发生血管腔狭窄，使肢体远端血供明显减少，加剧局部缺血，从而加重足部溃疡。美国糖尿病协会推荐使用低密度脂蛋白胆固醇评价血脂的控制和治疗情况，并认为低密度脂蛋白胆固醇 <2.59 mmol/L、高密度脂蛋白胆固醇 >1.29 mmol/L、甘油三酯 <3.88 mmol/L 的成年人患糖尿病的风险较低。

八、血压控制不佳者

国内有研究显示，收缩压升高是糖尿病足发病的独立危险因素。糖尿病合并高血压患者也是糖尿病足好发人群。国外一项前瞻性研究也发现，糖尿病足组收缩压明显高于非糖尿病足组，而两组的舒张压却无差异。持久的高血压导致动脉壁弹性减弱、顺应性下降、内膜厚度增加、内皮细胞损伤，同时内皮细胞生成一氧化氮减少或其生物利用度下降，从而加速动脉粥样硬化的形成。内皮细胞损伤是导致糖尿病足最基础的病理改变。许多致病因子均可以引起微血管内皮细胞损伤，其中糖尿病患者由于血糖控制不佳，常处于持续性高血糖状态，在感染、坏疽等情况下，细菌毒素及组织分解产物等致病因子使微血管内皮细胞损伤更为明显，其主要改变是血管内皮细胞以细胞核为中心向血管腔内突出，使血管腔不光滑或阻塞，增加血液阻力，妨碍血流，严重患者可见内皮细胞退变，胞质空淡，细胞器官数量减少、水肿，细胞核的核质浓缩，细胞膜破坏，甚至坏死脱落，使基底膜及胶原纤维直接和血液接触，继而导致血小板聚集及血栓形成等。反复的内皮细胞损伤、死亡和再生，可引起基底膜增厚，同时破坏内皮细胞屏障和防栓作用，并促使第八因子中的糖蛋白 vWF 在血浆中浓度升高，导致血小板黏附与聚集。综上所述，内皮细胞破坏使血管自身调节受损，足部血液供应减少，造成组织缺血、缺氧，导致糖尿病足的发生。

九、吸烟者

吸烟者是糖尿病足的好发人群。国外一项研究表明，糖尿病足的发病率随着患者吸烟量的增加而升高。非吸烟者糖尿病足的发病率为10.3%，有吸烟史但现已戒烟者糖尿病足发病率为 11.9%，有吸烟史且目前亦吸烟者糖尿病足的发病率为 15.8%。与不吸烟的糖尿病患者相比，吸烟的糖尿病患者截肢的概率更大。国内有研究也显示，吸烟是糖尿病足早期重要的独立危险因素。另外，Facchini 等发现在一组有 6年吸烟史但并没有糖尿病的人群中，吸烟情况与胰岛素抵抗密切相关。吸烟产生的一氧化碳和氰化物抑制正常的组织代谢，同时，烟草中的尼古丁刺激肾上腺素和去甲肾上腺素的释放，使血管收缩、痉挛，从而造成组织缺血缺氧，组织灌流量减少使糖尿病患者易发生足部溃疡，且溃疡一旦发生便不易愈合。

十、使用胰岛素患者

有研究发现，使用胰岛素的糖尿病患者足部溃疡的发病率明显高于使用口服药物或仅饮食控制血糖的患者。但无论是使用胰岛素控制血糖，还是应用口服药物或通过饮食、运动调节血糖的糖尿病患者，临床医生均应给予重视，防止足部溃疡的发生。

十一、有足部问题者

足底胼胝形成所导致的足底局部压力增高是糖尿病足溃疡发生的独立高危因素。临床上足部好发溃疡的区域有足底中部、足跟外侧、足跟内侧、第二跖骨、大跗趾，而这些部位正是胼胝好发部位。通常鞋袜不适可造成足底局部过度受压，足底长期受力不均匀可导致局部压力增高，形成增厚的结缔组织，同时角化细胞的活性增强，在足底局部形成质地坚硬的胼胝。国外一项研究对足底压力异常增高的糖尿病患者进行了为期30个月的随访，发现35%的患者出现足底溃疡，而足底压力正常的患者无一例发生溃疡。国内一项研究选取452例糖尿病合并足底胼胝的患者，对急性感染期的260例患者，在积极控制血糖和抗感染治疗的同时，先对足底胼胝进行彻底切除，再进行溃疡伤口的清创引流，同时帮助患者选择适当的鞋进行局部减压，其治疗效果明显高于未减压组。积极治疗胼胝，减轻足底受压，是预防糖尿病足溃疡发生的重要措施。国际上许多指南提出，发生周围神经病变或足背动脉无搏动的患者应加强日常足部检查。糖尿病患者足部强化护理能够预防足溃疡导致的截肢。Crawford等针对1192例糖尿病患者（无糖尿病足溃疡）进行了为期1年的队列研究，期间对患者进行日常的足部检查，最后发现糖尿病足的发病率为1.93%。这一研究结果表明，规律的日常足部检查能够极大降低糖尿病患者足溃疡的发病率。

十二、有足部溃疡史者

有研究表明，有足溃疡史者再次发生足溃疡的危险系数是无足溃疡史者的13倍。糖尿病患者的感觉神经和运动神经同时受损，肢体末端麻木，感觉迟钝或者丧失，常导致足部畸形。当患者行走时，足部的重心改变，受压部位易损伤，肌腱、韧带易撕裂，继发感染，从而发生足溃疡。有足溃疡史者，截肢的危险系数是无足溃疡史者的2～10.5倍。有截肢史者，一半以上的患者在5年内需进行第2次截肢。国外很多研究发现，有足溃疡史的糖尿病患者，其病死率明显高于无足溃疡史患者。泰国一项病例对照试验将97例糖尿病患者按照是否有足溃疡史分为两组，进行了为期 3.5 年的随访，发现有足溃疡史的患者，其病死率明显高于无足溃疡史组，而且研究结果表明，与白种人相比，亚洲人群糖尿病患者病死率明显更高。

十三、鞋袜不适者

鞋袜不适是导致糖尿病足形成的原因之一。糖尿病患者由于发生了周围神经病变，感觉不到鞋袜的存在，因此所穿鞋袜相对较小，易造成挤伤，从而发生溃疡。Mclnnes 等比较了 85 例糖尿病神经病变患者与 118 例非糖尿病患者的鞋长与脚长，结果表明，糖尿病组和非糖尿病组鞋长与脚长的差值无差异。但是，专家推荐糖尿病患者穿鞋时鞋长应大于脚长 10~15 mm，糖尿病组与非糖尿病组患者鞋子情况不在这一范围内的人数百分比分别为 82% 和 66%。这一结果表明，糖尿病患者穿鞋不符合要求的较多。建议糖尿病患者，尤其是发生周围神经病变的患者，要穿比自己脚稍大的鞋子，而且穿鞋前要注意检查鞋内有无异物，以免发生不必要的损伤。

十四、受教育程度较低者

糖尿病足的发生给患者及其家属带来沉重的经济负担。但同时，患者受教育程度与疾病的发生也有密切的关系。国内一项研究通过对某医院 211 例糖尿病足患者进行回顾性分析发现，该研究中糖尿病足患者受教育程度较低，职业以非脑力劳动者居多。

第四节　流行病学

一、国外状况

在西方许多国家，糖尿病是截肢的首位原因。美国每年实施 6 万多例非创伤性手术中，有 50% 的患者为糖尿病患者。在发展中国家，由于糖尿病足发现比较晚，常合并广泛的感染，所以足溃疡和截肢很常见。在许多地区，卫生条件差、贫穷、赤足走路和某些当地的习俗常交织起作用。例如，在加勒比海地区的某些岛国，糖尿病发病率约为20%，足病和坏疽是外科常见的病症。在发达国家，大约5%的糖尿病患者有足病的问题，他们消耗了12%～15%的卫生资源。在发展中国家，这个数字高达40%。在西方国家，糖尿病足溃疡的经济花费在16000～27000美元，截肢的医疗花费则为43000～64000美元，主要的花费是在增加的家庭护理和社会服务上。美国每年将糖尿病医疗费用的1/5用在了糖尿病足的治疗上。国际糖尿病联盟公布了1997年糖尿病下肢并发症的医疗花费，足溃疡花费16580美元，足趾和其他远端的截肢花费25241美元，大截肢花费31436美元，一个足溃疡患者平均2年的门诊花费是28000美元。因此，预防足溃疡和截肢有很高的费用－效益比。

二、国内情况

中国糖尿病足的现状不容乐观。2001年中华医学会糖尿病学分会组织全国各省市对我国大城市24496例内分泌科住院糖尿病患者的糖尿病并发症及其相关大血管疾病状况进行了回顾性分析，结果显示，糖尿病足发病率为5%。2010年对39家国内三甲医院的调查显示，非创伤性截肢患者中，约有三分之一为糖尿病所致，糖尿病截肢患者合并神经病变、下肢动脉病变、肾脏病变和视网膜病变的比例分别为50.1%、74.8%、28.4%和25.9%。许樟荣教授报道，我国糖尿病足及周围血管病变学组针对中国部分省市糖尿病足病临床资料和住院费用等相关比较发现，与2004年相比，2012年糖尿病足患者具有高龄、男性居多、文化程度低、糖尿病病程长、血糖控制差、心血管危险因素及糖尿病并发症多、足溃疡者更严重、总截肢率更高以及住院费用高等特点，但也有较为乐观的数据，即大截肢率降低、愈合率升高以及住院天数缩短。

第二章　糖尿病足的发病机制

第一节　中医病因病机

一、古代中医对糖尿病足病因病机的认识

《金匮要略·血痹虚劳》指出："血痹阴阳俱微。""外证身体不仁，如风痹状。"清代《医宗金鉴》谓："未发疽之先，烦躁发热，颇类消渴，日久始发此患。"古人精辟地论述了糖尿病足的病因病机。糖尿病足即消渴病之脱疽，为本虚标实、虚实夹杂之证。初发之时气阴亏虚夹有血瘀，脉络失和；中期瘀久化热生毒，或染毒，湿热瘀毒内蕴，热毒炽盛，以邪实为主；晚期正气亏虚，余邪稽留，以虚为主。

中医认为本病与营卫失调、饮食不节、情志失调、寒邪入侵等有密切关系，如《素问·生气通天论》曰："营气不从，逆于肉理，乃生痈肿。"《素问·奇病论》载："帝曰：有病口甘者，病名为何？何以得之？岐伯曰：此五气之溢也，名曰脾瘅，夫五味入口，藏于胃，脾为之行其精气，津液在脾，故令人口甘也。此肥美之所发也，此人必数食甘美而多肥也，肥者令人内热，甘者令人中满，故其气上溢，转为消渴。"《灵枢·九针论》又曰："音者冬夏之分，分于子午，阴与阳别，寒与热争，两气相搏，合为痈脓者也。"《灵枢·痈疽》谓："夫血脉营卫，周流不休……寒邪客于经络之中则血泣，血泣则不通，不通则卫气归之，不得复反，故痈肿。"

（一）元气虚弱，血行瘀滞

《灵枢·营卫生会》云："老者之气血衰，其肌肉枯，气道涩。"年

老真元渐耗，真气不足，血行无力，容易导致血液瘀滞，肌肤失养而溃烂。王清任在《医林改错·下卷》中也指出："元气既虚，必不能达于血管，血管无气，必停留而瘀。"元气为一身气之源，若禀赋不足或后天失养，导致元气虚弱，则气行无力，血行无助。气虚血瘀相互为因，日益加重，使经络阻塞，皮肉失养而枯槁、坏死脱落而成脱疽之证。

（二）营卫失调，情志失和

巢元方《诸病源候论·卷三十二》谓："疽者，五脏不调所生也……若喜怒不测，饮食不节，阴阳不和，则五脏不调，营卫虚寒，腠理则开，寒客经络之间，经络为寒流所折，则营卫稽留于脉……营血得寒则涩而不行，卫气从之与寒相搏，亦壅遏不通……故积聚成疽……发于足趾，名曰脱疽。"冯楚瞻《冯氏锦囊秘录·卷十九》谓："郁怒伤肝脾……气血难达，易致筋溃骨脱。"营卫失调、情志不和可导致气血虚弱，引起经络、气血功能紊乱。经络受阻，经气运行不畅，气血功能失调，则气血不能畅行全身而发挥其正常温煦和濡养功能，致使皮肉失养而成脱疽。

（三）饮食不节，劳逸失度

《素问·生气通天论》谓："膏粱之变，足生大疔。"清代邹五峰《外科真诠·卷上·足部》认为此病是因"膏粱、药酒及房术、丹石、热药，以致阳精煽惑，淫火猖狂，蕴蓄于脏腑，消烁阴液而成"。清代高秉钧《疡科心得集·卷中·辨脚发背脱疽论》也提出："脱疽者……或因房术涩精，丹石补药，消烁肾水，房劳过度，气竭精枯而成。"饮食不节，劳逸失度，脾胃受损，运化失司，水湿不化，湿浊内生，脾不能正常为胃布散津液，因而导致消渴，久而酿生热浊，阻于肌腠，发为脱疽之证。

（四）寒邪入侵，气血涩滞

《素问·举痛论》曰："寒气入经而稽迟，泣而不行，客于脉外则血少，客于脉中则气不通，故卒然而痛。"马培之《医略存真》亦云："又或严寒涉水，气血冰凝，积久寒化为热，始则足指木冷，继现红紫之色，足跗肿热，足指仍冷，皮肉筋骨俱死，节缝渐次裂开，污水渗流，筋断骨离而脱。"血遇寒则凝，遇热则行。寒邪易伤人经脉，造成气血涩滞，出现疼痛。久则皮肉失养，脱而为疽。

二、现代中医对糖尿病足病因病机的认识

糖尿病足作为糖尿病的慢性并发症之一，其内在发病机制与糖尿病有一致性。但由于糖尿病足临床表现多样，其致病机制远比糖尿病繁杂。由于研究观察的层面存在差异，或认识水平有别，或研究对象的起病阶段不同，诸医家对糖尿病足致病机制的认识存在较大差异。

下面介绍目前的一些医家的看法。

（一）病机在"虚"与"瘀"

经过大量的实践观察，在许多医家的经验用方中发现，大多数糖尿病足患者虽证候繁杂，其总的病机不离"虚"与"瘀"。其中"虚"包含气虚、血虚、阴虚、阳虚；"瘀"有血瘀、湿瘀、热瘀、痰瘀、毒瘀。通常虚为本，瘀为标。诸虚中以气虚为本，血瘀为湿、热、痰、毒诸瘀之帅。

1. 阴虚为基本病机

饮食不节、情志失调、房劳伤肾、先天禀赋不足，或过服温燥药物等，损伤肺胃肾之阴，导致阴津亏损，燥热偏胜，阴虚为本，燥热为标，两者互为因果，阴愈虚燥热愈胜，燥热愈胜阴愈虚。这是糖尿病足的早期病机。糖尿病日久，阴损耗气损阳，导致气阴两伤，阴阳俱虚，脏腑功能失调；脾肾俱虚，脾气虚弱，水湿运化失常，湿邪浸淫，湿壅日久，化热成毒；脾肾虚弱则无力抗邪，湿热之邪乘虚入侵，湿热蕴结，腐蚀筋肉，足部坏疽，则易于发生"筋疽"之证。

2. 气阴两伤，阴阳俱虚致瘀

气津相关，气能生津、化津、摄津，津能载气。消渴日久，阴津亏耗，无以载气，则气失依附而致气虚；气生于精，精化为气，阴津亏耗必致气虚。气为血帅，气能生血、气能摄血、气能行血，如《血证论·阴阳水火气血论》谓："运血者即是气。"因此，气的充盛、气机调畅是血液运行得以保证的重要条件。气行则血行，气虚则运血无力而

血滞，血滞则为瘀。如周学海《读医随笔》云："气虚不足以推血，则血必有瘀"。糖尿病病机为阴虚燥热，燥热之邪为阳邪，最易伤阴耗气，糖尿病日久终致气阴两虚，或阴损及阳而致阴阳俱虚，血宜温，温则通，阳气虚弱，则失其推动振奋之力，难以温运血脉，阳虚则寒，寒则血凝而致血瘀。《灵枢·天年》即指出："血气虚，脉不通。"张景岳在《景岳全书》中也说："凡人之气血犹如源泉也，盛则流畅，少则壅滞，故气血不虚不滞。虚则无有不滞者。"

3. 阴虚血燥致瘀

糖尿病患者阴虚燥热，津亏液少，不能充盈于脉，血液干涸脉道失润，而致血流滞塞不畅，血气滞涩，营卫不和，从而阴虚、血瘀并存；或阴虚燥热日久，邪热煎熬，消灼津液，耗伤营血，以致血中津少，质黏而稠，运行滞涩，渐聚成瘀。故患者出现面紫胸闷、患足色黑、肌肤甲错、麻木僵硬、局部疼痛、舌质紫暗、脉象弦涩等血瘀之证。血瘀日久则化热，湿热搏结，化腐成脓。糖尿病日久，必然会产生血瘀，这是一个从量变到质变的过程。这一过程在不同患者中的发展速度也不同。在一定意义上说，瘀血是糖尿病发病的早期就可能产生的病理产物。糖尿病后期血瘀脉络，气血阴阳通行受阻，表里内外上下联络失常，营卫不能贯通，津血难以互渗，骨枯髓涸，成为脱疽。

（二）湿热下注，热毒蕴结

湿热之邪的成因包括饮食失衡、久坐和久卧。《素问·奇病论》言："此人必数食甘美而多肥也，肥者令人内热，甘者令人中满，故其气上溢，转为消渴。"过食肥甘，损伤脾胃，加之久坐、久卧伤脾，纳运失职，则积滞壅遏不化，反生湿浊，困阻中焦，蕴积化热而为湿热。情绪不畅亦可导致湿热内生，正如《素问·调经论》所说："血气不和，百病乃变化而生。"《灵枢·五变》则指出："怒则气上逆，胸中蓄积，血气逆留，臗皮充肌，血脉不行，转而为热，热则消肌肤，故名消瘅。"情绪不畅，气机郁滞，木旺克土，均使中焦壅滞，脾失健运，水湿停聚，酿生湿热。脏腑虚损为湿热下注的核心病机。《灵枢·本脏》云"心脆则善病消瘅热中"，肺、脾、肝、肾脆"善病消瘅易伤"。五脏之中，肝、脾、肾与消渴产生的关系最为密切。脾主运化，脾健则水湿得运，精微四布；肝主疏泄，疏泄不畅影响脾胃运化；肾主藏精，司固摄，肾足则气化有节，清浊自分。脾肾不足，津液失布，水湿内停，酿成湿热，产生消渴。

糖尿病患者由于过食肥甘厚味，损伤脾胃，痰浊内生，病程迁延，脾气虚损，健运失司，津液不化，湿浊内生，或因气机阻滞，瘀血阻络，影响津液正常代谢，出现湿邪阻滞。湿性重浊黏滞，出现足肿。若湿热下注，则患处皮色暗红、肿胀、疼痛，甚则溃破溢脓。

若瘀血、湿浊阻滞脉络，营卫壅滞，瘀久化热，或患肢破损，复感邪毒，阴液更亏，会导致脱疽，甚至肉腐、筋烂、骨脱。若热毒炽盛，可有全身发热、烦热口渴、大便干结等全身症状，若殃及骨髓，则证属凶险。

（三）心、脾、肾虚弱

根据近些年一些医家的诊治经验来说，许多医家认为糖尿病足形成的基础是心、脾、肾脏气虚衰，因为其发病机制不是单一、固定的，根据外来的伤害不同，病理产物气滞、血瘀、痰阻、热毒有别。而脾失健运，痰湿内停，气机运行不畅，气阻瘀停，久而化热，热盛腐肉，气阴耗伤，而致本病，为糖尿病足主要的病机变化。

脾为后天之本，气血生化之源，居于中州，乃气机升降出入之枢，五脏六腑、四肢百骸皆禀气于脾胃。脾主运化水湿，是津液生化输布之枢机。糖尿病患者由于饮食不节，过食肥甘厚味，损伤脾胃，或忧思、劳倦伤脾，或糖尿病日久损伤脾胃，可致脾气虚弱，健运失职，津液输布异常，水湿内停，水聚为饮，饮凝成痰。正如《证治汇补》云："积饮不散，亦能变痰。"明代李中梓《医宗必读》亦云："惟脾土虚弱，清者难生，浊者难降，留中滞隔，瘀而成痰。"痰邪、湿浊一成，随气升降流行，内而脏腑，外至筋骨皮肉，形成多种糖尿病之变证。痰浊的形成亦与肺、肾有关。肺为水之上源，主宣发，输布津液，通调水道；肾阳主水液蒸化，调节津液代谢的平衡。在肺失治节、脾不健运、肾阳不蒸腾、三焦失于气化的病理状态下，水谷精微不能生化输布而聚集酿痰，同时阴虚燥热灼津为痰，痰浊凝聚，痹塞经脉。肾为先天之本，主水，藏精，先天禀赋缺陷、五脏柔弱，尤以肾为关键。肾阴虚则虚火内生，水亏不济，火热内亢，并在各种促成内热的因素如感染、肥胖、郁怒忧思、过食肥甘辛辣等参与下内热熏蒸，伤津耗气，血稠液浓，以致消渴。如《石室秘录》云："消渴之证，虽分上、中、下，而以肾虚致渴则无不同也。"《临证指南医案》曰："三消一证，虽有上、中、下之分，其实不越阴亏阳亢，津枯热淫而已。"《病机沙篆》曰："夫人之虚，非气即血，五脏六腑，莫能外焉。"《医学正传》亦云："虚者，正气虚也。"王清任在《医林改错》中云："元气既虚，必不能达于血管，血管无气，必停留而瘀。"

(四) 肝血不足

根据"肝主身之筋膜"的理论，糖尿病足的发生可能与肝血不足密切相关。肝之阴血亏虚，肝失疏泄与濡养，以致气血运行受阻，病久郁而化热，痰热相交，腐蚀皮肉、筋脉而成脱疽。

综上所述，虽然古代中医和现代中医对糖尿病足的病因病机认识有些不同，但一致认为糖尿病足的发病机制不离"虚"与"实"，病性多为本虚标实。虚主要涉及气虚、阴虚、血虚、阳虚，实则涉及血瘀、气滞、湿热、热毒、痰浊等。

第二节　西医病因病理

从现代医学角度来研究糖尿病足，必须了解糖尿病足的病因病理，以利于指导临床筛查糖尿病足高危人群，控制危险因素，有针对性地对糖尿病患者进行教育、干预治疗，并进行多学科、多部门的互相协作，减少糖尿病足和截肢的发生，提高糖尿病患者的生活质量。

一、神经病变

随着糖尿病病程的进展，逐渐伴发的周围神经病变是糖尿病足形成的病因之一，对糖尿病患者危害很大，最主要的危害是致其足部感觉功能丧失，患足不能及时察觉外来伤害以做出常态下所具备的保护性动作，因此不能及时给予相应的处理和治疗，增加了溃疡发生和足部坏死的风险。

（一）分类

1. 周围神经病变

自从电生理及电镜检查出现以后，大家对糖尿病足神经病变的认识有了很大的提升。周围神经病变主要是轴突变性，呈线粒体聚集，神经微鞭毛增生，轴突肿胀膜异常，轴突变小、功能失常。其次，鞘膜变性也较常见，无论有鞘或无鞘的神经纤维，均有长形纤维细胞及胶原细胞纤维明显增生。另外，神经膜细胞中胞质内呈髓脂质纤维丧失，细胞突起变薄，胶原纤维增生。糖尿病患者的神经损伤后会继发有关肌肉萎缩，导致关节畸形及溃疡形成，甚至发展到严重的肢端坏疽。

2. 自主神经病变

下肢自主神经受损后，肢端皮肤少汗或无汗，患者足部皮肤干裂，很容易感染细菌，引起溃疡、蜂窝织炎、深部脓肿。另外，自主神经可控制皮肤微血流，对周围温度改变的自主神经介导的生理效应是通过保温或者散热来调节。当自主神经受损时，导致皮肤血流灌注量增加，尤其下肢部的皮肤血流灌注量增加，可导致下肢皮肤萎缩而发生坏疽。

3. 感觉神经病变

糖尿病患者足部的感觉障碍常导致穿通性神经性溃疡，并常伴随有胼胝。这个时候足部感觉会比较迟钝，在遭受外伤后通常无痛觉，往往患者自己不知道自己受伤了，或者已经知道受伤，但是因无疼痛之苦而疏忽大意，发展为严重肢端坏疽。另外，由于运动神经损伤，肌肉失去张力平衡，感觉障碍，足部的负重部位可产生无痛性畸形、韧带撕裂、小的骨折而导致坏疽。

4. 运动神经病变

因为糖尿病患者运动神经损伤，足部的伸肌与屈肌之间张力不平衡，常造成趾背侧半脱位，远侧移位的跖部脂肪垫及跖骨头下陷，甚至形成"弓形足"或"鸡爪趾"畸形。由于足部肌肉萎缩，足的正常姿势和弹性丧失，行走时跖部受较大的压力，正常保护跖骨头的脂肪垫因足趾的半脱位被拉向了前方，导致跖趾关节背伸和趾间关节屈曲，形成典型的爪形趾，行走时负重在较小的面积上，该处软垫保护较差，因此很容易受到损伤，导致坏疽。

（二）引起神经病变的原因

1. 代谢异常

多元醇代谢紊乱。由于神经细胞内缺乏果糖激酶，神经细胞外过高的葡萄糖被醛糖还原酶催化生成的山梨醇和果糖不能在神经细胞内分解，导致二者大量沉积，从而使神经纤维内渗透压升高，导致神经纤维水肿、变形和坏死。有学者研究证实，应用醛糖还原酶抑制剂能使病变的神经发生逆转，进一步支持了此学说。通过观察得知，对足部反射区和穴位进行刺激，一定程度上可改善机体麻木症状，促进浅感觉的恢复，加快神经传导速度；可抑制醛糖还原酶的活性，减少山梨醇在神经细胞内的蓄积。

肌醇代谢紊乱。正常神经组织内含有较高水平的肌醇。由于葡萄糖的结构与肌醇相似，同时神经组织内蓄积高水平的山梨醇，二者可竞争性或非竞争性抑制神经细胞对肌醇的获取，过少的肌醇可使蛋白激酶 C 活性下降，并进一步导致 Na^+-K^+-ATP 酶活性降低，从而使磷酸肌醇的合成受到阻滞，导致神经细胞去极化的功能受到损害，以致周围神经的传导速度、脱髓鞘等发生改变。

非酶促蛋白糖基化。非酶促蛋白糖基化最终生成晚期糖基化终末产物（advanced glycation end product，AGE）。高血糖状态可使神经组织内多种蛋白糖基化反应异常增高，大量 AGE 与其受体结合，能够破坏神经髓鞘完整性，影响神经组织的微管系统及轴索传导的微管结构和功能，以及神经纤维再生。此外，AGE 的作用产物糖胺可氧化产生氧自由基（OFR），能引起疾病和血管内皮细胞损伤，导致神经组织缺血、缺氧。

脂代谢异常。胰岛素的相对不足及绝对不足可导致神经组织脂代谢和构成髓鞘的脂质比例异常，亚油酸转变为神经细胞主要成分的γ-亚油酸减少，使花生四烯酸和前列腺素减少，影响神经冲动传导，不能维持神经组织正常血流，影响神经的功能。

神经营养障碍。神经营养因子对神经元的生长发育具有显著作用。神经营养因子包括神经生长因子（NGF）、胰岛素样生长因子Ⅰ（IGF-Ⅰ）等。NGF是神经细胞发挥其正常功能所必需的。糖尿病患者NGF合成减少，会引起神经组织中微管、微丝内mRNA生成不足，从而引起神经轴索损伤、再生障碍，严重时可使纤维萎缩、脱落。IGF-Ⅰ在促进机体的生长发育、细胞分化、组织修复及促进细胞内葡萄糖的转运等方面有重要的生物学功能，对于神经细胞具有保护作用，能促进少突胶质细胞和各种神经元的分化和髓鞘化。许多实验证明，正常人的上皮细胞可见IGF-Ⅰ，而糖尿病患者的IGF-Ⅰ水平显著低于正常人，尤其在溃疡的基底层，可见IGF-Ⅰ缺乏、表达下降，进一步影响施万细胞的增殖、存活，进而抑制轴突的发育及再生，导致周围神经变性。同时，下降的IGF-Ⅰ可使糖尿病足溃疡愈合延迟。

细胞凋亡。相关研究认为，2型糖尿病神经病变患者血浆中含有某种自身免疫球蛋白，可诱导不依赖补体但依赖钙离子的细胞凋亡。另外，凋亡相关转录因子被氧化修饰后，不仅导致细胞凋亡抑制因子表达的减少，还能使促凋亡蛋白表达增加，包括环氧合酶、多聚腺苷二磷酸聚合酶和c-Jun氨基末端激酶的表达增加，从而促使神经细胞凋亡增加。

2. 微血管病变

（1）微血管的灌注降低。糖尿病足周围神经病变是在血管病变的基础上产生的。糖尿病周围血管的重要病变是下肢动脉的粥样硬化、管腔狭窄甚至闭塞，继而造成肢体远端缺血，使局部缺氧和营养物质缺乏。在高血糖状态下，还原型辅酶Ⅱ降低，一氧化氮合酶（NOS）下降使内皮依赖性血管功能下降。局部灌注不足，引起神经内膜血流降低、神经缺血。糖尿病足患者周围神经病变与血管病变密切相关，患者血糖、血脂代谢紊乱，可致外周动脉粥样硬化斑块形成或血栓形成，进而导致足部不能得到充足的血液供应，从而导致神经组织缺血、缺氧而致功能失常。实验证明，使用血管扩张药物在一定程度上可以纠正神经传导速度。

（2）血液流变异常。患糖尿病时血小板功能出现异常，高糖状态致血液黏稠度不同程度升高，红细胞变形功能下降，PAI-1合成增多，血液出现高凝状态，局部血流减少，形成神经组织缺氧，引起神经病变。

3. 氧化应激损伤

氧化应激机制在糖尿病周围神经病变的发病过程中发挥了极其重要的作用。高血糖可引起活性氧（ROS）产生增加及脂质过氧化，可阻滞神经节去极化，减慢神经传导速度；同时ROS可通过降低NO的合成及其生物学活性，或减少具有舒张血管作用的前列环素（PGI2）的生成，而导致内皮依赖性血管舒张功能下降；另外，ROS可活化许多信号传导通路，引起内皮细胞产生许多细胞因子，如肿瘤坏死因子α（TNF-α）、转化生长因子（TGF）、血管内皮细胞生长因子（VEGF）等，引起血管基底膜增厚、新生血管形成，使管腔狭窄和血管闭塞，导致神经内膜血流减少，引起神经内膜的缺血和缺氧，从而损伤神经元和施万细胞，最终使神经变性。

4. 自身免疫性损伤

糖尿病患者的高血糖状态引起神经与血管屏障破坏，导致神经组织自身免疫性损伤。国外研究发现，糖尿病性神经病变患者的腓肠神经神经束膜和神经内膜处有IgG、IgM和C$_3$等免疫球蛋白沉积，提示糖尿病发生神经病变时存在神经组织的自身免疫性损伤。在培养神经细胞时发现，其免疫激活敏感作用，损害神经元旁分泌，并激活丝裂原活化蛋白激酶依赖性旁分泌而改变靶细胞生物活性，从而损伤神经细胞。

5. 遗传因素

研究发现，血糖控制在可控范围内可以延迟或减慢某些糖尿病患者神经病变的发生和发展，但不能够从根本上阻止其发生，在血糖控制不佳的患者中不一定发生神经病变。因此可以认为，遗传方面的因素可能与糖尿病足患者外周神经病变的发生、发展有一定关系。

此外，实验发现，糖尿病外周神经病变患者神经元细胞的凋亡数量较正常对照组或不伴有神经病变者明显增多，若加入钙拮抗剂，可使细胞凋亡数量下降至 50% 左右，这就是细胞凋亡机制学说的一种认识。同时认为，氧化应激反应可使基因结构改变，导致促凋亡基因与凋亡抑制基因之间失去平衡，加速神经病变的发生。

二、血管病变

（一）大血管病变

糖尿病周围大血管病变，是全身大血管病变的一部分，其主要病理改变是动脉粥样硬化、动脉壁中层钙化、内膜纤维增生，致使血管腔狭窄，肢端缺血、缺氧，导致指（趾）缺血性坏疽或坏死。

1. 脂代谢异常

脂代谢异常是大血管动脉粥样硬化的最重要因素，而甘油三酯是动脉粥样硬化斑块的主要成分。

糖尿病患者总胆固醇、甘油三酯、低密度脂蛋白升高，高密度脂蛋白降低。胰岛素异常会引起甘油三酯升高。糖尿病患者脂代谢特点如下。①胆固醇。在糖尿病没有很好地控制的情况下，往往以甘油三酯升高为主，血浆胆固醇仅有轻度升高或正常。所以有人认为，动脉硬化并非完全是由于胆固醇血浓度升高所致。但多数人认为，被低密度脂蛋白（LDL）输送的胆固醇是一种化学刺激剂，当它在血液中浓度升高时，可损伤动脉壁的内皮层，使动脉内皮层的通透性增加，使胆固醇浸润到内皮下层，引起平滑肌细胞增殖。随着脂质堆积在内皮下层，低密度脂蛋白与氨基葡萄聚糖（GAGS）结合成不溶性物质，以致内皮下层低密度脂蛋白清除不足，或由于低密度脂蛋白中胆固醇脂崩解不足，或由于形成过多不溶解的胆固醇结晶，这些胆固醇和胆固醇脂崩解不足，可促使动脉粥样硬化斑块的形成。②高密度脂蛋白（HDL）。高密度脂蛋白主要功能是清除过多的胆固醇，与之结合后转运入肝脏进行代谢，一部分经胆汁排出，因可使总胆固醇下降，故认为高密度脂蛋白是防治动脉粥样硬化与冠心病的保护因子。但近年来已有不少研究证明，糖尿病控制欠佳的患者，HDL往往降低，这就促使了胆固醇和胆固醇脂在细胞内堆积，导致动脉粥样硬化的发生和发展。③甘油三酯。很多实验研究证明，糖尿病控制不满意的患者，往往甘油三酯及低密度脂蛋白增高。甘油三酯能否促进动脉硬化还没有足够的实验证据来证明，但事实上，在动脉粥样硬化斑块中除胆固醇脂及磷脂外，甘油三酯也是斑块中的主要成分。因此认为，糖尿病高甘油三酯血症同样是促进动脉粥样硬化的重要因素。高密度脂蛋白下降使得胆固醇转运障碍，造成高胆固醇血症，形成动脉硬化。低密度脂蛋白升高可形成动脉壁脂肪条，高密度脂蛋白降低可引起胆固醇在动脉壁沉积。脂代谢异常最终引起动脉粥样硬化的产生。

胰岛素抵抗和高血糖可引起游离脂肪酸在外周组织中被释放，游离脂肪酸会促进总胆固醇和低密度脂蛋白的合成。近年来研究认为，动脉粥样硬化与高胰岛素血症有密切关系，胰岛素过多，可刺激动脉壁中层平滑肌细胞增殖，加速胆固醇、胆固醇酯和脂肪合成并沉积在动脉管壁，抑制脂肪及胆固醇酯分解，形成高脂血症和高脂蛋白血症，促进动脉硬化。虽然糖尿病患者缺乏内源性胰岛素分泌，处于低胰岛素水平，但由于外源性胰岛素治疗时往往会产生高胰岛素血症，同样也会促进动脉硬化。另外有人发现，糖尿病在没有得到很好的控制的时候，患者体内生长激素往往要比普通人群高，生长因子、表皮生长因子、纤维母细胞生长因子及神经生长因子等有类胰岛素样生长因子作用，均可促进动脉粥样硬化的发生。

2型糖尿病的脂代谢紊乱特点是：由高血糖后效应引起，胰岛素抵抗的遗传因素造成；2型糖尿病患者的血脂异常的比例比非糖尿病患者群高，而且更复杂。分析表明，2型糖尿病患者的低密度脂蛋白升高后，其发生动脉硬化的概率比同水平的非糖尿病患者高。

2. 血管内皮损伤

血管内皮层作为一种自然屏障，可以防止血液中的大分子物质透过内皮层而进入动脉壁内层，对动脉内层起到保护作用。如果内皮损伤，内皮的裂隙增大，则有利于脂蛋白浸润至内皮下层。同时血小板在损伤部位容易黏附，促进动脉粥样硬化的发生和发展。不少实验研究证明，对血管内皮层施加慢性损伤，如机械、炎症、免疫或者化学等损伤，均可引起动脉粥样硬化的形成和发展。①血流动力学改变是糖尿病血管内皮损伤的重要因素。动脉血流压力作用机械性地长期冲击血管内皮，尤其是在动脉分叉形成血液旋涡切应力作用下，血管内皮损伤，血小板在损伤部位黏附聚集，导致动脉粥样硬化的形成和发展。②免疫复合物和炎症刺激损伤血管内皮，当免疫复合物固定在血管壁的内皮上，在补体参与下导致细胞溶解时，组胺和其他活性物质从局部释放，从而使血管壁通透性增高，导致胆固醇和脂蛋白大量浸润到动脉内膜下并堆积，促进动脉粥样硬化的发生。③糖尿病合并的各种炎症也可导致动脉壁损伤和使血管壁通透性改变。当糖尿病伴有各种动脉炎时，粥样硬化病变会更加广泛和严重。④糖尿病患者出现酮血症、高血压、高血脂时，均可损伤动脉壁的内皮细胞。长期患高胆固醇血症及体内血管活性物质如儿茶酚胺、5-羟色胺、组胺、激肽类物质和血管紧张素等持久增加时，可导致内皮损伤和通透性增加，促进动脉粥样硬化的发生。⑤吸烟也可以导致内皮损伤和通透性增加。烟草中的尼古丁可使血液中肾上腺素含量增加，促进内皮细胞收缩及血小板黏附力增强和聚集。

糖尿病患者血糖不稳定等因素引起一氧化氮合酶（NOS）的灭活及活性异常、内皮素浓度升高、前列环素降低，造成内皮损伤。内皮裂隙变大，脂蛋白浸润至内皮下层，同时血小板黏附引起动脉粥样硬化发生及发展。研究表明，血糖水平不稳定可诱导 NOS 基因表达失调，并可导致内皮细胞衰老标志物的提前出现，引起内皮细胞功能障碍。因此，NOS 基因表达减少可能是内皮损伤的重要原因。

3. 血小板黏附力增强

糖尿病患者糖蛋白增多，引起血液流变学的异常是导致足部缺血的一个重要因素。患者血小板的黏附性和聚集性增强、血浆浓度增加和红细胞变形性降低，引起血流瘀滞、组织缺氧和缺血。

正常情况下血管内凝血和抗凝血功能保持动态平衡，血液畅通。如果失去平衡，将会出现凝血功能障碍，表现为血栓形成或纤溶亢进，发生出血。糖尿病肢端坏疽患者主要表现为凝血加强、血栓形成，阻塞血管腔，导致缺血性坏疽或者坏死。造成血小板聚集增强的因素很多，糖尿病患者的糖蛋白（vWF 因子）增多是其中一个重要原因。vWF 因子是第八凝血因子中的一种糖蛋白，由内皮细胞合成后释放到血浆中，参与凝血机制。如果人体中 vWF 因子增多，可能发生高凝状态，促使血小板聚集、黏附于损伤的内皮下层，促进凝血和血栓的形成。正常人血管内皮经常释放出适量的纤维蛋白溶酶原激活物到血液循环，纤维蛋白溶酶原经激活作用生成纤维蛋白溶酶，可促使多余的纤维蛋白分解降解产物，在血管内起到防止凝血作用。糖尿病患者纤维蛋白溶解活力下降，易形成血栓，加速大血管病变。

4. 激素调节异常

糖尿病患者以胰岛素水平异常为主，但是会造成多种激素的紊乱。而各种激素，如雌激素、雄激素分泌异常可引起胰岛素抵抗，造成血糖、血脂代谢的异常，降低胰岛素敏感性，从而加重胰岛素抵抗。高胰岛素血症可引起动脉粥样硬化。

5. 其他因素

高血糖对血管内皮细胞的直接侵害引发血浆蛋白对细胞的渗透性增加，继而引起血小板汇集，细胞外基质糖化，纤维交联，使动脉弹性降低。高血压引起血管通透性增加，红细胞、血小板在内膜黏附并在血管壁沉积，造成平滑肌细胞内膜增生、管壁增厚、管腔狭窄或闭塞。HO/CO 系统能够影响血小板内 GMP 的水平，抑制血小板的黏附和聚集；而 HO/CO 系统被抑制，可导致血小板聚集增强，平滑肌增殖，引起动脉硬化。

（二）微血管病变

糖尿病患者的下肢血管病变是糖尿病足形成的病理基础之一。多数学者认为，下肢动脉硬化是糖尿病足形成及发生、发展的主要机制。微血管病变是微循环障碍的重要组成部分，亦是导致糖尿病肢端坏疽的病因病理基础。糖尿病微血管病变是全身性改变，涉及机体各系统、各组织器官。有专家于患者前臂皮肤活检中发现，糖尿病患者有微血管病变者占近 53%，而非糖尿病患者对照组仅占 7%；从患者小腿截肢标本活检中发现，糖尿病足患者有微血管病变者占 88%，而非糖尿病患者对照组占 23% 。由于大多数微血管没有平滑肌细胞，因此，在微血管病变中多数无平滑肌增殖和动脉粥样硬化斑块形成。糖尿病微血管病变的主要特征是微血管壁内皮细胞损伤，基底膜增厚，导致微血管腔狭窄或者闭塞、形态改变及功能异常，造成微循环障碍。组织缺血、缺氧、代谢紊乱，营养物质不易吸收，代谢产物不能排除，局部容易感染而发生坏疽。

1. 内皮细胞损伤

在持续的高血糖及其后效应物质的作用下，微血管内皮细胞损伤，内皮细胞功能被破坏，导致血栓形成，微血管堵塞及微循环障碍，使局部组织缺血。微血管内皮细胞损伤是导致糖尿病患者肢端坏疽最基础的病理改变。许多致病因子均可引起微血管内皮细胞损伤。糖尿病患者由于血糖控制不佳，常处于持续性高血糖状态。在感染的细菌毒素及坏疽所产生的某些组织分解产物等致病因子作用下，微血管内皮细胞损伤更为明显，其主要改变是内皮细胞以细胞核为中心向血管腔内突出，使管腔不光滑或者阻塞，增加血液阻力，妨碍血流，严重者可使内皮细胞退变，胞质空淡，小器官数量减少、水肿，细胞核的核质浓缩，细胞膜破坏导致坏死脱落，可使基底膜及胶原纤维直接和血液接触，继而导致血小板聚集及血栓形成等，久之反复的内皮细胞损伤、死亡和再生，引起基底膜增厚，同时破坏了内皮细胞屏障和防栓作用，并促使 vWF 因子在血浆中浓度升高，促使血小板黏附与聚集，导致高凝和血栓形成，加重微血管腔阻塞与微循环障碍，使局部组织血流灌注量减少、组织缺血，导致坏疽。

2. 基底膜增厚

高血糖促进山梨醇代谢，破坏内皮细胞，增加血管通透性，糖化血红蛋白增加导致缺氧，代偿性血管扩张，使血浆蛋白渗出增多，葡萄糖和生长激素浓度升高，促进糖蛋白合成，红细胞变形能力降低，最终导致基底膜增厚。微血管基底膜增厚是糖尿病微血管病变的特异性病理改变，所有类型的糖尿病患者均有毛细血管基底膜增厚。从糖尿病患者的尸检分离出来的毛细血管基底膜，化学结构分析与正常人的相似，唯一的差别在于糖尿病患者的毛细血管基底膜超微结构较正常人有单纯的增厚。葡萄糖是合成糖蛋白原料之一，除了之前说的高血糖的因素外，还有以下因素促使基底膜增厚。①糖尿病患者细胞内高糖可促进山梨醇代谢，细胞内堆积的山梨醇可使内皮细胞损坏，尤为显著的是内皮细胞之间的连结变松弛，引起通透性增加，使血浆白蛋白中 α1 抗胰蛋白酶及 α2 巨球蛋白从细胞间隙漏出。这两种蛋白有抑制胶原酶的作用，从而致使基底膜的代谢分解减慢。②糖尿病患者血糖增高，使血液中的 HbA1c 约从 5% 增加到大于 15%，导致组织缺氧，产生代偿性血管扩张，血浆蛋白渗出增多，促使基底膜增厚。③糖尿病患者的红细胞变形能力下降，毛细血管中的流动阻力增加，产生机械性刺激，引起基底膜增厚，同时，使血管通透性增加，促进基底膜增厚。

糖尿病患者微血管基底膜增厚，严重时受累的微血管腔可部分或全部阻塞。这会导致血液对组织器官的灌注量减少，引起组织器官缺血、缺氧。有相关研究对糖尿病患者的胸腹部和四肢肌肉毛细血管与肾小球的毛细血管基底膜进行比较，发现各组肌肉微血管和肾小球的毛细血管基底膜增厚是一致的，特别是下肢血管较上肢血管基底膜增厚更为明显。所以糖尿病患者下肢微血管病变更多，更严重；下肢微循环障碍，肌肉、神经病变，骨质破坏、溃疡、坏疽或者坏死发生率更高于其他部位，且发生坏疽的部位不易愈合。

3. 管腔狭窄或者闭塞

糖尿病患者微血管口径狭窄或者闭塞主要是由内皮细胞损伤或者功能性的收缩、基底膜增厚、纤维素性血栓形成所导致的。没有控制血糖的糖尿病患者通常会持续性高血糖，其坏疽所产生的某些毒素成为一种致病因子，可以致使微血管内皮细胞损伤或者收缩。有些专家表示，糖尿病患者微血管超微结构的改变，主要是基底膜明显增厚。基底膜增厚通常有两种形式，一种是局部增厚，另一种是全层增厚。内皮细胞的肿胀、增生检出率通常为 50%，内皮细胞下组织细胞增生检出率为 60%，而且发现内皮细胞下组织细胞呈"驼峰状"或"乳头状"突起，或搭桥状增生横过血管腔，使血管腔狭窄或阻塞。由于微血管基底膜增厚，内皮细胞增生、肿胀及损伤使血小板黏附和红细胞聚集增强等，血凝异常及微血管栓塞导致微循环障碍。

4. 微血管形态改变，萎缩与消失

糖尿病患者微血管内皮细胞损伤、增生、基底膜增厚等改变，导致微血管张力降低，弹性较差，内膜粗糙不光滑，使微血管形态发生变化，多见扭曲、打结、粗细不均等。皮肤微血管尖端发生瘤样扩张，在急性炎症早期皮肤血管呈网球形局限在乳头圈内，继而乳头圈内呈现一片红色，这可能是炎症渗出的表现。在血液供应缺乏、血流减少或者停滞时，毛细血管内压明显降低，毛细血管可以萎缩、被吸收或者消失。当器官、组织萎缩时，产生微血管障碍，使组织缺血、缺氧而发生坏疽。

三、皮肤隐性损害

糖尿病足患者皮肤通常表皮、真皮变薄，表皮层次欠清，真皮胶原纤维伴炎性细胞局灶性浸润，皮肤组织脯氨酸含量及胶原溶解均显著下降，胶原合成和分解动态失衡。研究表明，高血糖引起的糖基化终末产物蓄积能造成上述的影响，是糖尿病足发病的潜在危险因素，同时引起末梢神经和微血管病变及微循环障碍，久而久之引起各种皮肤病变。糖尿病的皮肤病变表现分为以下几种。①糖尿病伴发严重中间代谢失调所引起的皮肤表现，主要有感染和黄瘤病，这些病变在高血糖和高脂血症被纠正后能得到控制和恢复。②糖尿病伴发慢性退行性并发症的皮肤表现，主要有糖尿病性皮病、大疱性皮炎、红斑和损害、成人硬肿病和周围神经病变。③非代谢失调或者变性改变，是糖尿病所引起的较常见的皮肤病变，主要有环状肉芽肿、白癜风、黑棘皮病等皮肤病。

糖尿病的皮肤并发症可诱发糖尿病足的发生。糖尿病性大疱病是糖尿病的皮肤并发症之一。此病多见于糖尿病病程较长、病情控制不佳和全身营养状况不好的患者。在临床观察中发现，各种原因引起的水疱、血疱感染所导致的肢端坏疽者大约占糖尿病坏疽患者的 25.7%，是糖尿病坏疽的常见诱发因素，其病因病机尚不明确。许多专家认为糖尿病性大疱病与局部的神经营养障碍、毛细血管的脆性增加和皮肤代谢的紊乱，以及局部受到物理机械性的冷、热、光及化学的损伤有关。

研究者经过长时间的随访调查并结合相关的临床症状发现，大多数患者的水疱是自发性的，但也有水疱是因热水袋、暖气烫伤，或鞋袜穿着不合适，在行走过程中摩擦脚部产生。患者皮肤出现水疱、血疱合并感染，容易导致糖尿病足坏疽的发生。这是因为糖尿病患者的皮肤即使外观正常，其内在也可能有功能障碍，如血流减少、散热减少和对组胺反应减弱等。

鸡眼和胼胝是足部常见的皮肤病，也是导致糖尿病肢端坏疽最常见且严重的诱发因素。鸡眼发生的主要原因是趾、跖骨高低不平，骨头突出的部位由内向外持续性挤压皮肤。如果鞋不合脚，像女性穿的尖头高跟皮鞋，会使已遭受骨突出压迫的皮肤自外部向内部反复地压迫和摩擦，长时间以后此处皮肤产生防御性反应。这个部位的角质层明显增厚，角质层围绕一个致密的角质物形成圆锥体（即鸡眼），圆锥尖端向内挤压真皮使真皮乳头部变平，真皮内有少量细胞浸润。由于鸡眼尖端进入皮肤内压迫和刺激神经而产生疼痛，行走时疼痛加剧。鸡眼的长期磨损会增大糖尿病足患者坏疽的风险。胼胝的病因病理类似鸡眼但没有角质中心核。胼胝好发于掌跖突出受压负重的部位，外观为扁平或者隆起的局限性片状角化增厚板，呈蜡黄白色，质坚硬，表面皮纹清楚可见，通常情况下不会引起疼痛。但是胼胝增大或者足部有畸形，如平足症，足部的压力点改变造成胼胝增大、变深，可发生疼痛，尤其行走时候疼痛加剧。患者通常因为感受不适，自行修脚清除胼胝而发生感染，导致足部的坏疽。

四、外伤合并感染

研究表明，体重增加，骨结构改变和结缔组织、皮肤的变化，姿势和步态及穿鞋等因素影响可能造成糖尿病患者足底压力异常增高。糖尿病患者周围神经病变因感觉神经损伤而失去保护性感觉，不能及时发现足部损伤，使得轻微的脚伤即可发展为足部溃疡。糖尿病足感染多为继发性。患者全身代谢异常，且存在血管病变、神经病变、器官损害、免疫力下降、营养不良、贫血、低蛋白血症等基础病变，易发生感染，其感染的特征是多种混合感染，高血糖为细菌提供良好培养基，为细菌入侵滋生提供了便利条件。糖尿病足溃疡伤口可有多种细菌的存活，最常见的为金黄色葡萄球菌、链球菌、革兰氏阴性菌和某些厌氧菌。由于糖尿病足患者下肢缺血和缺氧，降低了对许多非致病性或低致病性细菌的抵抗能力，常用抗生素难以发挥作用，最终可造成严重感染。

1. 局部因素感染

人体皮肤是一组保护机体、防御外界刺激、预防细菌微生物侵入的天然屏障。皮肤损伤使得这种屏障失去防御能力，各种细菌获得侵入机体的机会，如人们在生活劳动中的机械性创伤、物理及化学性皮肤损伤、鞋袜不合脚被磨伤、鸡眼、胼胝、修脚、手术等都可能导致皮肤损伤而感染，使细菌侵入机体繁殖生长，感染化脓，并随着病程的加重发展为坏疽。糖尿病患者皮肤感染的概率较高，临床上常见的有疖、痈、毛囊炎、头部乳头状皮炎等。

高危足也是造成局部感染病发展成为糖尿病足坏疽的重要因素之一。糖尿病患者高危足的因素有很多，如下肢血管病变的患者，因血管失去活力，肢端发凉、怕冷、足部动脉搏动减弱或者消失，足部缺血、缺氧、易感染细菌。糖尿病患者容易并发周围神经病变，感觉神经、运动神经同时受损，表现为肢端麻木，感觉迟钝或者丧失，常导致足趾或者足部畸形。行走的时候，因为足部的受力点改变，新的受力点比较娇嫩，容易损伤，足部肌腱、韧带容易撕裂，容易感染细菌。致病菌进入机体生长繁殖，蔓延扩大，发展为足部坏疽。

伤口内异物是糖尿病患者局部感染和坏疽不愈合的重要原因。伤口内异物通常分为体外异物和（或）体内本身异物。体外异物，多见于糖尿病患者在日常生活中，四肢在完成各项工作的过程中与外界物体接触而发生的异物损伤。异物损伤的形式是多样的，如木刺、泥土、瓦片等异物可能遗留在伤口内，也可能由外力拔出来，但异物上所携带的细菌进入机体，可发生细菌感染。体内本身异物，多见于受伤以后，创口内的凝血块，或失去活性的坏死组织等。它们已经不再属于机体组织部分，在伤口内形成异物，很容易滋生细菌。

伤口内有无效腔或引流不畅，多见于各种芒刺或者刺伤较深而造成的深部感染，腱鞘、韧带或者肌间隙损伤感染。手术切口缝合留有无效腔，坏死组织不容易被清除干净，尤其是口小腔大的伤口，如引流不畅，分泌物不容易排出，无效腔深部厌氧菌容易繁殖生长，造成局部感染，创伤的表面也不容易愈合。这些细菌的滋生，也促进了糖尿病足坏疽的病情发展。

2. 特殊感染

气性坏疽是糖尿病足坏疽感染中最严重的并发症，其临床特点是起病急促、发展快，局部疼痛剧烈，感染局部的皮下组织及肌肉坏死产生大量恶臭气体，常伴有严重的毒血症。

气性坏疽的病原菌为革兰阳性厌氧杆菌，其种类较多，通常以产气荚膜梭菌和败毒梭菌为主，其次为产气芽孢杆菌和溶组织梭菌。临床上见到的气性坏疽，常常是两种以上致病菌混合感染。菌体在有氧的环境中不能生存。产气芽孢杆菌抵抗力很强，需要经过高压蒸汽灭菌或者煮沸一小时才能将其杀灭。气性坏疽的发生不在于梭状芽孢杆菌的存在，而是有一个有利于梭状芽孢杆菌生长繁殖的缺氧环境。糖尿病足及小腿外伤，或者糖尿病肢端坏疽深部窦道形成，会出现足部大片组织坏死，深部肌肉被破坏，引流不畅造成伤口内缺氧，易于厌氧菌繁殖生长；加之患者因坏疽行动不便，长期卧床，机体抵抗力下降，容易发生气性坏疽。

气性坏疽的病原菌主要停留在伤口内生长繁殖，很少侵入血液循环而引起败血症，主要是通过产生 α 毒素、溶血素、胶原酶、透明质酸酶及脱氧核糖核酸酶等引起临床症状。α 毒素是最主要的外毒素，是一种卵磷脂酶，可引起溶血、肾组织坏死，从而导致尿液减少、血压下降、循环衰竭等。病原菌在伤口的肌肉层中生长繁殖，导致组织内糖类分解，这时会产生大量的气体，机体内的蛋白质等产物液化生成硫化氢而产生难闻的气味。大量的毒素和气体聚集，导致血液循环障碍，局部缺血渗出，肌肉内浆液性及浆液血性浸润而造成水肿，皮下组织和肌肉进一步坏死和腐化。这种环境更适合气性坏疽杆菌的繁殖，会使病情进一步恶化。

第三章　糖尿病足的临床表现

第一节　血管病变

糖尿病足血管病变的临床表现主要取决于肢体动脉阻塞的程度、范围和侧支循环的状况。糖尿病患者受累的血管，最初是在膝关节以下，但足背动脉和胫后动脉可以扪及搏动。疾病早期仅表现为肢体发凉、足底发紧、皮肤感觉异常，多不易引起患者注意。

患者主诉膝关节以下疼痛，就诊时病变常已发展到中期，典型者表现为间歇性跛行，即当患者行走一段距离后患肢疼痛，继续行走则疼痛加重，被迫止步，休息几分钟后，疼痛缓解，可继续行走，行走一段距离后疼痛又加重。行止距离的长短，取决于患肢缺血的程度。

第二节　周围神经病变

糖尿病神经病变以中老年患者为多，男女性发病率大致相同。儿童糖尿病神经并发症甚少，病程和血糖控制情况与神经并发症相关。糖尿病患者周围神经的病理改变如下。神经内膜、束膜、神经膜细胞和毛细血管等处基底膜明显增厚，较正常增厚数倍甚至十几倍。有髓纤维密度减少和脱失；远端轴索变性，髓球形成呈瓦勒轴索变性；原发性和继发性节段性脱髓鞘和髓鞘再生成薄髓鞘；神经内膜胶原纤维增多，单核细胞浸润，神经膜细胞增生、葱头样肥大等神经改变。无髓纤维轴索变性、脱失、空化；神经内膜增厚，胶原纤维增多形成胶原囊。肌纤维呈神经元性萎缩，纤维大小不等，单个纤维变性。

糖尿病导致神经病变的发病机制至今尚未完全阐明，有下列几个学说。①多元醇途径激活及肌醇耗竭学说。②微血管障碍。③非酶促蛋白酶基化反应。④与血管活化因子如一氧化氮（NO）及其合并酶（NOS）、前列腺素（PG）等物质的合成、释放及其敏感性的改变有关。

一、感觉性周围神经病变

感觉性周围神经病变主要表现为皮肤感觉不敏感、麻木或丧失，患者会有手套或袜套样的感觉丧失。它常影响双侧末梢神经，也可以影响末梢以上的神经。感觉丧失常见的是麻木感、麻刺感、针刺样感觉、烧灼感、痉挛射击样疼痛。与糖尿病神经病变有关的疼痛和不适在夜间较剧烈，且更易致残。在神经病变中，疼痛并不是可以信赖的早期症状。相反，进行性感觉丧失可以使无疼痛损伤期延长，如机械性、热觉性或化学性损伤。机械性损伤包括某足趾的过度生长，病理性平足，足部的异物及足趾甲、鸡眼、胼胝的不适当处理。热觉性损伤包括温度过高的热水泡脚、热水袋或热敷料接触或包裹足部，由于下肢皮肤感觉不敏感或丧失而引起的严重烧伤。化学性损伤是指用某些腐蚀性的药剂过度烧灼鸡眼、胼胝等。检查可见远端感觉减退，音叉震动觉明显减退，踝反射减退或消失。根据受累神经纤维直径的不同，又可分为大有髓纤维受累为主型和小有髓纤维受累为主型。前者以下肢感觉异常为主，如袜套样浅感觉异常，双侧膝踝反射降低或消失，音叉位置觉受累严重，肌电图和传导速度显示轴索性神经源性损害。后者以下肢浅感觉障碍为主，小腿或双足触痛觉和温度觉障碍明显，音叉位置觉受损相对较轻，膝踝反射降低，肌力往往正常。糖尿病感觉神经障碍也可影响后根神经和后索，称之为糖尿病性假性脊髓痨，临床上较少见，主要表现为严重深感觉障碍，感觉性共济失调，夜间走路困难，有时诉有踩棉花感，闭目时尤明显。音叉震动觉和关节位置觉丧失，脚部可出现营养障碍、无痛性溃疡、肌肉萎缩和骨关节改变，并可使脚的形状改变，踝关节变形成为沙尔科关节（Charcot joint）。在急性期，足部肿胀、发红，有时苍白，但足是温暖的。由于对痛觉相对不敏感，患者继续行走会发生应力性骨折（stress fracture），在趾骨远端有碎骨片。

二、自主神经病变

糖尿病神经病变不同程度地累及自主神经，自主神经病变主要临床表现为：①胃肠系统功能障碍，如蠕动减慢、胃张力低下、排空时间延长等；②泌尿生殖系统功能障碍，如尿潴留、排空困难、残余尿增多及性功能降低；③心血管功能障碍，主要是血管运动反射受损害，表现为心率和血压变动，尤其是在体位变动时。

自主神经病变（AN）可增加糖尿病足病发病风险，甚至危及患者生命。自主神经病变时温度调节异常，使皮肤汗腺和皮脂腺分泌减少，足部皮肤干燥，同时还导致皮肤完整性破坏，为微生物入侵提供途径。严重者可能出现去交感神经现象，产生灼热足综合征，患足出现红、肿、热、痛，喜凉怕热或既怕凉又怕热，且夜晚加重，影响睡眠。此外，病变的自主神经还可通过控制血管收缩、舒张及动－静脉短路开放来影响足部血供，进而影响糖尿病足进展。自主神经病变引起的糖尿病足临床特点为肢端顽固性溃疡经久不愈，软组织感染直接侵蚀骨关节并造成局限性骨坏死。自主神经损害程度与神经至中枢距离相关，越远端的神经纤维损害越严重，这也解释了糖尿病足患者为何在上肢、背部、头面部、颈部、臀骶部等处发生溃疡或坏疽，并不局限于足部，但多发于足部。

糖尿病神经病变也影响到交感神经系统，产生一种"自主性交感神经切除术后"样病变，临床上表现为足的自主运动神经功能丧失，皮肤干燥、破裂，皲裂的皮肤很容易发生感染。运动神经病变引起肌肉萎缩，导致新的受压迫点和胼胝形成，以及行走步态的改变。胼胝或受压迫点在血管病变的基础上易产生溃疡，也可以产生神经根炎性疼痛。

三、运动神经病变

运动神经病变（MN）可引起无痛性骨关节完全性破坏和足纵、横弓扁平，导致慢性、进展性骨关节损伤和畸形，甚至骨折。这是糖尿病足发病又一主要危险因素。骨性畸形如爪形足畸形、沙尔科关节畸形等使患者步态改变、行走不稳，易发生皮肤破损和溃疡。骨性畸形还可导致趾骨头下脂肪垫重新分布，致使行走过程中前足部位更易累积损伤而发生溃疡。有研究表明，伴有周围神经病变的糖尿病足溃疡发生率，在足趾底面为40.4%，在足跖骨头底部为39.1%。这与缺血性溃疡的分布不同，可能与脂肪垫重新分布有关。许多研究表明，足底压力增高及分布异常与糖尿病足发生密切相关，这主要与运动神经病变造成足部肌肉萎缩和畸形有关，但不受感觉神经病变影响。有研究认为，严重的运动神经病变会引起足后部压力增高，这与距下关节活动性无关。足后部压力与足前部压力之比可用来预测发生糖尿病足的风险。一些研究提示，特殊训练可提高运动神经病变患者肌肉力量、平衡能力、关节稳定性并改善足底压力分布，但不能改变畸形所形成的活动习惯。值得注意的是，反复持续的机械压力可使组织发生无菌性、酶性自溶，但不一定发生溃疡。例如类风湿关节炎患者关节活动受限累及足部时也可出现足部畸形，但并不出现足溃疡。类风湿关节炎患者通常只在并发周围神经病变时才会发生溃疡。此类溃疡治疗难度大，手术要求高，不易愈合，且容易复发。

第三节　皮肤病变与溃疡

一、皮肤和皮下脂肪营养性改变

皮肤和皮下脂肪营养性改变表现为皮下脂肪组织萎缩，皮肤变薄，足和足趾无毛发，足趾甲增厚，常伴有真菌感染。

二、坏疽和溃疡

早期可仅表现为皮肤水疱、裂开，尤其在易损伤部位或足的受压部位，如鸡眼、胼胝或跖关节、足的两侧、足跟突出部位。一般来讲，由于单纯血管疾患产生的溃疡往往发生在趾端，而继发于神经病变的溃疡易发生在负重和受压部位，如足和足的两侧。细菌进入则发生感染，在这些部位极易产生蜂窝织炎或弥散性趾骨筋膜炎，病变继续加深会形成趾骨脓肿。患者通常不知道这一过程的严重性。在小血管病变的基础上，有时会产生微血栓或继发性感染，使缺血性改变加重，导致组织坏死和坏疽。当肢体动脉完全闭塞时，肢体远端发生坏死，皮肤呈暗红或黑褐色，逐渐向上发展，可形成经久不愈的溃疡。病变继续发展，可出现一个或多个足趾坏疽，继发感染后成为湿性坏疽。此期患者疼痛剧烈，常彻夜难眠，屈膝抱足为其典型体征。根据坏疽范围，坏疽可分为三级。Ⅰ级坏疽局限于足趾；Ⅱ级坏疽上界在足趾关节以上；Ⅲ级坏疽上界在足跟或足跟以上。

糖尿病下肢的感染可以导致坏疽和截肢，甚至会导致患者死亡。传统上，糖尿病患者下肢感染，根据原始组织受累部位的特征性，按皮肤、皮下组织、筋膜、肌肉、骨骼顺序，都或多或少伴有干性或湿性坏疽。干性坏疽，缺血为其主要原因；湿性坏疽，伴有感染基础和深部组织坏死。感染的征象包括发热、红斑、皮肤温度升高、溃疡伴渗出，通常血白细胞升高。糖尿病患者的感染较一般患者的感染难以控制，因为高血糖干扰了白细胞的功能，动脉硬化阻止了白细胞转运并损害了肠道外抗生素治疗的分布。

感染部位的细菌培养通常为需氧菌，如链球菌、金黄色葡萄球菌以及革兰氏阴性菌属，如大肠埃希菌，有时也伴有厌氧菌。治疗方案需根据培养和药敏做调整。有感染的患者应当住院治疗，立即经静脉给予广谱抗生素。

第四节 骨骼肌病变

糖尿病足隐性期患者增厚的跟腱和足底腱膜边缘模糊，周围软组织肿胀，这可能和局部炎症关系密切。炎症是造成糖尿病足溃疡、坏疽的主要危险因素。在糖尿病足隐性期足部溃疡尚未出现时，足部炎症改变已经出现。由于足部浅层炎症早期抗炎效果较好，多层螺旋CT（MSCT）对糖尿病足隐性期患者足部肌腱及炎症情况的良好显示有助于临床早期诊断、治疗，预防足部溃疡、坏疽的发生。有研究还分析了糖尿病足隐性期患者跟腱和足底腱膜的密度变化，结果显示，糖尿病足组患者肌腱密度低于对照组，大部分跟腱和足底腱膜密度不均匀。肌腱密度降低、不均匀是肌腱变性坏死的影像学表现，这一征象提示在糖尿病足隐性期患者中已经存在足部肌腱变性、坏死改变。统计分析糖尿病足隐性期患者肌腱密度与空腹血糖及糖化血红蛋白的相关性，发现隐性期患者跟腱、足底腱膜密度与患者空腹血糖的相关性较小，但是与患者糖化血红蛋白成高度负相关，即糖化血红蛋白越高的患者 MSCT 显示跟腱和足底腱膜密度越低，提示足部肌腱变性坏死程度越重。

诊断标准包括以下几点：糖尿病患者有肢端血管和神经病变，合并感染；糖尿病患者肢端有湿性坏疽或干性坏疽的临床表现和体征；踝肱指数小于0.9；彩色多普勒超声检查可见肢端血管、血流量异常改变；电生理检查可见运动神经、感觉神经传导速度减慢；动脉造影可见血管腔狭窄或阻塞；X 线检查可见骨质或骨关节等异常改变。

分级标准：0 级，皮肤无开放性病灶，表现为肢端供血不足，皮肤凉、颜色发绀或苍白，麻木、感觉迟钝或丧失，肢端疼痛或灼痛，常有足趾或足的畸形等高危足表现；1 级，肢端皮肤有开放性病灶，有水疱、血疱、鸡眼或胼胝、冻伤或烫伤及其他皮肤损伤所引起的浅表溃疡，但病灶尚未波及肌肉深部组织；2 级，感染病灶已侵犯肌肉深部组织，常有轻度蜂窝织炎、多发性脓灶及窦道形成，肌间隙扩大造成足底、足背贯穿性溃疡或坏疽，脓性分泌物较多，足或趾灶性坏疽，但肌腱韧带尚无破坏；3 级，肌腱韧带组织破坏，蜂窝织炎融合形成大脓肿，脓性分泌物及坏死组织增多，足或少数趾干性坏疽，但骨质破坏尚不明显；4 级，严重感染或缺血已造成骨质破坏、骨髓炎、骨关节破坏或已形成假关节、沙尔科关节，部分趾或部分手足发生湿性或干性坏疽与坏死；5 级，足的大部或全部感染或缺血，导致严重的湿性或干性坏疽，肢端变黑、尸干，常波及踝关节或小腿。

第五节　骨骼病变

糖尿病性骨质疏松症（Diabetic osteoporosis，DOP）是继发性的，不仅与糖、蛋白质、脂肪的代谢有关，而且与钙、磷、镁等矿物代谢关系密切。糖尿病患者体内的高血糖状态，使得大量含糖尿液从肾脏排出，肾小管对钙的滤过率增加，重吸收减少，因而大量钙、磷从尿中丢失。据测定，糖尿病患者 24 小时尿钙的排出总量为（195±106）mg，而健康人 24 小时尿钙排出量为（104±20）mg，两者相比差异显著。在肾脏大量排出钙、磷的同时，骨皮质中的镁也同时丢失，低镁状态又会刺激甲状旁腺功能相对活跃，使骨吸收增加，骨量减少。另外，糖尿病患者体内维生素、降钙素等代谢的失调又会影响骨代谢，各种原因使得糖尿病患者更易发生骨质疏松症。

糖尿病患者发生骨质疏松症时会出现经常性腰部、背部、髋部的疼痛，或出现持续性肌肉钝痛。日常活动不慎易发生骨折，如椎体压缩性骨折、前臂下端骨折、股骨颈骨折等。当发生椎体压缩性骨折时，还会出现驼背畸形、身高缩短的现象。患者因骨折长期卧床，又会带来一系列的并发症，如感染、褥疮，手术治疗的伤口愈合及骨折后愈合均较正常人缓慢。这种情况不仅给日常生活带来不便，严重时还会对患者生命造成威胁。

糖尿病性骨质疏松症的生化指标特点是尿有"五高"，即高尿钙、高尿磷、高尿镁、高尿糖与高尿羟脯氨酸（HYP），而血有"三低"，即低血磷、低血镁和低血钙（但一般在正常水平）。

高血糖对骨代谢的影响有以下几个方面。

一、电解质紊乱

高血糖引起渗透性利尿，使钙、磷、镁等电解质从尿中排泄增加，肾小管对钙、磷、镁重吸收减少，血钙、磷浓度降低。此外，糖尿病患者常常过分饮食控制或胃肠功能紊乱，造成钙、磷等电解质摄入不足，使血钙、磷水平降低。低血钙、低血镁可刺激甲状旁腺功能亢进，甲状旁腺激素（PTH）分泌增多，激活破骨细胞，增强溶骨作用，使骨钙动员，骨质脱钙，从而使骨密度降低，引发骨质疏松。

二、糖基化终末产物增多

蛋白质、脂肪及核酸的氨基和还原糖在生理环境中发生非酶催化反应，生成晚期糖基化终末产物（AGE）。长期高血糖使晚期糖基化终末产物在体内大量蓄积。Schwartz 的研究及 Ding KH 等人的研究均表明，AGE 可作用于多种细胞，与细胞表面的晚期糖基化终末产物受体（RAGE）结合，产生多种与骨吸收相关的细胞因子，如 IL－1、IL－6、TNF－α 等，促进破骨细胞的分化成熟，增强破骨细胞活性，增加骨吸收。国内也有研究证实，AGE 与多种细胞表面的 RAGE 结合后，产生 TNF－α、脂联素（APN）等，使破骨细胞活性增加，增加骨吸收，并通过丝裂原活化蛋白激酶（MAPK）和胞质途径促进成骨细胞凋亡，降低骨形成。AGE 还抑制间充质干细胞增殖，阻止其成骨分化，抑制成骨细胞生长。此外，AGE 还可使成骨细胞对骨胶原的黏附力下降，导致骨质量降低，骨脆性增加。有研究认为，晚期糖基化终末产物可引起骨结构的改变，使力学性质发生改变，最终导致骨强度的降低。在 1 型糖尿病和 2 型糖尿病小鼠体内的实验研究证明，AGE 的水平与骨密度及骨强度呈负相关。

三、胰岛素样生长因子－1 减少

胰岛素样生长因子（IGF）与胰岛素结构相似，具有胰岛素生物活性，分为 IGF－1 和 IGF－2 两种类型。近年来，人们对 IGF－1 与糖尿病性骨质疏松的关系进行了深入研究。IGF－1 在成骨细胞和破骨细胞上均存在受体，通过与其受体的结合，激活酪氨酸蛋白酶（TPK），促进胰岛素受体底物－1（IRS－1）磷酸化，从而调节成骨细胞和破骨细胞的增殖与代谢。它既可促进成骨细胞骨形成，也可促进破骨细胞骨吸收，从而促进骨转换，是维持成骨细胞与破骨细胞之间平衡最重要的生长因子。许多研究都证实，低水平的血清 IGF－1 是骨折发生的危险因素。在老年人中，IGF-1降低，骨折风险随之增高，尤其脊柱和股骨骨折的风险增高。高血糖状态抑制IGF的合成和释放，使IGF减少。研究证实，在糖尿病患者中，IGF-1水平均降低。Fini等研究证明，IGF-1可促进成骨细胞增殖、分化、成熟。当IGF-1缺乏时，可使骨形成减少、骨密度降低、骨折风险增加。糖尿病患者长期处于高血糖状态，IGF合成和释放减少，骨形成减少，进而出现骨质疏松。

四、直接阻碍成骨分化

成骨细胞MG-63的体外研究实验表明，高血糖浓度阻碍成骨细胞MG-63的生长、矿化，抑制成骨相关标志物如发育不全相关转录因子2（Runx2）、Ⅰ型胶原蛋白、骨钙素等的表达，抑制骨形成；相反，高血糖浓度可刺激脂肪形成相关标志物的表达增多，包括活化的过氧化物酶体增殖物激活受体（PPARγ）、抵抗素、脂肪细胞脂肪酸结合蛋白（aP2）以及抑渴蛋白。高血糖还能显著增加细胞内环磷酸腺苷（cAMP）水平，诱发细胞外信号调节激酶（ERK1/2）的活化。同时，高血糖还使蛋白激酶A（PKA）的特异性抑制剂H89和丝裂原活化蛋白激酶/细胞外信号调节激酶（MAPK/ERK）的特异性抑制剂PD98059增加。以上结果表明，高血糖浓度可通过激活成骨细胞MG-63细胞内cAMP/PKA/ERK通路，增加脂肪细胞分化，抑制成骨细胞分化。间充质干细胞向脂肪细胞的转化增加，也使可用于骨形成的已分化成骨细胞数量减少，从而使骨形成减少。此外，无论1型糖尿病或2型糖尿病患者，体内都存在胰岛素绝对或相对缺乏，胰岛素缺乏干扰骨形成与骨吸收的代谢平衡，从而导致骨质疏松。1型糖尿病性骨质疏松症的发生发展与骨密度的降低有关，而2型糖尿病往往以早期骨密度水平增高为特点。对于2型糖尿病的这种高骨密度而骨折风险增加的矛盾现象，Dennison的研究指出，2型糖尿病患者因体内胰岛素抵抗表现出胰岛素相对不足、高胰岛素血症，大量胰岛素作用于成骨细胞，与其表面胰岛素受体结合，刺激成骨细胞核酸合成，促进成骨细胞代谢，从而使骨形成增加、骨密度增高。但随着病情发展，胰岛功能逐渐减退，导致胰岛素绝对不足，成骨细胞骨基质成熟和转换减少，骨基质分解增加，钙盐沉淀障碍，最终骨密度降低，引起骨质疏松。

五、糖尿病微血管病变

糖尿病并发微血管病变时，骨组织的微血管血流分布受影响，微血管壁基膜增厚，使骨组织供血不足、营养障碍，骨代谢受影响，从而促进糖尿病骨质疏松的发生发展。糖尿病肾病患者肾小管滤过和重吸收功能障碍，尿钙排泄增加，血钙降低，刺激甲状旁腺功能亢进，动员骨钙释放入血，骨量减少。此外，糖尿病肾病还会引起肾 1-α 羟化酶活性降低，使 $1,25-(OH)_2D_3$ 合成减少，导致钙吸收障碍。有临床研究将 1 型糖尿病患者根据肾脏损伤程度分为正常白蛋白尿组、微量白蛋白尿组和临床白蛋白尿组，结果表明，骨质疏松症发生率与肾脏受损程度呈正相关，且即使是早期糖尿病肾病患者，骨密度也已有下降。糖尿病视网膜病变患者视力下降甚至失明，造成活动受限，骨骼负重减少，这也是诱发跌倒和骨折的危险因素之一。另有临床研究发现，随着糖尿病患者下肢血管病变的加重，腰椎、髋部等各部位的骨密度也相应下降。

六、激素水平异常

$1,25-(OH)_2D_3$ 是维生素 D 在体内的代谢产物，是人体重要的钙调激素之一，主要通过与各组织中的维生素 D 受体结合发挥作用。它可以促进小肠对钙的吸收，增加血钙浓度，使骨骼矿化增加，促进骨形成；同时也促使破骨细胞前体向成熟破骨细胞分化，促进骨吸收。糖尿病患者由于存在胰岛素分泌不足、长期高血糖、低体重指数等因素，机体钙磷代谢紊乱，$1,25-(OH)_2D_3$ 合成减少，从而导致糖尿病性骨质疏松症。

雌激素受体在成骨细胞和破骨细胞表面均有表达，其对骨代谢的作用主要是抑制骨吸收。随着女性年龄的增加，雌激素水平逐渐下降，对骨吸收的抑制作用减弱，骨吸收增加，骨密度也随之降低。有大量临床实验证明，女性糖尿病患者年龄和绝经年限与骨密度呈明显正相关。

睾酮能间接合成蛋白，促使骨内胶原形成，只有骨胶原形成得到充分的保障，钙、磷等矿物质才能更好地在骨内沉积。有研究表明，血清睾酮水平在骨量正常组与骨质疏松组之间有显著差异，血清睾酮水平与骨密度存在正相关关系。男性糖尿病患者曲细精管管壁内外纤维化硬化使间隙细胞功能受损，睾酮合成分泌降低，故骨密度降低，易发生病理性骨折。

瘦素（LP）是肥胖基因（ob）的编码产物，主要通过周围神经和中枢神经调节骨代谢。一方面，瘦素在外周可直接作用于人骨髓基质细胞（hBMSC），促使其向成骨细胞分化，刺激成骨细胞增殖，抑制其向脂肪细胞分化。Holloway 等人的研究证明，瘦素通过 RANKL/RANK/OPG 系统抑制破骨细胞功能。

七、其他

除上述机制外，胰岛素缺乏还通过多种途径引起骨质疏松。首先，胰岛素缺乏时，体内糖、脂肪、蛋白质代谢紊乱，机体负氮平衡，使骨胶原蛋白代偿性地分解增加，合成减少，从而减少骨形成。其次，胰岛素对体内环磷酸腺苷（cAMP）有抑制作用，cAMP 可刺激骨吸收，减少骨质钙盐沉积。当胰岛素缺乏时，其抑制作用减弱，cAMP 活性增加，骨吸收增加，从而导致骨质疏松。再次，骨钙素是由成骨细胞特异性合成分泌的非胶原蛋白，它主要功能是维持骨矿化速率，促进骨代谢，反映成骨细胞活性。胰岛素缺乏可抑制成骨细胞合成骨钙素，使骨矿化及骨代谢减慢，成骨细胞活性降低，骨形成减少。再者，胰岛素可直接促进肾小管的重吸收。当胰岛素缺乏时，肾小管对钙、磷、镁等重吸收减少、丢失增加，血钙浓度降低，使骨钙代偿性释放入血，骨密度下降，引起骨质疏松。

除上述因素外，还有很多因素与 DOP 的发生发展相关。有临床研究表明，体重指数（BMI）是 DOP 的独立危险因素，BMI 与骨质疏松呈负相关，糖尿病患者低体重指数易合并骨质疏松。噻唑烷二酮类药物（吡格列酮、罗格列酮等）属于过氧化物酶增殖物活化受体 γ 激动剂，研究证实，该类药物可促使骨髓间充质干细胞向脂肪细胞分化，同时抑制成骨细胞分化和生长，从而导致骨形成降低。遗传因素在 DOP 的发生发展中也起一定的作用。Ma 等在研究 VDR 基因多态性与 2 型糖尿病患者骨密度（bone mineral density，BMD）的关系中发现，VDR 基因多态性可能影响基因型为 Bb 的 2 型糖尿病患者的 BMD。

第四章　糖尿病足的诊断标准与检查方法

第一节　诊断标准

糖尿病足一般可根据跛行、夜间痛性痉挛或夜间痛史进行诊断。糖尿病患者自发或被诱发足趾溃烂、感染化脓、局部变黑坏死或干枯等病灶，足背动脉搏动弱或无，动脉狭窄处可听到血管杂音。足抬高30～60 s时可见足面明显变白，足下垂时皮色发绀。如果静脉充盈迟缓时间在15 s以上，说明该下肢供血明显不足。辅助检查方法有多普勒超声血流计量、动脉造影等。糖尿病足的诊断正确与否，取决于详细询问病史及各项检查的综合判断，对于高危足的诊断尤其如此。患者的主诉往往提示病变的关键和检查的重点，比如，糖尿病患者主诉为双下肢行走无力、小腿腓肠肌胀痛，尤其是发生间歇性跛行，应高度警惕由腘动脉阻塞引起的下肢缺血；腓肠肌胀痛是动脉血管狭窄或阻塞的早期信号；股部或臀部疼痛，则提示病变可能是髂动脉或髂股动脉阻塞。

主诉间歇性跛行而且行走距离日渐缩短，甚至不能行走时称为静息痛，表明血管病变程度已经较为严重。患者主诉足部感觉异常或感觉减退甚至丧失，提示糖尿病性周围神经病变的存在。高危足的患者随时可能发生溃疡或坏疽。因此，诊断糖尿病足时，必须注意充分利用问、视、触、叩、量、听诊等传统的检查手段，结合实验室检查结果综合分析，早期发现病变。

一、神经病变的诊断

（1）感觉定量测定。可定量检测感觉神经的损伤。

（2）肌电图检查。以传导速度减慢为主要特征，通过肌电图可明确哪根神经病变和病变程度。感觉神经受累为主，运动神经亦可受损。

（3）音叉震动感觉检查。可定性检查患者的感觉。其缺点在于无法消除因敲击轻重而带来的音叉震动大小误差。

（4）局部皮肤凉、热感觉检查。为定性检查。主要检查方法如下。①水杯法，将凉水和温水分别倒入杯中，以杯壁接触足部皮肤，判断患者的凉、热感。②凉、热感觉检查器检查法。凉、热感觉检查器一端为塑料，一端为金属，分别测量温热感和凉感。

（5）局部针刺痛、热痛检查。定性检查患者的疼痛感。一般采用尖锐的针头刺下肢和腿部皮肤，观察患者的疼痛感情况。这些检查可确定患者是否具有神经损伤，方法已很成熟。

二、下肢动脉疾病的诊断

（1）体格检查。一般从体格检查中能发现糖尿病患者随访有下肢动脉病变，如下肢动脉搏动减弱，表明动脉狭窄或闭塞。

（2）踝肱指数（ABI）检查。ABI 为下肢血压除以上肢血压所得比值。根据 ABI 值能了解下肢的缺血情况。正常 ABI 值不低于 0.9；若低于 0.4，则提示重度缺血；若在 0.41～0.89 之间，为轻度、中度周围动脉病变。

（3）下肢节段测压。采用这种方法能获得下肢不同节段的血压绝对值，根据结果了解下肢是否存在缺血及缺血程度。

（4）经皮氧分压（$TcPO_2$）- 微血流量改变检查。糖尿病患者一般合并有下肢微循环障碍，故对下肢远端组织进行氧分压测定，能一定程度上了解局部组织缺血缺氧情况，借此判断下肢动脉是否存在病变。

（5）皮肤温度测定。采用特制的皮肤温度计测量下肢皮肤温度，可粗略了解下肢是否存在缺血，但须与下肢感觉神经病变鉴别。

（6）下肢血管彩色多普勒超声检查。该检查具有无创、直观和简单有效的优势，能对下肢血管病变进行初步筛查，判断动脉的狭窄或闭塞及病变性质等。但受主观因素影响大，其正确性与检查者水平相关。

（7）增强型螺旋 CT 血管造影（CTA）。属于无创检查，能对下肢动脉病变及病变程度及范围进行客观诊断。但迂曲动脉的扫描平面图像重建后与实际不同，故可能会产生一定的假阳性。

（8）磁共振血管成像（MRA）。作用与 CTA 接近，不同之处是 CTA 采用碘类造影剂对血管进行显影，MRA 用放射同位素对血管进行显影。MRA 对肾功能的影响小于 CTA。

（9）动脉数字减影血管造影（DSA）。本检查是有创检查，是下肢缺血诊断最精确的检查方法，也是下肢动脉病变诊断的金标准。通过造影，能观察到下肢动脉是否存在病变及病变程度，近端和远端血管是否存在病变及病变性质。这对下肢动脉病变的治疗及预后评估有较高的指导意义，且不受动脉走行和检查者的主观因素影响。

（10）激光多普勒检查。本检查属于下肢组织微血管血流量检查，能间接了解下肢血管病变和缺血情况，可辅助诊断糖尿病足。

三、鉴别诊断

单从病理变化及坏疽的性质、程度来看，很难将糖尿病足坏疽与其他坏疽相区别。尤其是中老年糖尿病患者伴发动脉粥样硬化性坏疽时，更难区分。但糖尿病足坏疽患者具有血管病变程度严重、病变进展较快、常伴有周围神经病变及感染等特点。在临床上常可遇到足部坏疽久不愈合、检查时才发现糖尿病的病例，故应注意分析坏疽是伴发病还是并发症，应加以区别。

（1）动脉粥样硬化性坏疽。本病多由动脉硬化、狭窄、闭塞引起，发病者多为 50 岁以上老年人，多为干性坏疽，患者血糖可能增高或正常。

（2）血栓闭塞性脉管炎。本病为中小动脉及伴行静脉无菌性、阶段性、非化脓性炎症伴腔内血栓形成导致的肢体动脉缺血性疾病。多见于青壮年患者，尤好发于 40 岁以下的男性，多有吸烟、寒冻、外伤史。发病机制为全层血管炎、血栓形成、血管阻塞；起病较快，多为湿性坏疽，血糖一般正常。有 40% 左右的患者同时伴有游走性血栓性浅静脉炎。手、足均可发病，表现为疼痛、发凉、坏疽。坏疽多局限于指（趾），且以干性坏疽居多；继发感染者，可伴有湿性坏疽或混合性坏疽。X 线、DSA、CTA、MRA 检查显示无动脉硬化，无糖尿病病史。

（3）动脉栓子性坏疽。本病由栓子阻塞血管所致，发病突然，肢体颜色变紫，24 h 后出现干性坏疽，血糖可以正常。

（4）雷诺病等引起的坏疽。本病由小动脉痉挛或扩张、血流阻滞所致，多见于青壮年女性，皮肤对称性苍白或发绀，血糖正常。

（5）感染性坏疽。本病常发于少儿及青壮年，下肢多见，局部红肿、边界不清，高热，24～48 h 发生湿性坏疽。

（6）动脉硬化性闭塞症。本病由动脉粥样硬化导致肢体血管管腔狭窄或闭塞引起，症见肢体怕凉、间歇性跛行、静息痛，甚至坏死等。本病多发于中老年患者，男性较多，同时伴有心、脑动脉硬化，高血压，高脂血症等。病变主要发于大中动脉，呈阶段性，坏疽多为干性，疼痛剧烈，远端动脉搏动减弱或消失。血糖正常，尿糖阴性。

第二节　检查方法

一、常用检查方法

（1）神经病变检查。除了传统的温度觉、痛觉、振动觉以及神经电生理（MNCV、SNCV、F 波）测定以外，S－W 尼龙丝检查以及多米诺贴膜是目前国际通用的评价手段。比如使用压力 10 g 的尼龙细丝，以一定的压力触压足部，判断接触部位有无感觉。对于那些多点均无感觉的患者，应视为保护性感觉丧失。

（2）血管病变检查。踝臂指数（ABI）又称踝肱指数，是指踝动脉与肱动脉收缩压的比值。ABI 通常用于外周动脉疾病（PAD）的诊断，反映患肢缺血程度的轻重。近年来 ABI 作为动脉粥样硬化的一种测量手段，正受到越来越多的关注。

（3）下肢彩色多普勒超声检查。彩色多普勒超声检查是一种无创且准确性较高的检查方法，已广泛应用于临床。

二、其他检查

（1）足底压力测定。应用足底压力平板系统或鞋内压力分析系统可测定足底异常压力分布区，早期发现足部的生物力学的改变。

（2）X线检查。X线检查可发现肢端骨质疏松、脱钙、骨髓炎、骨质破坏、骨关节病及动脉硬化，也可发现气性坏疽感染后肢端软组织的变化。

三、具体检查方法

（一）神经系统的检查方法

神经系统检查主要是了解患者是否仍存在保护性的神经感觉，主要包括感觉神经、运动神经和自主神经异常的检查。

1. 感觉神经异常的检查方法

（1）10 g尼龙丝触觉测定。取一根特制的10 g尼龙丝，一头接触于患者的受检部位的皮肤（如大足趾、足跟和前足底外侧），用手按尼龙丝另一头轻轻施压，正好使尼龙丝弯曲，患者足底或足趾此时能感到尼龙丝的压力位10 g，如能感觉则为正常，否则为不正常。可以选择足背和足底的5个点，如果2个点以上不能感觉到尼龙丝的触诊，则为异常，提示患者是糖尿病足溃疡的高危人群，并有周围神经病变。本方法简单，重复性好，已被广泛应用。

（2）利用音叉或者Bioth – esiometer测定振动觉。Bioth – esiometer的功能类似于音叉，其探头接触于皮肤（通常为足大趾），然后调整电压，振动觉随电压增大而增强，由此可以定量测出患者的振动觉。此方法为半定量法，更易被大家接受。一般认为超过25 mV有意义。

2. 自主神经病变的检查方法

（1）贴膜试验。贴膜试验是通过膜颜色的变化了解足底出汗情况。

（2）观察患者足部和下肢皮肤是否有干燥、毳毛脱落和皮肤温度检查。皮肤温度检查的主要方法是利用皮肤温度测定仪直接测定，如红外线皮肤温度测量仪（infrared dermal thermometry）。这种仪器为手持式，体积小，测试快速、方便，准确性和重复性均较好。其意义是通过温度的差异了解是否存在炎症。如无局部炎症，而皮肤温度升高，提示患者可能有自主神经病变导致的足的动、静脉短路，即部分动脉血未经过微循环而直接进入静脉。

3. 运动神经检查

主要检查患者下肢肌肉有无萎缩以及由此造成的畸形、踝关节的运动是否灵活、关节有无畸形。

4. 肌电图检查

目的是通过测定神经传导速度及诱发电位，了解神经病变及其病变程度，是公认的神经病变检查的准确指标。但是由于检查复杂，不利于在基层医疗单位使用。

（二）血管病变的检查

通过触诊足背动脉和（或）胫后动脉的搏动来了解足部大血管病变，动脉搏动消失往往提示患者有严重的大血管病变，需要进行密切监测或进一步检查。

（1）踝肱指数（ABI）检查。ABI是非常有价值的反映下肢血压与血管状态的指标，因为其简便、敏感性高而被广泛应用。正常值为 $1.0 \sim 1.4$，$0.7 \sim 0.9$ 为轻度缺血，$0.5 \sim 0.7$ 为中度缺血，< 0.5 为重度缺血。一般认为，如果 ABI > 1.4，说明发生下肢动脉硬化，ABI 阳性，此时需要检查足趾血压。足趾血压正常值大于 40 mmHg（1 mmHg $=$ 0.133 kPa），若足趾血压小于 30 mmHg 则为异常。也可以应用运动踏板试验增加下肢负荷确诊。

（2）经皮氧分压测定（$TcPO_2$）。氧分压可反映足部的微循环状态，也可反映周围动脉的供血状况。测定方法是置热敏探头于足背部位的皮肤。正常足背皮肤的氧分压高于 40 mmHg。若低于 30 mmHg，则提示周围血液供应不足，足部易发生溃疡，或已有的溃疡难以愈合。若低于 20 mmHg，提示足部溃疡没有愈合的可能，需要进行血管外科手术，以改善周围血供。为了提高敏感性，可以用运动负荷试验或者抬高下肢 15°，如果平卧位低于 10 mmHg，亦提示足部缺血。该技术也可以发现肌肉群的缺血，如股四头肌缺血。

（3）彩色多普勒超声检查。彩色多普勒超声检查是常用的下肢和足部血管的无创性检查，可以检测股动脉、腘动脉、胫动脉、腓动脉或足部动脉，可以发现动脉硬化、狭窄、斑块形成和闭塞，是首选的血管检查项目。此方法可用来测定血流充盈度、动脉内径和收缩期峰值流速。随着超声仪器设备的更新换代，其灵敏度不断提高，其检查结果与血管造影检查结果更为接近。

（4）血管造影（DSA）检查。DSA 是诊断血管病的"黄金指标"，尤其是需要进行血管外科干预或截肢手术之前，DSA 是必要检查。DSA可以了解下肢血管闭塞程度、部位，既可为决定截肢平面提供依据，又可为血管旁路手术做准备。动脉造影属于有创性检查，肾脏功能异常者不能使用本检查。造影可能引起血管痉挛使肢体缺血加重，术后需要严密观察。

（5）磁共振血管成像（MRA）检查。MRA 是一种无创性检查手段。本检查采用短时间屏气法钆喷酸葡胺注射造影剂（GD）来缩短血液 T1 弛豫时间，在短时间内获得血流信号，可以消除时间飞跃法（TOF）或者相位对比法（PC）血管成像所见的运动和流动伪影，在一次屏气完成整个三维空间数字采集。研究发现，与 DSA 血管造影比较，MRA 有高度的相关性，图像良好。糖尿病患者下肢大血管病变主要累及膝下血管，Cronberg 等做了 MRA 与 DSA 的对比研究，发现 MRA 对于狭窄≥50% 的动脉的诊断敏感性为 92%，特异性为 64%，所以认为MRA 对于膝下血管及足部动脉弓的诊断是相对准确的，但是要取代常规 DSA 检查还有待于进一步提高图像质量及空间分辨率。临床中肾脏功能不全而无法进行 DSA 检查者，可以应用 MRA 明确血管情况。

（6）微循环检查。微循环是完成循环系统基本职能的最小功能单位，其形态和机能状态的变化与整个机体，尤其是循环系统的功能有密切的关系。从微循环停滞可判定深部静脉梗阻；甲皱微循环异常、血流速度较慢、部分血管襻渗出及出血斑对糖尿病肢端坏疽监测有重要价值。目前临床上人体外周微循环检查的部位较多，其中以手指甲皱部位微循环检查最为常用。观察甲皱微循环只要有显微镜和光源即可。临床主要观察管袢型式、血流状态及管袢清晰度。管袢型式一般为发夹型或"8"字型，还有鹿角型、扭曲型、花瓣型等。血流状态正常则血流较快，血流呈粒线或虚线状；血流缓慢时可见血流来回摆动。如有血细胞聚集，则血细胞呈絮状流动。正常情况下管袢清晰明显，如管袢时隐时现，甚至模糊不清，隐没不可见，常是严重缺血或血管收缩的表现。本检查对诊断糖尿病或监测糖尿病性肢端坏疽有重要意义。

（三）糖尿病足的压力测定

糖尿病足的压力测定有助于糖尿病足的诊断，近年来日益被大家重视。在足溃疡的形成过程中，局部压力的增加是重要因素。在糖尿病神经性足病的治疗中，减轻足部压力是重要手段。国外已研制出多种测试系统测定足部不同部位的压力，如平板的 FootScan、MatScan 等，鞋内压力测定 Rs footscan－insole 2.33 系统等。这些系统测定足部压力的原理是让受试者站在有多点压力敏感器的平板上或在平板上行走，通过扫描成像，传送给计算机，通过计算机分析，以红色代表高压力区域，以蓝色代表低压力区域，借此了解患者有无足部压力异常。检查除了发现足底压力的分布以外，还可以通过分析步态进行压力异常的矫正。通过足部压力测定还可以了解鞋对于足部压力的影响，从而指导患者选择合适的鞋袜。

（四）X 线检查

本检查一般作为常规检查。足 X 线片发现局部组织内有气体，说明患者有深部感染；见到骨组织被侵蚀，提示骨髓炎。X 线片还可发现肢端骨质疏松、脱钙、骨质破坏、骨关节病、沙尔科关节、动脉壁钙化，对诊断糖尿病性肢端坏疽有重要意义。

（五）糖尿病足溃疡合并感染的检查

通常情况下，一般的体格检查很难判定足溃疡是否合并感染以及感染的程度和范围，这时就需要采取直接观察与探针探查等方法对足溃疡进行检查。局部感染的征象包括肿、疼痛和触痛，但这些体征可以不明显甚至缺失。脓性分泌物渗出、捻发音（产气荚膜梭菌所致）或深部窦道表明感染的存在。应用探针探查疑有感染的溃疡，如发现窦道并探及骨组织，要考虑骨髓炎。可以利用探针取溃疡深部的标本做细菌培养（针吸取样），皮肤表面溃疡培养出的细菌常常是污染的细菌，缺乏特异性。CT、磁共振检查对深部感染的诊断也有重要意义。

（六）沙尔科（Charcot）关节病的检查

沙尔科关节病相对少见。患者常有长期的糖尿病病史，伴有周围神经病变和自主神经病变，好发于骨质疏松者。慢性沙尔科关节病反复损伤，导致关节面与骨组织的破坏，常伴有渗出，增加足溃疡的危险性。急性的沙尔科关节病，可表现为局部红、肿、热，易与局部皮肤软组织感染或炎症性关节炎相混淆。在 X 线片上，重的沙尔科关节病有特征性改变，但病变早期很难识别。^{99m}Tc 骨扫描显示病损处骨^{99m}Tc 摄入增加，这是局部血流增加所致。

第五章　糖尿病足的分类、分级与危险因素

糖尿病足是糖尿病四大血管并发症（高血压、糖尿病足、缺血性心脏病、脑血管病）之一。近年来，糖尿病足已引起众多糖尿病专家和足病专家的重视。糖尿病足是指糖尿病患者发生的与下肢远端神经异常和不同程度的周围血管病变相关的足部感染、溃疡和（或）深层组织破坏，其往往发生于病程长、病情长期未得到控制的患者，所造成的社会和经济双重负担已成为一个严重的全球性健康问题。糖尿病足患者的皮肤到骨与关节的各层组织均可受累，最常见的是足溃疡，严重者需要截肢。截肢严重影响患者的生活质量，并增加对侧肢体截肢的危险性，促使患者提前死亡。近年来，糖尿病足患病率逐年上升，我国12%～25%的糖尿病患者并发糖尿病足。

糖尿病足是糖尿病治疗的难题之一，其发展迅速，处理不当会导致患者病情急转直下，严重者致残甚至死亡。在发展中国家，糖尿病足溃疡和坏疽很常见，病情发现比较晚，常合并广泛的感染。国际临床共识特别强调糖尿病足重在预防。足病治疗困难，及早识别糖尿病足及导致截肢的危险因素并采取有效的预防措施，可以使糖尿病足患者的截肢率下降50%以上。因此，掌握糖尿病足的分类、分级，了解糖尿病足的危险因素，对于糖尿病足患者的预后有重要意义。

第一节　分　类

一、根据病变性质分类

根据病变性质，糖尿病足可分为神经性足病、缺血性足病和神经－

缺血性足病 3 种类型。

1. 神经性足病

神经病变是神经性足病的主要病因。由于血液循环良好，神经性足病的足部皮肤温暖，可以触及明显的动脉搏动，但皮肤干燥、麻木、痛觉不明显。若感觉、运动和自主神经病变同时存在，可导致患者保护性的感觉消失、皮肤干燥并出现爪形趾。神经性足病的并发症包括神经性溃疡（主要发生于足底）和神经性关节病（沙尔科关节）、坏疽、神经性水肿。

2. 缺血性足病

单纯缺血无神经病变所致的足病很少见。

3. 神经–缺血性足病

神经–缺血性足病患者同时有周围神经病变和周围血管病变，足背动脉搏动消失。这类患者表现为足部冰凉，可伴有休息时疼痛，足边缘部有溃疡或坏疽。糖尿病患者的血管病变呈双侧狭窄伴节段性扩张，尤以远端更为明显。是否出现痛性神经病变，取决于神经病变的严重程度。神经–缺血性足病的并发症包括间歇性跛行、静息痛、溃疡、坏疽。

区别神经性足病和神经–缺血性足病的意义在于两者的治疗方法和预后是不同的。国内糖尿病足病主要是神经–缺血性足病，单纯的神经性足病很少见。

二、根据病损局部的表现分类

根据病损局部的表现，糖尿病足常分为干性坏疽、湿性坏疽和混合性坏疽 3 种类型。

1. 干性坏疽

干性坏疽是凝固性坏死加上坏死组织的水分蒸发变干的结果，大多见于四肢末端，例如动脉粥样硬化、血栓闭塞性脉管炎和冻伤等疾患。下肢中小动脉粥样硬化，肢端小动脉硬化，管腔狭窄，血栓形成，血管闭塞，但静脉血流未受阻，此时动脉受阻而静脉仍通畅，故坏死组织的水分少，再加上在空气中蒸发，病变部位干涸皱缩，呈黑褐色，与周围健康组织之间有明显的分界线。

干性坏疽多见于老年糖尿病患者。局部表现为足部皮肤苍白、发凉，足趾部位有大小与形状不等的黑色区域，提示趾端微小动脉栓塞，足趾疼痛。干性坏疽常发生在足及趾的背侧，有时整个足趾或足变黑、变干、变小。

2. 湿性坏疽

湿性坏疽为糖尿病足病中较为常见的足部坏死现象。由于糖尿病患者血管硬化、斑块形成，肢端神经损伤，血管容易闭塞，同时微循环受到破坏，坏死组织的代谢物无法排出，长久堆积，导致病变组织严重败毒梭菌感染，局部组织肿胀，有些足部呈暗绿色或污黑色。由于败毒梭菌分解蛋白质，产生吲哚、粪臭素等，糖尿病足患者身上很容易发出恶臭味。

湿性坏疽多见于较年轻的糖尿病患者，多由肢端动脉和静脉血流同时受阻及微循环障碍、皮肤创伤、感染而致。病变多发生在足底骈胝区、跖骨头或足跟处。病变程度不一，由浅表溃疡至严重坏疽。局部皮肤充血、肿胀、疼痛，严重时伴有全身症状，表现为体温升高、食欲不振、恶心、腹胀、心悸、尿少等菌血症或毒血症等。

3. 混合性坏疽

混合性坏疽是湿性坏疽和干性坏疽的病灶同时发生在同一个肢端的不同部位。肢端某一部位动脉或静脉阻塞，血流不畅，引起干性坏疽，而另一部分合并感染化脓。混合性坏疽范围较大，累及足的大部或全足，病情较重。

第二节　分　　级

一、分级系统

糖尿病足分级分为以科研为目的的糖尿病足分级和以预测预后、指导临床治疗为目的的糖尿病足分级，目前存在许多糖尿病足的分级系统，其中包括 Wagner 分级系统、Texas 分级系统、S（AD）SAD 分级系统、PEDIS 分级系统、简单分级系统、DEPA 评分系统、Strauss 分级系统、糖尿病溃疡严重程度评分（diabetic ulcer severity score，DUSS）系统、SINBAD 分级、国际工作组的糖尿病足风险分类系统、SIANM 评估法等。

二、不同分级系统的优缺点

上述各种分级系统均被临床证实是行之有效的，得分越高，预后越差。

三、以科研为目的的糖尿病足分级

（一）Wagner 分级系统

Wagner 分级为常用的经典分级方法（见表 5 - 1），很好地描述了糖尿病足的范围和程度，但没有体现糖尿病足的自然病程，很难区别坏疽是由于缺血还是感染造成的。

表 5 - 1　糖尿病足的 Wagner 分级法

分级	临床表现
0 级	皮肤无开放性病灶。表现为肢端供血不足，颜色发绀或苍白，肢端发凉、麻木、感觉迟钝或丧失，肢端刺痛或灼痛，常伴有足趾或足的畸形等
1 级	肢端皮肤有开放性病灶，如水疱、血疱、鸡眼或胼胝，冻伤、烫伤及其他皮肤损伤所引起的浅表溃疡，但病灶尚未波及深部组织，常有轻度蜂窝织炎
2 级	脓灶及窦道形成，或感染沿肌间隙扩大，造成足底、足背贯通性溃疡或坏疽，脓性分泌物较多，足或指（趾）皮肤灶性干性坏疽，但肌腱、韧带尚无破坏
3 级	肌腱、韧带组织破坏。蜂窝织炎融合形成大脓腔，脓性分泌物及坏死组织增多，足或少数足趾干性坏疽，但骨质破坏尚不明显
4 级	严重感染已造成骨质破坏、骨髓炎、骨关节破坏或已形成假关节，部分足趾或部分手足发生湿性或干性严重坏疽或坏死
5 级	足的大部或全部感染或缺血，导致严重的湿性或干性坏疽，肢端变黑，常波及踝关节及小腿

0 级：指的是有发生溃疡高危因素的足，这些高危因素包括：①周围神经病变、自主神经病变；②周围血管病变；③以往有足溃疡史；

④足畸形，如鹰爪足、沙尔科关节；⑤合并有胼胝；⑥失明或视力严重减退；⑦合并肾脏病变，特别是慢性肾功能衰竭；⑧老年人，尤其是独立生活者；⑨不能观察自己足的患者；⑩糖尿病知识缺乏；⑪用特殊的尼龙丝检查触觉时，感觉缺失。对于目前无足溃疡的患者，应定期随访，加强足保护的教育，必要时请足病医生给予具体指导，以防止足溃疡的发生。

1级：足皮肤表面溃疡，临床上无感染。突出表现为神经性溃疡。这种溃疡好发生于足突出部位即压力承受点，如足跟部、足或趾底部，溃疡被胼胝包围。

2级：有较深的穿透性溃疡，常合并软组织感染，但无骨髓炎或深部脓肿，溃疡部位可存在一些特殊的细菌，如厌氧菌、产气菌。

3级：有深部溃疡，常影响到骨组织，并有深部脓肿或骨髓炎。

4级：有局部的或足特殊部位的坏疽，特征为缺血性溃疡。通常合并神经病变，没有严重疼痛的坏疽即提示有神经病变。坏死组织的表面可有感染。

5级：坏疽影响到整个足。大动脉阻塞为主要病因，神经病变和感染也导致坏疽产生。

（二）Texas 分级系统

美国 Texas 大学糖尿病足分级、分期方法（见表 5 - 2）评估了溃疡深度、感染和缺血的程度，考虑了病因与病情程度两方面的因素。该分级、分期方法适用于科研，尤其在判断预后方面优于 Wagner 分级系统。

表 5 - 2　美国 Texas 大学糖尿病足分级、分期方法

分级		分期	
1	溃疡病史	A	无感染、缺血
2	浅表溃疡	B	感染
3	深及肌腱	C	缺血
4	累及骨、关节	D	感染并缺血

（三）S（AD）SAD 分级系统

该分级系统由 Macfarlane 提出。S（AD）SAD 代表 5 个参数：范围

（面积与深度）［Size（Area and Depth）］、脓血症（Sepsis）、动脉病变（Arteriopathy）、神经病变（Denervation）。各参数计分方法如下，面积：无破损，0分；<1 cm²，1分；1～3 cm²，2分；>3 cm²，3分。深度：无破损，0分；浅表溃疡，1分；累及肌腱、关节囊、骨膜，2分；累及骨或关节，3分。脓血症：无，0分；表面，1分；蜂窝织炎，2分；骨髓炎，3分。动脉病变：足背动脉搏动存在，0分；减弱或一侧消失，1分；双侧消失，2分；坏疽，3分。神经病变：针刺感存在，0分；减弱，1分；消失，2分；沙尔科关节，3分。该分级系统考虑因素完善且较为精确而复杂。

（四）PEDIS 分级系统

PEDIS［血流灌注（Perfusion），溃疡大小（Extent），溃疡深度（Depth），感染（Infection），感觉（Sensation）］是国际糖尿病足工作组为实验研究而提出的一种分级方法。血流灌注：1级，无下肢血管病变（PVD）症状和体征［足背动脉搏动可触及或踝肱指数（ABI）在0.9～1.1或趾肱指数（TBI）>0.6，或经皮氧分压（$TcPO_2$）>60 mmHg（1 mmHg=0.133 kPa）］；2级，有PVD症状，无严重缺血（ABI<0.9，踝部收缩压>50 mmHg或TBI<0.6，足趾收缩压>30 mmHg或$TcPO_2$在30～60 mmHg）；3级，严重缺血（踝部收缩压<50 mmHg或足趾收缩压<30 mmHg，或$TcPO_2$<30 mmHg）。溃疡大小：用创面两最大垂直径的乘积来计算。溃疡深度：1级，浅表溃疡；2级，深及真皮至皮下组织；3级，深及骨和（或）关节。感染：1级，无感染；2级，感染到皮肤和皮下组织，至少有以下2项（水肿或硬结、围绕溃疡的红斑直径0.5～2 cm、局部压痛、局部皮温高、脓性分泌物）；3级，红斑>2 cm且加以上感染征象中的任一项或感染比皮肤和皮下组织深；4级，有全身症状。感觉：1级，无感觉缺失；2级，保护性感觉缺失。PEDIS中的溃疡深度是溃疡愈合与否的重要标志，周围神经病变、感染与溃疡愈合与否相关。PEDIS分级系统是基于血流灌注、溃疡大小、溃疡深度、感染及感觉进行细分等级；考虑因素与S(AD)SAD分级大致相同。该分级借助实验室检查，使分级更为客观，尤其对感染和缺血进行了客观准确地描述，但没有对溃疡大小进行描述。

综上所述，Wagner系统过于简单，很难区别坏疽是由于缺血还是感染造成，并非基于糖尿病足的自然病程而设计。Texas分级系统过于复杂而且耗时，不适于在繁忙的门诊使用，但其准确性高，适用于科研。S(AD)SAD系统认为沙尔科关节是糖尿病神经系统并发症，该系统如Wagner系统一样，不能区别足坏疽是由缺血还是感染造成。在以科研为目的的糖尿病足分级中，为进一步寻求糖尿病足的病因，应注意完善评估足部预后因素和增加评估的客观性，因此，S(AD)SAD分级系统较为精确而完善，可更好地适用于科研设计。Texas、S(AD)SAD、PEDIS 3种分级方法均因分级复杂而临床少用，临床工作中需要的是简单易行、能判断预后、对指导治疗有帮助的糖尿病足分级方法。

四、以预测预后、指导临床治疗为目的的糖尿病足分级

（一）简单分级系统

简单分级系统由Edmonds和Foster建立（见表5-3），能够清楚地区别糖尿病足的神经性病变和神经-缺血性病变。该分级系统是在区分神经性病变和神经-缺血性病变基础上进行的，可依此分级系统选择治疗方法。该分级系统根据糖尿病足的自然病程，记录患者每次就诊时的分级情况，监测足病的进展情况，如溃疡愈合的时间、预防溃疡复发和感染情况等，方法简单实用，旨在构建糖尿病足病护理框架，有利于根据患者危险程度制订管理和预防措施，进行分层管理。

表5-3 简单分级系统

分级	临床表现
1级	低危人群，无神经病变和血管病变
2级	高危人群，有神经或者血管病变，加上危险因素，如胼胝、水肿和足畸形
3级	溃疡形成
4级	足感染
5级	坏疽
6级	无法挽回的足病

（二）DEPA 评分系统

约旦 Jordan 大学医院足科在 2004 年提出了该评分系统。DEPA 代表 4 个参数：溃疡深度 [the depth of the ulcer（D）]，细菌定植范围 [the extent of bacterial colonization（E）]，溃疡修复状态 [the phase of ulcer healing（P）]，相关潜在病因 [the associated underlying etiology（A）]。溃疡深度：皮肤层，1 分；软组织层，2 分；深及骨，3 分。细菌定植范围：污染，1 分；感染，2 分；感染坏死，3 分。溃疡修复状态：有肉芽，1 分；炎性反应，2 分；不愈合，3 分。相关潜在病因：周围神经病变，1 分；足畸形，2 分；缺血，3 分。所有评分加起来再对溃疡分级：≤6 分为低级，7～9 分为中级，10～12 分或湿性坏疽为高级。随着 DEPA 评分分数的增高，溃疡不愈合与截肢的风险性增加。溃疡分级能增加该评分系统预测预后的准确性。该评分系统的特点是：先进行溃疡评分，再分级，以预测预后，并采取相应的治疗。这是以前所有分级没有的，但该分级未涉及溃疡面积、部位等重要方面，评估足部预后因素不完整。

（三）Strauss 分级系统

该分级由 Strauss 和 Aksenov 提出，其特点是简单实用，且预后判断十分明了。伤口外观：发红，2 分；苍白、发黄，1 分；变黑，0 分。伤口大小：小于患者大拇指大小，2 分；拇指到拳头大小，1 分；比拳头还大，0 分。深度：皮肤或皮下组织，2 分；肌肉或肌腱，1 分；骨或关节，0 分。微生物：微生物定植，2 分；蜂窝织炎，1 分；脓血症，0 分。血流灌注：可触及动脉搏动，2 分；多普勒三相或双相波形，1 分；多普勒单相波形或没有脉搏，0 分。根据总分将伤口分成 3 种：8～10 分，正常；4～7 分是问题伤口，需进行清创、制动等，及时、正确治疗后，80% 的患者预后佳；0～3 分是无效伤口，几乎都需截肢。此分级继承了先对溃疡进行评分，再对溃疡进行分级的特点，把各项评估因素通俗化、客观化，选择治疗方案相对简便、有效。根据该分级评分，对能否保肢进行初步评估，再结合系统的、较为全面的询问病史和临床检查进行科学评估，从而选择合适的治疗方法，在治疗中可少走弯路，减少患者不必要的医疗开支，对部分患者可延缓或避免截肢。Strauss 分级可较为准确地判断预后，适用于临床各级医院住院患者。

（四）糖尿病足溃疡严重程度评分系统（DUSS）

该评分系统由德国蒂宾根大学 Beckert 等提出。通过对 1000 例患者进行评估，跟踪一年或直到痊愈或截肢，证明该系统能较准确地预测糖尿病足溃疡患者的预后。提示医生 DUSS 系统对四项临床指标进行评分：①是否可触及足动脉搏动（有为 0 分，无为 1 分）；②溃疡是否深达骨面（否为 0 分，是为 1 分）；③溃疡位置（足趾为 0 分，其他部位为 1 分）；④是否为多发溃疡（否为 0 分，是为 1 分）。最高评分为 4 分。得分为 0 分者的溃疡愈合率显著增高，而得分高者的溃疡愈合率降低，同时截肢率增高；得分相同的不同亚组患者，溃疡愈合率存在显著性差异。进一步分析显示，得分每升高 1 分，溃疡愈合率降低 35%；得分越高，初始溃疡面积越大，溃疡病史越长，需要住院或手术治疗的可能性就越大。该分级系统为最廉价、简单、实用的评分系统，能较准确地预测糖尿病足溃疡患者的预后，提示医生及时建议患者接受专科治疗，比较适合门诊及基层医院使用。

（五）SINBAD 分级系统

SINBAD 代表 6 个参数：位置（Site）、缺血（Ischemia）、神经病变（Neuropathy）、细菌感染（Bacterial infection）、面积（Area）、深度（Depth）。位置：前足，0 分，中足或足跟，1 分。缺血：足背动脉血流未受损（至少一侧足背动脉可触及），0 分；有临床依据证明足背动脉血流减弱，1 分。神经病变：保护性感觉完好，0 分；保护性感觉消失，1 分。细菌感染：无感染，0 分；感染，1 分。面积：$< 1\ cm^2$，0 分；$\geq 1\ cm^2$，1 分。深度：限于皮肤、皮下组织的浅表溃疡，0 分；累及肌腱或肌肉、骨膜、骨或关节，1 分。该分级积分范围为 0 ~ 6 分。Beckert 等研究表明，溃疡部位可预测糖尿病足溃疡患者的预后，随着评分的增高，溃疡不愈合与截肢的风险增加。该系统亦能比较准确地预测糖尿病足溃疡患者的预后。该分级将 S（AD）SAD 分级系统简化，增加溃疡部位这一因素，使评估足部溃疡的因素更为完整、方法更为简单，并能预测预后，

适合在临床上推广。

（六）国际糖尿病足工作组风险分级系统

国际糖尿病足工作组风险分级系统由国际糖尿病足工作组提出并完善，共有 4 个分级，0 级为无糖尿病周围神经病变、无糖尿病外周血管病变、无足溃疡史及截肢史；1 级为仅有糖尿病周围神经病变；2 级为有糖尿病外周血管病变或糖尿病周围神经病变伴足部畸形；3 级为有足溃疡史或截肢史。其中，振动觉阈值（VPT）＞25 V 或 10 g 尼龙单丝实验敏感度下降诊断为周围神经病变；踝肱指数＜0.9 或足背动脉搏动减弱或消失诊断为周围血管病变；足部畸形包括鹰爪足、Charcot 关节病等。该风险分级系统在预测糖尿病足发生和截肢方面有较高的准确性，可有效地预防糖尿病的并发症。

（七）SIANM 评估法

解放军第四五四医院（现中国人民解放军东部战区空军医院）糖尿病足中心医生团队制订出一套以感染、周围动脉病变、周围神经病变为病因，加以动态评估的糖尿病足创面 SIANM（system of infection，arterial disease，neuropathy and mixed causes）评估法，以期为亚洲糖尿病足人群诊治提供新工具。此评估法考虑了治疗过程中不同病因主次关系的变化，在评估后提出相应干预手段，是一种独特的动态评估方法。

评估内容：感染（infection）、周围动脉病变（arterial disease）、周围神经病变（neuropathy）三种病因的严重性（轻度、中度和重度）；混合病因（mixed causes）存在时，根据创面变化，找出每个阶段最严重病变，进行相应治疗。

Ⅰ类，表明感染是引起糖尿病足慢性创面长期不愈合的极为重要的原因，控制感染是糖尿病足治疗的重要步骤。感染表现不一，从轻度到重度，从局部软组织感染到骨髓炎，甚至是全身炎症反应；治疗方法不一，轻度感染只需口服抗生素和局部换药，中重度感染需要静脉应用抗生素、紧急外科清创引流等。A 类，周围动脉病变（peripheral arterial disease，PAD）程度不同、下肢缺血程度轻重不一；评估指标有创面周围皮肤灌注压（skin perfusion pressure，SPP）、踝肱指数、趾肱指数和经皮氧分压等，有时需要多种指标综合判断。扩血管药物、抗凝药物和降脂药物使用有助于缓解下肢血供，促进创面愈合；约5％的PAD患者因缺血严重而侧支循环尚未有效建立，需要下肢动脉重建以恢复局部血供。另外，在血管重建术后，部分创面仍不能愈合，可能与创面局部直接供血的动脉未能开通有关。N类患者因病变的周围神经类型不同而具有不同临床表现，自主神经病变引起足部微小动静脉分流、局部组织营养不良及出汗减少、足部干燥易裂；感觉神经病变不仅使足局部丧失自我保护功能，还可能通过潜在机制干扰创面愈合过程；运动神经病变使足内部肌肉萎缩及肌力不平衡、足畸形，典型畸形为爪形或锤状趾、脂肪垫从跖骨头下方移位（可能会导致行走时跖骨头处高压力区域形成）。此类周围神经病变型创面，以足部手术或（和）非手术减压治疗为主。M类，主要是糖尿病足创面有两种以上病因同时存在，此时可根据治疗过程中创面的变化，找出不同时期最严重的病变进行相应治疗。例如，SIANM评估法M类（I3、A3、N3）时，首先要处理I3。因为感染最严重时可合并全身炎症反应，甚至可能危及生命。感染被控制后，A3缺血就上升为主要病因。为了最大限度保全肢体，需要对下肢血管进行重建治疗。待感染和下肢缺血都改善后，N3神经病变就成了主要病因，此时需要进行创面减压治疗，以促进创面愈合并防止溃疡复发。

2008年美国糖尿病协会的糖尿病指南在糖尿病足分级方法中指出，伤口的评价应包括周围神经病变，周围血管病变，软组织和骨感染，溃疡深度、面积、部位、足结构等的检查。理想的糖尿病足分级应简单，能预防、判断预后，对指导治疗有帮助且便于交流。到目前为止，尚无广泛认可的分级方法，每种分级方法各有特点，因此，应针对不同目的选择分级方法，若以研究为目的，可选用复杂精确的分级；若只是用于临床，则应选择简便有效的分级。

第三节　危险因素

糖尿病患者的足溃疡、坏疽并不是自发出现的，而是多种危险因素相互作用的结果。其基本病理机制是下肢血管病变、周围神经病变和感染。这些因素共同作用，可导致组织坏死、溃疡和坏疽。足保护战略的重点集中在识别糖尿病患者与足有关的异常，了解溃疡如何演变，发现足坏疽的危险因素。掌握了糖尿病足的危险因素，预防溃疡、减少截肢的方案才能更合理。

一、糖尿病足的诱发因素

（1）糖尿病患者足部皮肤现状不良。高血糖会导致皮肤代谢异常，皮肤营养差，易引起表皮基底细胞溶解性坏死，致皮肤结构改变。

（2）不良健康行为。英国一项对 3 个社区的糖尿病足群的研究发现，吸烟者比不吸烟者发生周围血管病变的危险性高。

（3）足部生物学改变。Brike 等发现，糖尿病患者有踝关节和第一跖趾关节活动受限者易发生糖尿病足。

（4）其他。如鞋子不合适、水疱、鸡眼、胼胝、足部的赘肉、足趾间的霉菌感染、甲沟炎等。

二、糖尿病足的危险因素

（1）糖尿病病程超过 10 年。其原因可能为老年糖尿病患者病程长，激素水平改变，基础代谢率、修复能力下降，动脉硬化、神经病变发生率增加。

（2）糖尿病控制不理想，血糖水平较高，或血糖高低波动较大。糖尿病足的发生与高血糖状态有关。持续的高血糖，晚期糖基化终末产物增加，引起微循环缺氧及血流灌注不足，使糖尿病患者血液处于高凝状态。有研究证实，胰岛素抵抗与肥胖、高血压、高甘油三酯呈正相关，与 HDL－C 呈负相关。胰岛素抵抗可提高脂肪酶活性，使 HDL 分解增加。HDL－C 水平下降及 LDL－C 水平升高患者易发生血管病变。糖毒性及脂毒性均参与外周血管结构及血液流变学改变，进而导致糖尿病足发生。

（3）性别。糖尿病足患者男性多于女性，因为糖尿病足病变主要累及肢体大血管，而雌激素有保护血管的作用，所以女性发病率低于男性。

（4）既往有反复发作的足溃疡史及截肢史。

（5）并发周围神经病变。周围神经病变包括运动神经病变、感觉神经病变、自主神经病变。病变类型不同，临床表现不同。运动神经病变：肌肉萎缩，足部畸形，足底或足趾的压力异常，胼胝形成；感觉神经病变：对于痛觉、温度觉的感知下降，丧失保护机制。自主神经病变：皮肤干燥少汗，甚至干裂，出现溃疡、沙尔科关节。许多研究表明，周围神经病变是糖尿病足发生的重要危险因素。运动神经病变可使足部肌肉萎缩、平衡失调，在足部形成异常受力点。感觉神经病变的患者，足部皮肤的痛觉、压力感觉阈值上升，易受到物理因素损伤。自主神经病变可引起汗腺分泌减少，使皮肤干燥易裂，易于细菌侵入。

（6）合并下肢血管病变。下肢血管病变有大血管病变、微血管病变，临床常见的表现以大血管病变为主，症见动脉粥样硬化，管腔闭塞，局部缺血，皮温下降，足部动脉减弱或消失，出现间歇性跛行、静息痛。有研究显示，合并下肢血管病变的患者约一半会出现糖尿病足溃疡，糖尿病足溃疡合并下肢血管病变的患者截肢率较无下肢血管病变者高2%~5%。其中下肢血管闭塞程度是糖尿病足发生及进展为截肢的重要危险因素。对于糖尿病足溃疡患者，应通过触诊足背动脉搏动、测量 ABI，辅以下肢血管彩色多普勒超声检查评估下肢动脉硬化、斑块、狭窄、闭塞程度，进而在临床上积极应用改善循环药物，及时施行血管介入或外科治疗手段，以阻止溃疡向坏疽进展，降低截肢率，改善患者生活质量。

（7）糖尿病周围神经病变和周围血管病变同时存在，兼有以上症状和体征。

（8）并发高血压，且血压控制不达标。高血压，尤其收缩压升高在糖尿病足发生中起一定作用，可能与患者长期血压升高，血管壁应力和剪切力增加，交感神经兴奋性增高，引起下肢动脉结构和功能改变，导致血供障碍有关。

（9）并发高血脂，且血脂控制不达标。

（10）并发皮肤病变。糖尿病合并皮肤病变及老年皮肤瘙痒症（脓包破溃及瘙痒抓破后），足部皮肤变薄、发亮，颜色发红，水肿，或皮肤干燥干裂，趾间皮肤变软，皮肤不完整。

（11）并发糖尿病肾病。下肢水肿，皮肤易损伤。

（12）并发冠心病，尤其冠状动脉粥样硬化性心脏病或支架术后。

（13）并发视网膜病变。不能及时发现对自己的足部有伤害的危险。

（14）并发脑血管病变，尤其遗留一侧肢体活动不利、健侧肢体承重者。

（15）其他疾病导致关节畸形。下肢关节畸形，患者步态异常，导致足部压力改变；严重的足畸形或骨性突起，趾或趾甲畸形，局部压力增加。

（16）合并足癣。或破溃，或皮屑，治疗不当，合并感染。

（17）修甲过度。修甲过深，伤及皮肤。

（18）各种慢性病引起的免疫力低下。易于合并感染。

（19）高龄。糖尿病高龄患者并发症相对较多，免疫力低下。

（20）合并其他疾病。肾功能不全、心功能不全、肝脏合成蛋白能力下降等，都可以导致下肢水肿，患者易出现破溃或感染。

（21）个人及社会因素（社会经济条件、医疗卫生条件差，没有接受过糖尿病足部护理的教育，老年或独自生活，拒绝治疗和护理）。

（22）炎症。白细胞在发挥防御作用的同时，产生和释放有毒颗粒的机会会相应增大，进而导致炎症反应的扩大化，造成自身组织严重损伤。另外，长期高血糖使白细胞趋化功能低下，在局部组织高血糖等状况下，细菌易增殖而增加糖尿病足合并感染的不可控性。研究认为，炎症反应、免疫激活以及相应代谢变化均受到神经－内分泌激素的调节，构成神经－内分泌－免疫网络，免疫系统激活产生的各种炎症因子均能诱导胰岛素抵抗的发生。糖尿病足患者长期受慢性、持续性炎症困扰，胰岛素抵抗进一步加强，病情进一步恶化，成为溃疡的危险因素。

（23）感染。感染是引起糖尿病足的导火线。神经病变及下肢血管病变容易引起局部创伤，继发严重感染。轻微的创伤（如足底的压疮、趾甲修剪过短、足癣）治疗不当等，均可引起继发感染。糖尿病患者足底受压部位皮肤及皮下纤维脂肪组织均增厚，一旦足跟部有了感染，易迅速向四周扩散。韧带创伤可使感染扩散，引起跖骨骨髓炎。糖尿病患者足坏疽的发生率比非糖尿病患者高 30 倍。

（24）没有保健意识。长期缺乏对疾病的正确认识，或虽得到过指导，但长期不做足部检查。

（25）其他的危险因素（影响足功能的骨科问题，如膝、髋或脊柱关节炎，鞋袜不合适）。

总之，以上因素共同导致糖尿病足的发生，同时也会影响糖尿病足的预后。

糖尿病足的发生、发展涉及多种危险因素，临床防治工作关系到内分泌科、血管内外科、骨科、皮肤科等多种学科。因此，要有效地做好糖尿病足的防治，必须建立多学科的协作机制。通过宣教糖尿病足知识，改变患者生活方式，加强糖尿病患者的个人防护知识教育，提高公众健康意识和对足部防护知识的认识；积极控制血糖、血脂、血压及慢性并发症，纠正贫血、低蛋白血症等，能够在一定程度上预防糖尿病足的发生。对已发生糖尿病足的患者，在糖尿病足清创换药控制感染的同时，还要改善下肢血供和进行营养支持，以减少糖尿病足截肢的发生。

三、糖尿病足截肢的危险因素

导致糖尿病足截肢的危险因素与上面导致溃疡的危险因素大部分是一致的，只是还要增加以下几项。

（1）创面大、深。

（2）难控制的严重感染。局部感染是足溃疡最终截肢的主要原因，Wagner1～2 级的足溃疡未累及骨组织，感染较轻，预后尚可，一般能愈合；而 Wagner3 级及以上则表明感染涉及骨质，不易控制，严重的缺血合并感染常导致患肢不可逆的损害，截肢率明显增高。局部感染在糖尿病足溃疡的病程中可以造成创面水肿、渗出，影响肉芽组织生成，造成溃疡难以愈合，最终发展为深部组织坏死、坏疽。因此，糖尿病足溃疡的评估能够帮助判断肢体是否能够保留、患者有无生命危险。评估常常需要进行多次，实验室指标主要包括血常规、血沉、血培养、hs-

CRP。如果情况恶化，需要通过外科探查和足部 MRI 扫描来确定组织受累程度，评价治疗效果，以决定是否需要进行外科手术。近年来，由于抗生素的广泛应用，临床上引起感染的细菌谱发生明显改变，条件致病菌、寄生菌、混合菌感染增多。因此，在治疗糖尿病足感染时，应及时进行病原学检查，以尽早明确诊断和采用针对性抗菌治疗，防止滥用药物。

（3）多脏器功能较差，不能进行血管再通等手术。血液供应很差，会导致创面不能愈合，甚至需要高位截肢。

（4）曾出现溃疡的部位再次出现溃疡。

（5）有截肢史。

第六章　糖尿病足的并发症

　　糖尿病是一种全身性慢性疾病，其患病率正在逐年升高，且并发症发生率高，可侵犯全身多器官，具有较高的致残率和致死率，严重影响患者的生活质量，既缩短寿命，又带来沉重的社会经济负担。

　　糖尿病所引起的严重下肢并发症有足溃疡、感染、周围血管病变、下肢截肢和沙尔科关节。15%的糖尿病患者会发生足溃疡。糖尿病足溃疡的发生原因往往是多方面的，其中糖尿病的神经性病变、缺血性病变或神经－缺血性病变是引发足溃疡的最重要的因素。

　　足溃疡的原因通常有周围神经病变，轻微外伤，足畸形、水肿，缺血性病变，胼胝和感染。在美国，前三位是足溃疡主要的发病因素。美国西雅图的一个研究机构对 749 名退伍的糖尿病军人进行了为期 3.7 年的随访，发现足溃疡的危险因素依次为沙尔科关节、有截肢病史、尼龙丝感觉消失、有足溃疡病史和足背经皮氧分压降低。另外，该研究机构对 468 例足溃疡治愈患者的随访结果显示，溃疡复发率第一年为 34%，第二年为 61%，第三年为 70%，有截肢病史者溃疡复发率则更高。这 468 例足溃疡治愈患者的截肢随访结果则为：第一年、第三年、第五年的截肢率分别为 3%、10%、12%；其中有截肢病史者，第一年、第三年、第五年的再截肢率则高达 13%、35%、48%。

　　糖尿病性肢端坏疽与感染和其他急慢性并发症是相互影响、互为因果的关系。感染及其他急慢性并发症，可使糖尿病足的病情加重，溃疡恶化蔓延，不易愈合；糖尿病足患者代谢紊乱、血管及神经病变、机体抵抗力下降，又导致各种急、慢性并发症发生，两者相互影响，形成恶性循环。因此，在基础治疗阶段积极抗感染，控制相关急、慢性并发症是保证糖尿病足早日愈合的重要环节。

第一节　急性并发症

一、糖尿病足并发肺部感染

（一）糖尿病足并发大叶性肺炎（肺炎双球菌肺炎）

肺炎双球菌常存活在健康人或糖尿病患者鼻咽腔中，当糖尿病足患者机体抵抗力下降、免疫功能低下、呼吸道防御功能受到损害时，即可引发疾病。带菌的黏液分泌物被吸入肺泡后，肺炎双球菌在肺泡内生长繁殖。肺部外层可见水肿，中层有早期红色肝样变（实变），内层为灰色肝样变，最后肺泡内纤维性渗出物溶解、吸收，肺泡重新充气。

临床特点：突然寒战高热，咳嗽、咳铁锈色痰，常有胸痛、呼吸急促。炎症波及横膈时，疼痛可放射到上腹部，类似急腹症。肺部听诊常有呼吸音减弱，支气管肺泡呼吸音、管状呼吸音。病变部叩诊呈浊音。血常规检查，白细胞计数可增至（20～30）×10^9/L，中性粒细胞常达80%以上，有核左移现象，胞质内有毒性颗粒。痰培养或涂片可发现肺炎双球菌。X线胸片检查有助于诊断。

（二）糖尿病足并发小叶性肺炎（支气管肺炎）

多发于老年糖尿病足患者。常见致病菌为肺炎双球菌，其次为链球菌、葡萄球菌和流感杆菌等。

临床特点：突然畏寒、寒战，体温升高呈弛张热。但机体抵抗力差时体温也可不升高。主要表现为咳嗽、呼吸急促、咳出泡沫脓痰或血痰、两下肺可闻及散在细湿啰音。炎症大片融合时可闻及管状呼吸音。白细胞总数可不增高或增高，但中性粒细胞常增高，伴有中毒颗粒。X线胸片可见两下肺有散在小片状浸润阴影。

（三）糖尿病足并发金黄色葡萄球菌肺炎

金黄色葡萄球菌引起的急性肺部感染，一般病情较重，发展较快，可分为原发（吸入）性和继发（血源）性两种。肺部病变以化脓坏死较多见，形成单个或多个脓肿；血源性感染常产生多发性脓肿。

临床特点：突然高热，全身中毒症状严重，有剧烈咳嗽，大量脓痰并常带有血丝，呼吸急促、胸痛、发绀、心悸，部分患者可伴有休克及呼吸衰竭。白细胞可达 $50 \times 10^9/L$ 以上，常有中毒颗粒。如果白细胞总数减少，提示感染严重、机体抵抗力差，预后不好。痰培养或涂片可发现金黄色葡萄球菌。在早期，X 线检查可见大片絮状密度不均的阴影分布在肺的一叶或两叶。

（四）糖尿病足并发肺炎杆菌性肺炎

根据荚膜抗原成分的不同，肺炎杆菌可分 75 个亚型，引起肺炎者以 1~6 亚型为主。肺炎杆菌能很快适应宿主环境而长期生存，对各种抗生素易产生耐药性。肺炎杆菌性肺炎 X 线表现为大叶或小叶融合的实变，以右叶多见。病变渗出液中含有中性粒细胞、大单核细胞、红细胞和少量纤维素，肺组织坏死液化，形成单个或多发性脓肿。

临床特点：发病急剧，患者全身症状较重。咳嗽时咳出大量黄绿色脓痰，有时呈黏稠、棕红色胶冻状，病情严重患者可于发病 24~36 小时发生周围循环衰竭、肺水肿及呼吸衰竭，查体有典型的肺实变体征。大多数患者白细胞总数增多。X 线检查肺部有大叶实变阴影，内有不规则的透亮坏死区，叶间隙下坠，伴有少量胸腔积液。此病确诊有赖于细菌学培养及涂片检查。

（五）糖尿病足并发中毒性或暴发性肺炎（休克型肺炎）

本病多见于糖尿病老年患者，但各年龄段患者均可发生。患者免疫力下降，细菌或病毒、毒素可直接或通过神经作用于血管，使周围血管张力降低，微循环障碍，毛细血管通透性增加，有效血液循环容量减少。毒血症损害心脏，使心功能降低而加速休克的形成。严重感染时肾上腺皮质功能负担加重，甚至有出血、坏死，促进休克的发生。

临床特点：起病急骤，休克为其突出表现，多在发病三天以内出现。高热 38 ℃以上或在数小时后随血压下降而体温下降。体征较少，仅有少许细湿啰音及呼吸音降低，有明显实变体征者较少见。微循环障碍明显。X 线检查可见大多数患者呈大叶性肺炎的表现，部分为节段性肺炎或支气管肺炎表现。白细胞总数显著增高，大多数超过 $20 \times 10^9 /L$，中性粒细胞占 90% 以上，并伴有中毒颗粒及幼粒细胞。心电图显示心肌损害、束支传导阻滞、期前收缩、心动过速等。

（六）糖尿病足并发非典型肺炎（肺炎支原体肺炎）

本病的病原体是肺炎支原体，由口鼻分泌物经空气传播所致，常有该病接触史，占非细菌性肺炎的 1/3 以上，占所有肺炎的 5% ~ 10%。肺部常有间质性炎症，肺泡内含有少量渗出液，并可发生局灶性肺不张、肺实变和肺气肿，支气管周围、肺泡壁和间隔有中性粒细胞和大单核细胞浸润。

临床特点：本病起病缓慢，约 1/3 的患者无症状。部分患者头痛、发热，突出症状为阵发性、刺激性咳嗽。有少量黏痰或黏液性脓血痰。可闻及干性或湿性啰音。胸透可发现肺炎及少量胸腔积液。可引起多脏器损伤、中耳炎、肺脓肿等。血沉增快。发病后两周，约半数病例的冷凝集试验阳性，滴定效价在 1：32 以上，40% ~ 50% 的病例的链球菌 MG 凝集试验阳性。血清补体结合试验常在发病后 10 天出现阳性结果，为诊断本病的重要依据。痰培养分离出肺炎支原体则可确诊。

（七）糖尿病足并发病毒性肺炎

常见的病毒如流行性感冒病毒、腺病毒（3 型、7 型）、呼吸道融合病毒、副流感病毒和某些肠道病毒，均可引起病毒性肺炎。尤其糖尿病足患者免疫功能低下、长期卧床者，可因多种病毒引起病毒性肺炎。

临床特点：一般症状较轻，起病缓慢，患者常发热头痛，咳嗽并咳少量黏痰，肺部常无明显体征。部分患者可有干、湿啰音。免疫功能低下者，其症状严重。可发生高热、心悸、气急发绀、呼吸及心力衰竭，甚至氮质血症、休克等。X 线检查可见两肺下野斑片状淡薄阴影，或由肺门向外似扇形分布，近肺门处密度较大，部分呈节段性分布。血液白细胞计数可正常或减少，淋巴细胞增多。

（八）糖尿病足并发霉菌性肺炎

该病有四种类型菌感染，各有其特点。

1. 肺隐球菌感染

常发生于机体抵抗力低下或长期应用广谱抗生素者。肺部局限性病灶常发生在肺周围或近肺门部，呈黏液样肉芽肿，可形成空洞。播散型肺部病灶，有如粟粒结节。

临床特点：初期多无肺部或全身症状，数月后出现中枢神经系统症状才发现本病。患者低热盗汗，轻咳，咳少量黏痰及咯血。个别患者出现胸痛、胸腔积液及脓胸。X线检查可见肺部有孤立球性病灶、散在结节状阴影或浸润性病变，多见于肺下部，少数有空洞形成。痰涂片墨汁染色可找到隐球菌。间接免疫荧光法测定血液中有关抗体阳性者可确诊。

2. 肺念珠菌病

本病由白色念珠菌引起。由于糖尿病足患者长期应用大剂量抗生素、广谱抗生素、免疫抑制剂等，致病细菌受到抑制，呼吸道念珠菌生长，引起肺部感染。

临床特点：本病有两种类型。①支气管炎型。患者症状较轻，有咳嗽咳痰，有时咳白色痰，X线检查可发现两肺中、下野肺纹理增粗。②肺炎型。患者畏寒、高热，咳白色黏液胶冻样痰，部分患者咯血、气急。X线检查可见两肺中、下野弥漫性斑点状或小片阴影，或大片致密阴影，多发性肺脓肿，也可呈大小不等的粟粒状阴影，少数可发生胸腔积液。新鲜痰液涂片（氢氧化钾稀释后）有大量分隔菌丝及成群芽孢，痰反复培养3次以上同一种细菌阳性者可确诊。

3. 肺曲菌病

曲菌属于丝状霉菌，常寄生在人的呼吸道。当糖尿病足患者大量吸入曲菌孢子时，可引起急性支气管炎或肺炎，其内毒素可造成组织坏死。

临床特点：本病分为三种类型。①支气管肺炎型。患者咳嗽咳痰，低烧乏力，支气管黏膜炎症较轻。如侵及肺组织，可发生局限性肉芽肿或广泛性肺炎，甚至脓肿。②变态反应型。患者畏寒发热，乏力，刺激性呛咳，伴有明显的哮喘症状。血嗜酸性粒细胞增多，痰涂片有大量嗜酸性粒细胞，曲菌浸出液抗原做皮肤试验可产生即时阳性反应。X线检查可显示短暂性肺段不张或反复性、游走性肺浸润。③曲菌球型。曲菌寄生在肺部慢性疾病所伴有的空腔内（如肺囊肿、支气管扩张、肺结核空洞中）繁殖，储积，与纤维蛋白和黏膜细胞凝聚形成曲菌球，在X线下可见在原有的空洞内有一团球影，随体位改变而在空腔内移动。曲菌球不侵犯组织，不引起病人全身症状，只引起刺激性咳嗽，有时可反复咯血；由于曲菌球与支气管多不连通，故痰不多，患者痰中亦常无曲菌发现。

4. 肺放线菌病

本菌常寄生在正常人口腔内，存在于牙齿表面、齿垢、扁桃体隐窝等处。放线菌从支气管蔓延到肺，先引起支气管炎，之后形成肺肉芽肿，引发多发性小脓肿，也可引发脓胸。

临床特点：低热或不规则发热，咳嗽，咳黏液、脓液或血痰，有时胸痛，可有肺实变等体征，部分患者累及胸膜则有脓胸发生。胸部X线检查可见肺部单侧或双侧散在不规则浸润，可融合成实变，内有透亮区。痰及脓液中找到"硫黄颗粒"，镜检为革兰氏阳性放线菌者或厌氧培养出放线菌者可明确诊断。

（九）糖尿病足合并肺脓肿

肺脓肿可由多种病原菌引起，常见有葡萄球菌、链球菌、梭状菌和螺旋体等。在糖尿病足患者机体抵抗力下降时，病原菌即可繁殖致病。本病可分为吸入性肺脓肿和血源性肺脓肿两类，以前者为多。早期先有细支气管阻塞和肺组织发炎，继之有小血管栓塞，肺组织迅速坏死，坏死组织液化为脓液，积聚在脓腔内引起张力增加，而后破溃到支气管内，咳出大量脓痰，空气进入脓腔出现液平面，脓肿破溃可形成脓胸，或引起纵隔炎症、脓肿。

临床特点：起病急剧，突然畏寒高热，伴有咳嗽及咳黏液脓痰。一般在1~2周时脓肿破溃到支气管，痰量突然增多，痰呈脓性、味臭，搁置数小时后可分为多层，有时痰中带血，咳出大量脓痰后中毒症状好转，体温下降。血源性肺脓肿，多以糖尿病足为原发病灶，经过数日至2周才出现肺病灶改变。叩诊呈浊音或实音，听诊呼吸音减弱或啰音。

查血白细胞增高可达（20～30）×10^9/L。早期 X 线检查显示有肺部炎症，脓痰咳出后 X 线示有脓腔及液平面。痰涂片可见弹性纤维，是诊断该病的重要依据。本病须与空洞性肺结核、细菌性肺炎、肺癌、肺囊肿继发感染相鉴别。

（十）糖尿病足并发急性肺源性心脏病及肺梗死

糖尿病足患者长期高血糖状态导致血管弹性降低，血流阻力增加，血液瘀滞，血管内膜损伤，血液的高凝状态，容易导致深静脉血栓的形成。若这些栓子脱落阻塞肺动脉，使右心室负荷过大而急性扩张则会导致急性肺源性心脏病及肺梗死。

临床特点：小的肺动脉梗死可无症状，大的肺动脉梗死常突然发作，患者呼吸困难、发绀，胸闷窒息感，出冷汗，剧烈干咳或咯血，胸痛，严重者晕厥、休克，甚至心跳停止或心室纤颤而猝死。患部可呈浊音，呼吸音减弱，有湿啰音，胸腔积液，心率增快，心脏扩大。肺动脉瓣第二心音亢进，心尖区有奔马律，有右心衰竭体征。肝大、有压痛，下肢水肿。心电图示心电轴右偏极度顺转，完全性右束支传导阻滞，肺型 P 波，T 波倒置，Ⅲ导上出现明显的 Q 波。病后 12～36 小时 X 线胸片示肺有三角形或圆形阴影，底与胸膜相连，可有胸腔积液、肺动脉干扩张、右侧心影扩大。

（十一）糖尿病足并发肺结核

1. 原发性肺结核

糖尿病足患者由原发结核感染引起的结核病变，包括原发综合征及胸内淋巴结核。并发支气管淋巴瘘时，如淋巴结肿大比较明显，而肺内只有较少量的播散型病变时，仍属于本型。此型症状较轻，可伴有不同程度的低烧、疲乏、食欲减退，肿大的淋巴结压迫气管时有阵发性咳嗽、哮鸣或呼吸困难。体征多不明显，少数重症病灶范围大者，局部叩诊呈浊音，呼吸音减弱或闻及支气管呼吸音及湿啰音。血沉增快。结核菌素试验多呈强阳性。X 线检查，原发综合征可见双极哑铃状征象；胸内淋巴结结核一般可见肺淋巴结肿大，或伴有肺门炎性浸润。

2. 血行播散型肺结核

血行播散型肺结核包括急性血行播散型肺结核（急性粟粒性肺结

核）、亚急性血行播散型肺结核和慢性血行播散型肺结核。急性粟粒性肺结核为血行播散型肺结核的常见类型。急性粟粒性肺结核发病急剧，患者有畏寒高热、盗汗、虚弱咳嗽、气急等症状，肺部常无明显体征。血液白细胞计数可减少，血沉增快，部分患者眼底检查可见脉络膜结核病变。胸部 X 线片在早期可无发现，但两周后复查两肺有分布大小、密度均匀的粟粒状阴影。

3. 浸润型肺结核

浸润型肺结核为继发性肺结核的主要类型。肺部有渗出、浸润及不同程度的干酪样病变，可见空洞形成。干酪性肺炎也属于本型。该型早期无症状，病变进展时可有低热或高热、盗汗、乏力、咳嗽、咳痰、咯血等症状，病变明显时肺尖及锁骨下区叩诊呈浊音，呼吸音减弱，活动期有湿性啰音。血沉增快，痰培养结核菌阳性。胸部 X 线片检查示病变多在锁骨上下部位，不同发展阶段形态不一，可有大小不等的絮状阴影边缘模糊，可并发各种类型的空洞、支气管播散病灶。

干酪性肺炎为急性浸润型肺结核严重类型，发病急骤，患者有高热、盗汗、咳嗽、呼吸困难等症状，并可很快出现全身脏器衰竭。病变多见于右上肺，可有实变体征。血液白细胞计数增高，血沉增快，痰培养结核菌阳性，胸片呈大叶性密度较大的不均匀阴影，短期内溶解成蚕食样空洞，可有支气管播散阴影。

4. 慢性纤维空洞型肺结核

慢性纤维空洞型肺结核为继发性肺结核的慢性类型，肺组织破坏明显，伴有显著的纤维组织增生，厚壁空洞可造成患侧肺组织收缩或纵隔、肺门牵拉移位，肺的中下野常见代偿性肺气肿，常伴有较广泛的支气管播散型病变及明显的胸膜增厚。病情好坏反复交替出现，好转时可无症状，恶化时全身及局部症状明显。体检可见气管向患侧移位，胸廓下陷，呼吸动度受限，叩诊呈浊音，呼吸音减弱，常有大小不等的湿啰音，血沉快，痰培养结核菌阳性。胸廓 X 线片示肺部有较多的新老实质性病变和纤维条索阴影及空洞，肺门抬高，肺纹理呈垂柳状，气管向患侧移位，胸膜肥厚，胸廓缩小。

二、糖尿病足合并泌尿系疾病

（一）糖尿病足合并尿路感染

糖尿病足患者容易合并尿路感染。据报道，糖尿病足患者合并泌尿系感染者占糖尿病患者的16%～19%，老年糖尿病患者合并尿路感染者约占23%，女性并发率约比男性高8倍。糖尿病足合并尿路感染主要致病菌为大肠埃希菌，占60%～80%，少数为葡萄球菌、变形杆菌、克雷伯菌、绿脓杆菌等。

临床特点：在糖尿病肢端坏疽的同时伴有尿路感染的症状和体征。尿路感染可分为上尿路感染和下尿路感染。上尿路包括肾盂肾炎；下尿路包括尿道炎和膀胱炎等。肾盂肾炎又可分为急性期和慢性期两个阶段。急性期起病多急骤，患者有发热、腰痛、尿急、尿频、尿痛等症状，肾区及肋脊角处有叩击痛。慢性肾盂肾炎大多因急性肾盂肾炎反复发作引起，病史多在一年以上，抗生素治疗效果不佳，多次尿细菌培养均为阳性，经治疗虽症状消失，但仍有肾小管功能减退。X线造影证实有肾盂、肾盏变形，肾影不规则，甚至缩小。膀胱炎患者常无全身中毒症状和肾区叩击痛，但尿路刺激症状明显，有时因膀胱黏膜损伤而发生血尿，尿细菌培养菌落数≥105/ml；中段尿离心沉渣白细胞数＞10/高倍镜视野。

（二）糖尿病足合并急性肾功能衰竭

1. 病因

急性肾功能衰竭（简称急性肾衰）是糖尿病足患者常见的并发症之一，严重影响糖尿病足的治疗与预后。肾衰是多种因素造成的。患者急性肾实质、肾功能损伤，会导致少尿或无尿、氮质血症、水与电解质紊乱、酸碱平衡失调。临床上常将其病因分为三方面。

（1）急性肾前性肾衰竭：常称急性功能性肾衰。多由各种肾前性病因，如糖尿病患者严重坏疽脱水，大出血，心、肺功能衰竭，尤其是各种原因引起的休克等导致，使肾脏血流量灌注不足，肾脏缺血、缺氧，最终导致肾脏微循环障碍，肾小球滤过率下降，尿量减少或无尿。

（2）急性肾后性肾衰竭：常称急性梗阻性肾衰。多由糖尿病患者肾以下各种原因引起的尿路阻塞，如输尿管结石、尿酸盐、药物结晶等阻塞了输尿管，或前列腺增生肥大、尿道狭窄等引起，会使下尿路阻塞，不能自行排尿，造成阻塞上部压力增高，肾脏肿大及肾实质损伤，肾小球滤过率降低。若病因早期得到解除，肾功能可恢复。

（3）急性肾性肾衰竭：常称急性器质性肾衰。多由糖尿病患者肾血管、肾小球、肾小管及肾间质病变，或肾乳头坏死以及生物或化学药物毒性对肾脏损害导致，糖尿病足患者足坏疽严重感染等也会引起急性肾功能衰竭。

2. 临床表现

（1）病初期（功能性肾功能不全期）。本期主要表现为原发病的症状和体征，尿量轻度或中度减少，尿液浓缩，尿钠降低，一般数小时或1~2天进入少尿期。

（2）少尿期（肾实质损害期）。本期时间长短不一，短则数日，长则数月，一般1~2周。此期特点如下。①少尿或无尿。24小时尿量少于400 ml或每小时尿量少于17 ml。②氮质血症，血尿素氮或非蛋白氮增高。出现厌食、恶心呕吐或代谢性酸中毒、尿中毒、心包炎、出血，甚至昏迷。③水与电解质紊乱。水过多严重者可引起水中毒，而导致肺水肿、脑水肿、心力衰竭。电解质紊乱常有高钾低钠、高磷低钙、高镁低氯血症的临床表现。④代谢性酸中毒及出血倾向和贫血等临床表现。⑤合并感染较多，约40%的患者死于各种感染。

（3）多尿期（肾实质恢复期）。此期历时2~3周，尿量逐渐增加，24小时>400 ml，可逐渐增至24小时3000 ml以上。血尿素氮、肌酐随尿增加而逐渐降低，由于肾脏浓缩功能差，大量排尿丢失电解质而导致脱水、低钾、低钠、低钙血症及氮质血症等，此期很容易发生感染。

（4）恢复期（肾实质痊愈期）。此期一般持续3~6个月甚至1年。主要症状为乏力、贫血、消瘦及周围神经炎等，少数患者因肾脏损害严重、肾皮质坏死及纤维化而发展为慢性肾功能衰竭。

第二节　慢性并发症

一、糖尿病足与肾脏病变

糖尿病足和肾脏病变均属于糖尿病的慢性并发症。糖尿病足合并细菌感染可加重肾脏损害，诱发肾功能衰竭，而肾脏病变、蛋白尿、低蛋白血症、肾衰竭又影响糖尿病足愈合。肾脏病变为糖尿病及糖尿病足患者的死因之一。

（一）糖尿病足与糖尿病肾血管病相互影响

糖尿病足与糖尿病肾血管病的发生同源于血管病变。肢端坏疽时由于组织坏死和（或）感染，大量的病原微生物的毒素或毒性代谢产物被吸收入血液，造成小血管壁损害或小血管炎，加重已经损害的肾脏功能，引起心、肾等脏器变性坏死。而糖尿病肾病大量蛋白质丢失，低蛋白血症可严重影响坏疽创面愈合，二者相互影响。

（二）临床表现

按 Mogensen 的建议，临床上将糖尿病肾血管病分为五期。

Ⅰ期：即早期肾功能增高期。表现为肾小球滤过率增高，常达30%～40%，肾脏增大，肾血流量一般增加。经胰岛素治疗可以恢复到正常。此期肾脏无病理损害，尿蛋白阴性。

Ⅱ期：即正常白蛋白尿期。尿白蛋白排泄率 < 20 μg/分钟，运动后增加，休息后恢复正常。肾小球滤过率多高于正常，即 > 150 ml/分钟。血压多正常，肾小球基底膜增厚和系膜基质增加。

Ⅲ期：即早期糖尿病肾病或少量白蛋白尿期。尿白蛋白排泄率持续在 20～200 μg/分钟。后期肾小球滤过率开始下降，血压开始升高，肾小球基底膜增厚和系膜基质明显增加，普遍呈结节型或慢性肾小球硬化，开始有肾小球闭锁。此时肾功能尚属正常。

Ⅳ期：即临床糖尿病肾病或显性糖尿病肾病期。特点为大量白蛋白尿，尿白蛋白排出率＞200 μg／分钟，出现低蛋白血症和水肿，约30％患者表现有肾病"三联征"，即大量尿蛋白（达3 g／24 h）、水肿和高血压。肾小球滤过率平均每日下降1 ml／分钟，肾小球基底膜明显增厚，系膜基质明显增加，肾小球闭锁增加约占1/3。此期一般伴有明显的心血管病变，如心力衰竭或心肌梗死，几乎都有视网膜病变、周围神经病变和自主神经功能紊乱。

Ⅴ期：即终末肾功能衰竭期。由于肾小球基底膜普遍增厚和系膜基质增加，肾小球毛细血管腔广泛闭锁，肾小球滤过率进行性下降，最后导致氮质血症和肾衰，肾小球滤过率＜40 ml／分钟，血肌酐和血尿素氮明显增高，贫血、高血压、水肿及氮质血症引起恶心、呕吐，继发高血钾、低血钙、代谢性酸中毒、尿毒症性心肌心包病和神经病变，甚至死亡。

二、糖尿病足与心血管疾病

糖尿病性心血管疾病是指糖尿病患者并发或伴发的心血管疾病，包括冠心病、糖尿病心肌病、微血管病变和自主神经功能紊乱所致的心律失常及功能衰竭。糖尿病并发肢端坏疽时，由于感染、中毒，致使心血管病变加重，常引起急性左心衰竭。而心血管病由于心排出量受到影响，肢端供血不足，又可使坏疽蔓延扩大、不易愈合。

糖尿病心血管疾病是糖尿病患者死亡的重要原因。糖尿病患者冠心病发病率较非糖尿病患者高2～4倍。

（一）病因

糖尿病与非糖尿病患者心血管病变的不同，在于有较多的PAS染色阳性的糖蛋白沉积和伴有微血管病变，主要病理改变为内皮增生增厚伴乳突样突起，有时呈桥形；内皮下纤维化伴弹力纤维增生，形成管壁环形或垫状增厚；中小血管壁内层有透明物质沉积和渗出；小动脉内层下有粥样斑块形成及内膜增厚；心肌内有较多PAS染色阳性的糖蛋白，更有较多结缔组织存在且呈灶性分布；冠状动脉壁内有较多的脂肪、钙盐沉积，有内皮、肌细胞增生，动脉粥样硬化，可有冠状动脉狭窄。重度肢端坏疽合并细菌感染时诱发心力衰竭。糖尿病早期即可出现自主神经功能紊乱，首先表现在迷走神经异常，继而交感神经异常，使心脏处于无神经调节状态，产生休息时心动过速、心律失常，甚至无痛性心梗，在感染、创伤等条件下发生猝死。随着代谢紊乱不断发展出现全身微血管病变，心肌小冠状动脉及广泛中小微血管病变，引起心肌广泛性缺血、坏死，继而纤维化，加之糖蛋白等物质沉积和钙化，使心肌收缩力下降、顺应性降低、心功能损害、心力衰竭，应激时引起严重心律不齐，甚至心源性休克、猝死。由于长期糖代谢、脂肪代谢紊乱（特别是甘油三酯增高），动脉粥样硬化，冠状动脉粥样硬化形成冠心病，易发生心绞痛、心梗、心律不齐和心力衰竭。糖尿病肢端坏疽时，感染、毒血症可加速自主神经功能紊乱，加重微血管病变，加重心肌缺血和缺氧，甚至诱发细菌性心内膜炎，促使或加重心律不齐、心功能损害、心衰、猝死。

（二）临床表现

糖尿病心血管病的临床表现与一般冠心病不同，其特点如下。

（1）休息时心动过速。心率最多可达每分钟 130 次。可能与早期自主神经功能紊乱，特别是迷走神经损害有关。

（2）无痛性心肌梗死。糖尿病患者发生急性心肌梗死的概率比非糖尿病患者高 1.5~3 倍。由于自主神经损害，症状常常不典型，无痛者占 42%，仅表现为乏力、恶心呕吐、充血性心力衰竭或心律不齐、心源性休克。多数患者在偶然一次心电图检查中才发现有陈旧性心肌梗死。

（3）体位性低血压。一般发生在糖尿病的中晚期。由于神经病变，血浆去甲肾上腺素浓度很低（有时仅是正常的 1/3 以下），站立时亦不能上升，致使卧位起立后收缩压调节 < 30 mmHg，舒张压调节 < 20 mmHg；又因合并有交感神经损伤，儿茶酚胺分泌明显减少，不能迅速调节血压到平衡状态，而产生体位性低血压。

（4）猝死。中晚期糖尿病患者心血管并发症缓慢形成，在应激、感染、手术、饱食等条件下可能会猝死。

三、糖尿病足与脑血管病变

糖尿病足和脑血管病变同源于微血管和小血管病变。糖尿病脑血管并发症中，脑梗死明显多于脑出血，而且症状轻，有时不被人们发觉。

（一）病因

糖尿病时胰岛素绝对或相对不足，血糖增高，致使糖代谢不能按正常途径进行，此时组织细胞的山梨醇途径代谢活跃，山梨醇途径不依赖胰岛素。D - 葡萄糖经醛糖还原酶催化成山梨醇，后者再经山梨醇脱氢酶催化成 D - 果糖。糖尿病患者的视网膜、周围神经、肾、血管等的细胞对葡萄糖的进出不受胰岛素支配，有糖尿病时便暴露在高血糖中，所以凡有浓聚山梨醇途径之酶系统的组织就有大量山梨醇形成，并且积聚。而山梨醇不易通过细胞膜（除肝细胞外），一旦形成只能变成果糖，或慢慢地从细胞"漏出"。生成的果糖在组织中不易代谢，不易从细胞中"漏出"，只能堆积在细胞溶质中，形成细胞内高渗状态，这些山梨醇和果糖堆积在毛细血管的基底膜上，使之增厚，并且逐渐加重。

糖尿病肢端坏疽时，由于感染和毒素吸收，应激性血糖增高，机体免疫力降低，组织细胞缺氧和营养供应降低，致使血管病变加重，引起脑血管病的发展。

（二）临床特点

糖尿病脑血管病除少数呈现短暂性脑缺血发作、蛛网膜下腔出血外，主要为脑血栓形成。CT 提示糖尿病合并脑血管病变多是中、小动脉梗死和多发性病灶，常为基底节及其深部梗死，或为多发性梗死及腔隙性脑梗死，有的伴有脑萎缩。

糖尿病脑血管病变的临床表现：反复出现轻度卒中发作，症状明显时出现头痛、头晕、嗜睡，进而抽搐、失语、神志模糊、肌张力增高，最后导致昏迷或偏瘫、单瘫、交叉性瘫，有时呈现出共济失调、假性延髓性麻痹、帕金森病等。常常合并高血压状态、酮症酸中毒昏迷或高渗性昏迷。

四、糖尿病足与眼底病变

（一）病因

动脉硬化是导致糖尿病慢性并发症的基础。糖尿病足和糖尿病视网膜病变都是由微血管病变引起。微血管病变可加重肢端坏疽，视网膜病变也不同程度地随之加重，严重者甚至引起视力下降或失明。由于视力障碍，常导致患者外伤、烫伤，造成感染而发生肢端坏疽，因此必须加以重视。

糖尿病视网膜病变的发生、发展过程及病变的严重程度与血糖的控制水平和病程密切相关，血糖越高，病程越长，视网膜病变越严重。

（二）临床特点

中心视力的损害取决于黄斑部有无受累。病变早期损害仅限于静脉扩张，微血管瘤。出血和渗出若未累及到黄斑部，中心视力可完全正常，一旦波及黄斑部将造成视力障碍，甚至因继发新生血管性青光眼或视网膜脱离而失明。我国眼底协作组将视网膜病变分为六期（见表1）。

表1　视网膜病变分期

分型	分期	眼底改变
单纯型	I	视网膜有微动脉瘤或并有小出血
	II	视网膜有黄白色"硬性渗出"或并有出血斑
	III	视网膜有"软性渗出"或并有出血斑
增殖型	IV	视网膜有新血管和（或）玻璃体积血
	V	视网膜有新血管和纤维增殖
	VI	视网膜有新血管和纤维增殖并发视网膜脱离

Wegener氏法分为五期。

第一期：眼底出现微血管瘤，视网膜静脉扩张。

第二期：多个小出血点和硬性渗出，环绕黄斑部。

第三期：硬性渗出物和絮状软性渗出物，有小出血点，未波及黄斑部。

第四期：静脉充血，扩张迂曲，两旁伴有白色鞘膜，呈串珠状、结节状、大片状出血，静脉血栓形成及有新生血管，视网膜呈红宝石色。

第五期：为晚期，出现增殖性视网膜炎，甚至视网膜剥离，眼球萎缩。可因反复出血引起出血性青光眼或失明。

如何治疗糖尿病足

【中 篇】

第七章　糖尿病足的西医治疗

第一节　降糖药

在 2 型糖尿病患者中，约有 15% 的患者在发病初期，纯饮食控制即可达到满意控制标准。但在一年之后，这部分患者中约 90% 的人血糖逐渐升高，必须在饮食控制的基础上加用口服降糖药物，才能使血糖控制满意，尤其是糖尿病足患者，由于感染、发热，常处于应激状态，血糖往往较高，必须加用口服降糖药或注射胰岛素控制血糖，才有利于感染、溃疡的愈合。

降糖药一般有以下几种。

一、磺脲类降糖药

（一）作用机制

（1）刺激胰岛 B 细胞分泌胰岛素。2 型糖尿病患者，其胰岛 B 细胞对食物中的葡萄糖刺激呈降低或延迟胰岛素分泌状态，不能及时分泌足够的胰岛素以应对需要。但在餐前口服磺脲类降糖药物则能改变其异常。磺脲类降糖药作用机制主要是直接刺激胰岛 B 细胞分泌胰岛素，达到降低血糖的作用。

（2）增强周围组织中胰岛素受体的敏感性。

（3）减少肝糖原输出。口服磺脲类药物后，肝糖原异生受到抑制，肝糖原明显增多。

（二）药物种类及特点

1. 第一代磺脲类降糖药

（1）甲苯磺丁脲。该药在胃肠道吸收迅速，口服后 3～4 小时可达高峰，出现明显的降低血糖作用，作用时间可达 12 小时，半衰期为 3～8 小时，24 小时内 90% 经肾脏排泄。每片剂量为 500 mg，每天最大用量一般不超过 3 g，分 2～3 次餐前 30 分钟口服。肝、肾功能不全及老年糖尿病患者慎用。

（2）氯磺丙脲。该药胃肠道吸收较快，口服后 8～10 小时可达高峰，半衰期为 30～36 小时。作用时间可持续 65 小时。该药在血液循环中与白蛋白结合，但在肝内代谢相对较少，而以原形由肾脏排出相对较多，对肝、肾功能有一定影响，因此，肝、肾功能不全者及老年糖尿病患者不宜使用。该药常引起严重的持续性低血糖反应。该药有每片 125 mg、每片 250 mg 两种。常规用量为 100～300 mg/d，最大剂量每天 500 mg。一般在早餐前一次性服用。该药不良反应较大，目前临床已很少使用。

2. 第二代磺脲类降糖药

（1）格列本脲。该药降糖作用强大而持久。格列本脲刺激胰岛素分泌的强度与患者的血糖水平有关，血糖越高，刺激胰岛素分泌的峰值越高。该药口服后胃肠道吸收很快，迅速发生降糖作用。一般口服后 15～20 分钟血糖开始下降，高峰在服药后 2～5 小时，作用持续时间可达 24 小时，半衰期为 10～16 小时。国产格列本脲每片为 2.5 mg，一般用量为 2.5～5 mg/d，早餐前 30 分钟一次性口服。如果糖尿病患者需要每天服 7.5～15 mg，则以早、晚餐前口服为宜。格列本脲价格便宜，效果肯定，临床应用广泛。但其不良反应也明显，较易引起低血糖，甚至导致严重的低血糖昏迷。因此，肝、肾功能不全或肾小球滤过率每分钟低于 60 ml 者禁止使用。

（2）格列波脲。该药能刺激胰岛 B 细胞释放胰岛素而使血糖下降。口服后迅速在肠道吸收，其代谢产物无活性，通过肾脏由尿排出，很少因药物蓄积引起严重持久性低血糖，半衰期约 8 小时。患者用药后糖代谢改善，血清胰岛素及 C 肽水平升高，胰高血糖素下降。血黏度及血小板聚集率下降，甲皱微循环改善。对格列本脲继发性失效者格列波脲仍有效。该药每片含量 25 mg，剂量为每天 25 ~ 50 mg，餐前 1 ~ 2 次分服。服药后出现低血糖者较少，仅占 1.3%；出现皮肤及胃肠道不良反应者约占 0.8%。

（3）格列吡嗪。该药是现有磺脲类药物中作用最快、作用持续时间最短的降糖药物。其强度与活性约等于格列本脲，服药后吸收迅速、完全，吸收愈好，疗效愈好。该药进入体内由肝脏代谢，与白蛋白结合，主要通过氧化羟基化完全被代谢，代谢产物无活性。药物半衰期 2 ~ 4 小时，24 小时内由肾脏排出 97%，因此不会引起持续性低血糖危险。一般剂量为每天 2.5 ~ 20 mg，可在早餐前 30 分钟口服或分为早、午、晚餐前分服。

（4）格列齐特。该药是一种快作用的磺脲类药物，口服后胃肠吸收很快，但老年人吸收较慢。药物半衰期较短，降糖作用与其他磺脲类相差不多，其优点是具有减少胆固醇的储积、降低血小板黏附力和聚集作用，因而有预防和治疗糖尿病血管病变的作用。每日用量为 40 ~ 320 mg，可在早晨一次服或早、午、晚餐前 30 分钟分服。

（5）格列喹酮。该药是一种较好的磺脲类口服降糖药，能刺激胰岛 B 细胞分泌内源性胰岛素，用于治疗经饮食控制不能使血糖下降的 2 型糖尿病患者。口服后吸收完全，半衰期为 1 ~ 2 小时。该药在肝脏中很快被代谢，代谢产物 95% 经胆道由粪便排泄，仅有 5% 从肾脏排泄，因此，使用较大剂量也很少发生严重的低血糖反应。每日剂量为 15 ~ 180 mg，一般每日剂量在 30 mg 以内者应在早餐前 30 分钟一次性服用。更大剂量应分早、（午、）晚 2 ~ 3 次分服。每次加减在 15 ~ 30 mg。一日剂量不超过 180 mg。该药的不良反应有胃肠道不适、轻度低血糖及血液系统病变。酮症酸中毒、晚期尿毒症患者禁用。

（三）适应证和禁忌证

适应证。2 型糖尿病轻、中度肢端坏疽者，可选用磺脲类降糖药或磺脲类降糖药与胰岛素联合应用。磺脲类降糖药的降糖机制是刺激胰岛

B 细胞分泌胰岛素，因此，该药用于尚有一定胰岛功能的 2 型糖尿病患者。2 型糖尿病发病时间较短，体重正常或稍有超重，经饮食及运动血糖控制不理想者，可选用。

禁忌证。糖尿病患者有外伤或肢端坏疽严重感染，或行大中手术时，可暂停服用口服降糖药，改用胰岛素治疗；2 型糖尿病患者病情严重，空腹血糖 >16.7 mmol/L 或伴有酮症酸中毒、高渗性昏迷及乳酸性酸中毒患者；1 型糖尿病或胰腺性糖尿病患者，不宜用口服磺脲类降糖药代替胰岛素治疗，否则可加重胰岛 B 细胞负担，促使胰岛 B 细胞衰竭，引起酮症酸中毒、昏迷甚至死亡；糖尿病合并严重的心、脑、肾、肝疾病或肥胖者，一般不采用磺脲类降糖药；妊娠期妇女，由于磺脲类药物会通过胎盘对胎儿产生不良影响，应改用胰岛素治疗。另外，对磺脲类药物不适应、有严重不良反应或过敏者禁用。

二、双胍类降糖药

（一）作用机制

双胍类降糖药不同于磺脲类降糖药，它不刺激胰岛 B 细胞分泌胰岛素，其降糖作用可能通过如下几个方面来实现：抑制肠道对葡萄糖的吸收；增加肌肉对葡萄糖的无氧酵解；增加周围组织对葡萄糖的利用；抑制肝脏内糖异生，降低肝糖输出；增加靶细胞中胰岛素受体数目和对胰岛素的亲和力，即增加对胰岛素的敏感性。双胍类药物的降糖作用有赖于胰岛素的存在，当有内源性或外源性胰岛素存在时，双胍类药物才能发挥其降糖作用。

（二）药物种类及特点

（1）苯乙双胍（降糖灵）。该药服药后 2~3 小时达到作用高峰浓度，半衰期为 3 小时，降糖作用可持续 6~7 小时。老年糖尿病伴有肝、肾功能不全者，服用该药很容易导致乳酸性酸中毒。剂量：每片 25 mg，由小剂量开始，一般每日剂量 50~100 mg，分 2~4 次随就餐或餐后服用，其降糖作用维持 4~6 小时，每 3~7 日调整一次，最大剂量不超过 100 mg/d，老年糖尿病患者每日剂量一般不超过 75 mg。长期服用者应定期检测血乳酸浓度。

（2）二甲双胍。二甲双胍有防止低血糖作用，主要机制是增加小肠内糖的无氧酵解，其产物乳酸经门静脉而进入肝脏，增加了肝糖原合成的原料，当有低血糖倾向时，保证足够的肝糖原生成和肝糖原被输入血中，从而防止低血糖的发生。二甲双胍可使肥胖的 2 型糖尿病患者体重减轻，用药 3～6 个月后体重减轻最明显。二甲双胍可使患者血浆总胆固醇、甘油三酯、低密度脂蛋白及极低密度脂蛋白降低，并可使血浆高密度脂蛋白增加，有利于预防和减少动脉硬化，降低血管并发症。剂量：该药有每片 250 mg 及每片 500 mg 两种剂型。由小剂量（250 mg）开始，每日 2 次，餐前或进餐中口服。一周后如血糖控制不良，可加至每日 3 次，每次 250 mg，逐渐增加剂量，每日最大剂量不超过 1800 mg，分 2～4 次口服。老年人应适当减量。该药引起乳酸性酸中毒机会较少，但亦需注意监护和预防。

（三）适应证和禁忌证

适应证。双胍类降糖药适用于 2 型糖尿病患者，对于肥胖伴有高血脂患者，尤其是经饮食控制后仍有高血糖患者，可作为首选药；单用磺脲类药物而血糖控制不佳者，可与双胍类降糖药联合使用；对 1 型糖尿病患者，胰岛素用量太大或有胰岛素抵抗者，可加用双胍类降糖药，以减少胰岛素用量。

禁忌证。糖尿病酮症酸中毒、乳酸性酸中毒、高渗性昏迷等急性并发症患者不宜使用双胍类降糖药；糖尿病肢端坏疽重度感染、手术、创伤、高热、脱水、失血等应激状态者不宜或慎用双胍类降糖药；患者有肝、肾功能不全，血乳酸明显升高（＞3 mmol/L），肾功能减退（血肌酐＞120 μmol/L）者，应停用双胍类降糖药。重度动脉硬化症、心肌梗死、脑梗死、肺功能不全、败血症等患者不宜使用双胍类降糖药。

三、α-葡萄糖苷酶抑制剂

（一）作用机制

α-葡萄糖苷酶位于小肠内皮细胞刷状缘内，其主要作用是促进肠道多淀粉糊精和多糖（如麦芽糖、蔗糖）的吸收和分解，并将其他低聚糖分解为右旋葡萄糖（D-葡萄糖）、半乳糖和右旋果糖（D-果糖）等。α-葡萄糖苷酶抑制剂可以抑制葡萄糖淀粉酶、蔗糖酶和麦芽糖酶，从而使淀粉、蔗糖、麦芽糖和其他碳水化合物分解吸收明显减慢。

（二）药物种类及特点

阿卡波糖能够降低或延缓1型或2型糖尿病患者餐后高血糖。此药对β半乳糖苷酶不起作用，因此，此药不影响乳糖分解成葡萄糖和半乳糖。阿卡波糖对α-葡萄糖苷酶的抑制不是完全性的，而且是可逆的，只是延缓葡萄糖的吸收。一般剂量不会引起碳水化合物的吸收障碍。此药口服后很少被吸收，主要在肠道降解或以原形方式随大便排出。阿卡波糖也有降低患者总血清甘油三酯的作用，这对预防糖尿病血管病变非常有利。

阿卡波糖有每片50 mg或每片100 mg两种剂型。为了减轻阿卡波糖的肠道不良反应，应从小剂量开始，每日2～3次餐中口服，每次50 mg；两周后可增加至每次100 mg，每日3次口服。具体用量需根据血糖调整。阿卡波糖与其他药物合用可使餐后血糖下降1.7 mmol/L，与胰岛素联用，可使胰岛素用量减少10%～30%。

（三）适应证和禁忌证

适应证。1型糖尿病患者在用胰岛素治疗的同时加用阿卡波糖，有助于减轻餐后早期高血糖和餐后晚期低血糖现象，并能减少胰岛素用量；对于空腹血糖≤11.1 mmol/L，尤其是餐后高血糖的2型糖尿病患者，可单用阿卡波糖，配合饮食，也可配合磺脲类降糖药或双胍类降糖药及胰岛素联合应用；对于反应性低血糖患者，应用阿卡波糖可有效防止或减轻反应性低血糖的发作。

禁忌证。阿卡波糖不能作为1型糖尿病患者的主要治疗药物。严重胃肠功能紊乱、慢性腹泻、胰腺炎及妊娠或哺乳期妇女禁用。

四、胰岛素

胰岛素治疗是控制高血糖的重要手段。1型糖尿病患者需依赖胰岛素维持生命，必须使用胰岛素控制高血糖并降低糖尿病并发症的发生风险。2型糖尿病患者虽不需要胰岛素来维持生命，但当口服降糖药效果不佳或存在口服药使用禁忌时，仍需使用胰岛素，以控制高血糖并减少糖尿病并发症的发生风险。在某些时候，尤其是病程较长时，胰岛素治疗可能是最主要的，甚至是必需的控制血糖措施。

医护人员和患者必须认识到，与口服药相比，胰岛素治疗涉及更多环节，如药物选择、治疗方案、注射装置、注射技术、自我血糖监测、根据血糖监测结果所采取的行动等。与口服药治疗相比，胰岛素治疗需要医护人员与患者间更多的合作，并且需要患者掌握更多的自我管理技能。开始胰岛素治疗后，医护人员应继续指导患者坚持饮食控制和运动，并加强对患者的教育和指导，鼓励和指导患者进行自我血糖监测并掌握根据血糖监测结果来适当调节胰岛素剂量的技能，以控制高血糖并预防低血糖的发生。开始胰岛素治疗的患者均应通过接受有针对性的教育来掌握胰岛素治疗相关的自我管理技能，了解低血糖发生的危险因素、症状，并掌握自救措施。

根据来源和化学结构的不同，胰岛素可分为动物胰岛素、人胰岛素和胰岛素类似物。根据作用特点的差异，胰岛素又可分为超短效胰岛素类似物、常规（短效）胰岛素、中效胰岛素、长效胰岛素（包括长效胰岛素类似物）和预混胰岛素（包括预混胰岛素类似物）。胰岛素类似物与人胰岛素相比，二者控制血糖的能力相似，但在模拟生理性胰岛素分泌和减少低血糖发生风险方面，胰岛素类似物优于人胰岛素。

（一）胰岛素起始治疗的注意事项

（1）1型糖尿病患者在发病时就需要胰岛素治疗，且需终身胰岛素替代治疗。

（2）新发病2型糖尿病患者如有明显的高血糖症状，发生酮症或酮症酸中毒（DKA）时，可首选胰岛素治疗。待血糖得到良好控制和症状得到显著缓解后，再根据病情确定后续的治疗方案。

（3）新诊断糖尿病患者与1型糖尿病鉴别困难时，可首选胰岛素治疗。待血糖得到良好控制、症状得到显著缓解、确定分型后，再根据分型和具体病情制订后续的治疗方案。

（4）2型糖尿病患者在生活方式和口服降糖药联合治疗的基础上，若血糖仍未达到控制目标，即可开始口服降糖药和胰岛素的联合治疗。一般而言，经过较大剂量多种口服药物联合治疗后，HbA1c仍＞7.0%时，即可考虑启动胰岛素治疗。

（5）在糖尿病病程中（包括新诊断的2型糖尿病），出现无明显诱因的体重显著下降时，应该尽早使用胰岛素治疗。

（6）根据患者具体情况，可选用基础胰岛素或预混胰岛素起始胰岛素治疗。

（二）胰岛素的起始治疗中基础胰岛素的使用

（1）基础胰岛素包括中效胰岛素和长效胰岛素类似物。当仅使用基础胰岛素治疗时，保留原有口服降糖药物，不必停用胰岛素促泌剂。

（2）使用方法：继续口服降糖药治疗，联合中效胰岛素或长效胰岛素类似物睡前注射。起始剂量为 0.2 U/（kg·d）。根据患者空腹血糖水平调整胰岛素用量，通常每 3~5 天调整 1 次，每次调 1~4 U，直至空腹血糖达标。

（3）如 3 个月后 FPG 控制理想但 HbA1c 不达标，应考虑调整胰岛素治疗方案。

（三）胰岛素的起始治疗中预混胰岛素的使用

预混胰岛素包括预混人胰岛素和预混胰岛素类似物。根据患者的血糖水平，可选择每日 1~2 次的注射方案。当使用每日 2 次的注射方案时，应停用胰岛素促泌剂。

（1）每日 1 次预混胰岛素：起始的胰岛素剂量一般为 0.2 U/（kg·d），晚餐前注射。根据患者空腹血糖水平调整胰岛素用量，通常每 3~5 天调整 1 次，根据血糖水平每次调整 1~4 U，直至空腹血糖达标。

（2）每日 2 次预混胰岛素：起始的胰岛素剂量一般为 0.2~0.4 U/（kg·d），按 1∶1 的比例分配到早餐前和晚餐前。根据空腹血糖和晚餐前血糖，分别调整早餐前和晚餐前的胰岛素用量，每 3~5 天调整 1 次，根据血糖水平每次调整 1~4 U，直到血糖达标。

1型糖尿病在"蜜月期"阶段，可短期使用预混胰岛素，每日2～3次注射。预混胰岛素不宜用于1型糖尿病的长期血糖控制。

（四）短期胰岛素强化治疗方案

对于 HbA1c > 9.0% 或 FPG > 11.1 mmol/L 的新诊断2型糖尿病患者，可实施短期胰岛素强化治疗，治疗时间以2周至3个月为宜，治疗目标为 FPG 3.9～7.2 mmol/L，非空腹血糖≤10.0 mmol/L，可暂时不以 HbA1c 达标作为治疗目标。胰岛素强化治疗时，应同时对患者进行医学营养及运动治疗，并加强对糖尿病患者的教育。胰岛素强化治疗方案包括基础－餐时胰岛素治疗方案［多次皮下注射胰岛素或持续皮下胰岛素输注（CSⅡ）］或预混胰岛素每天注射2或3次的方案。具体使用方法如下。

（1）多次皮下注射胰岛素：基础＋餐时胰岛素，每日1～3次注射。血糖监测方案需每周至少3天，每天3～4次血糖监测。根据睡前和三餐前血糖水平，分别调整睡前和三餐前的胰岛素用量，每3～5天调整1次，根据血糖水平每次调整1～4 U，直到血糖达标。

（2）每日2～3次预混胰岛素（预混人胰岛素每日2次，预混胰岛素类似物每日2～3次）：血糖监测方案需每周至少3天，每天3～4次血糖监测。根据睡前和餐前血糖水平进行胰岛素剂量调整，每3～5天调整1次，根据血糖水平每次调整1～4 U，直到血糖达标。

（3）CSⅡ：CSⅡ是胰岛素强化治疗的一种形式，需要使用胰岛素泵来实施治疗。使用该法时，血糖监测方案需每周至少3天，每天5～7次血糖监测，根据血糖水平调整剂量，直至血糖达标。

对于短期胰岛素强化治疗未能诱导缓解的患者，继续使用胰岛素治疗或改用其他药物治疗，应由糖尿病专科医生根据患者的具体情况来确定。对治疗达标且临床缓解者，可定期（如3个月）随访监测；对于血糖再次升高，即空腹血糖（FPG）> 7.0 mmol/L 或餐后2小时血糖（2hPG）> 10.0 mmol/L 的患者，应重新进行胰岛素的起始药物治疗。

（五）胰岛素的强化治疗方案

1. 多次皮下注射胰岛素

在胰岛素起始治疗的基础上，经过充分的剂量调整，如患者的血糖水平仍未达标或出现反复的低血糖，需进一步优化治疗方案。可以采用餐时 + 基础胰岛素或每日 3 次预混胰岛素类似物进行胰岛素强化治疗。使用方法如下。

（1）餐时 + 基础胰岛素：根据睡前和三餐前血糖的水平分别调整睡前和三餐前胰岛素用量，每 3 ~ 5 天调整 1 次，根据血糖水平每次调整 1 ~ 4 U，直至血糖达标。开始使用餐时 + 基础胰岛素方案时，可在基础胰岛素的基础上采用仅在一餐前（如主餐）加用餐时胰岛素的方案，之后根据血糖的控制情况决定是否在其他餐前加用餐时胰岛素。

（2）每日 3 次预混胰岛素类似物：根据睡前和三餐前血糖水平进行胰岛素剂量调整，每 3 ~ 5 天调整 1 次，直到血糖达标。

2. CSⅡ

经 CSⅡ给入的胰岛素在体内的药代动力学特征更接近生理性胰岛素分泌模式。与多次皮下注射胰岛素的强化胰岛素治疗方法相比，CSⅡ治疗与低血糖发生的风险减少相关。在胰岛素泵中只能使用短效胰岛素或速效胰岛素类似物。CSⅡ的主要适用人群有 1 型糖尿病患者、计划受孕和已孕的糖尿病妇女或需要胰岛素治疗的妊娠糖尿病患者、需要胰岛素强化治疗的 2 型糖尿病患者。

初始剂量设定和剂量调整：初始每日总量（IU）＝体重（kg）×（0.4 ~ 0.6）（IU/kg），基础输注占全天总量的 40% ~ 60%，餐前大剂量按照 1/3、1/3、1/3 分配，正接受胰岛素治疗的 2 型糖尿病患者，胰岛素每日总量＝用泵前胰岛素×（80% ~ 100%）。

可以用以下标准衡量是否应该调整胰岛素泵剂量。

30 原则：每餐前血糖与前一餐餐后 2 小时血糖相比改变 < 1.7 mmol/L（30 mg/dL）。

50 原则：每餐后 2 小时血糖与同一餐前血糖相比改变 < 2.8 mmol/L（50 mg/dL）。

第二节 改善微循环药

一、抗胆碱药

（一）作用机制

（1）解除微血管痉挛，使微血流通畅。抗胆碱药可阻断 α、M 受体，使儿茶酚胺排出量明显降低，不仅能使血管扩张，而且能解除血管前后括约肌痉挛，使微血流通畅。

（2）激活微血管自律活动。抗胆碱药可使闭锁的微动脉及毛细血管前括约肌开放，使消失的微血管自律运动重新出现，并使自律运动的幅度和频率明显增大、增强，使微循环中的巨大外周阻力明显降低。来自整体循环中的血流以更快的速度和更大的流量灌注于缺血区，使急剧缺血、缺氧并处于濒死状态的组织得以营养和新生。

（3）减低微血管通透性，减少渗出和实质细胞损伤。

（4）抑制血栓素合成，减少血小板和粒细胞聚集。

（5）降低全血比黏度，改善血液流态和红细胞流速，并增强细胞变形能力。红细胞解聚后彼此分离，流态均匀，血流速度加快，微循环得到改善。

（6）调节内分泌。α 受体兴奋剂促进垂体分泌促甲状腺素，抑制胰腺分泌胰岛素，因而能够降低由高血糖、高血脂和高胆固醇所造成的血液高黏度，使血流通畅。

（二）抗胆碱药临床应用

（1）硫酸阿托品。主要用于解除平滑肌、小动脉痉挛，改善微循环。但由于该药不良反应大，一般糖尿病足患者不用该药。

（2）氢溴酸东莨菪碱。为 M 受体阻断剂，主要通过对抗去甲肾上腺素、儿茶酚胺类血管活性物质的缩血管效应而解除血管痉挛。剂量：氢溴酸东莨菪碱片剂，每片 0.3 mg，每次 0.3 ~ 0.6 mg，每日2 ~ 3次口服，每日用量不宜超过 2 mg；针剂，0.3 mg/ml/支或 0.5 mg/ml/支，皮下注射，每日用量不宜超过 1.5 mg。

（3）氢溴酸樟柳碱。该药具有较强的中枢抗胆碱作用。对外周表现为胆碱能神经的阻滞作用，使平滑肌松弛，解除血管痉挛，改善微循环和调节血管舒缩功能。剂量：片剂，每片 1 mg 或每片 3 mg。口服每次 1～3 mg，每日 3 次。针剂：2 mg/ml/支或 5 mg/ml/支，肌肉或静脉注射，每次 2～5 mg，每日 1～2 次。

（4）山莨菪碱。该药有明显的外周抗胆碱作用，对抗乙酰胆碱引起的平滑肌痉挛和血压下降。剂量：片剂，每片 5 mg 或每片 10 mg，常用剂量为每次 20～30 mg，口服，每日 3 次；针剂：5 mg/支或 10 mg/支，常用剂量为每次 20～40 mg，溶于 250 ml 生理盐水或 5% 葡萄糖盐水注射液中，静脉点滴，每日 1 次。但静脉滴速不宜过快，每分钟不宜超过 40 滴。

二、抗血小板药

（一）阿司匹林

阿司匹林在临床微循环障碍性疾病，如糖尿病性肢端坏疽，糖尿病性眼底血管病变，糖尿病心、脑、肾脏病变，动静脉血栓形成，弥漫性血管内凝血等治疗中应用很广。阿司匹林可解除血小板聚集，并能缓解糖尿病肢端坏疽引起的剧烈疼痛。阿司匹林抑制血小板聚集的作用很强，作用时间也很长，一般剂量（300～600 mg）可持续 2～7 天。血浆半衰期仅为 20 分钟。参考剂量：阿司匹林肠溶片，每片 0.3 g 或每片 0.5 g。间断口服小剂量阿司匹林 0.3 g/次，每日 1～2 次。不良反应：口服可刺激胃黏膜，破坏胃黏膜屏障，可致胃肠道出血，减少凝血酶原生成。长期大量口服或中毒者，可口服大量碳酸氢钠或静滴碳酸氢钠，或 5% 葡萄糖盐水注射液静滴解救。

（二）前列腺素 E1

前列腺素 E1（PGE1）在体内外均有抗血小板作用，能抑制大鼠及人类血小板由二磷酸腺苷（ADP）引起的聚集，也能对抗肾上腺素、

5-羟色胺、垂体后叶加压素、凝血酶、胶原、花生四烯酸等引起的血小板聚集。

（三）双嘧达莫

双嘧达莫的抗血栓作用很强，能抑制由肾上腺素、ADP、胶原等引起的人类血小板聚集。其作用机制主要是抑制磷酸二酯酶，以减少 cAMP 之破坏，提高血小板 cAMP 含量，对腺苷酸环化酶则无影响。双嘧达莫口服易吸收，血浆半衰期为 2～3 小时。此药抗血小板聚集作用是可逆的，与血药浓度无关，因此，多次给药后才能延长作用时间。一般一次50～100 mg，一日 3～4 次；针剂：100～200 mg 加入 5% 葡萄糖注射液 100 ml 静滴。

三、α受体阻断剂

（一）酚妥拉明

该药为 α 受体阻断剂，有扩张血管作用，小剂量时也可对血管平滑肌有直接扩张作用，使血压下降。该药还具有拟胆碱作用，可兴奋胃肠道平滑肌及组胺样作用，促进胃液分泌。用量：片剂，每片 25 mg，每次 50 mg 口服，无效时可调整剂量至每次 75 mg；针剂，10 mg/ml/支，肌内注射或静滴，每次 5 mg，每天 2 次。不良反应：可引起体位性低血压、鼻塞、皮肤瘙痒、恶心呕吐。低血压、严重动脉硬化、心脏器质性病变、肾功能减退者禁用。

（二）妥拉苏林

本品为 α 受体阻断剂，作用较酚妥拉明弱。本品能减弱或取消肾上腺素与去甲肾上腺素收缩血管作用，引起血压下降；兴奋心脏；有较强的拟胆碱作用及组胺样作用。本品口服时在胃肠道吸收较慢，而在肾脏排泄较快，不易达到有效血药浓度，因此常注射给药。剂量：片剂 25 mg；针剂25 mg/ml/支，皮下或肌内注射，每次 25 mg。

第三节　氧　疗

氧疗即氧气吸入疗法的简称，是通过提高吸入气体中的氧浓度，以缓解或纠正机体缺氧状态的医疗措施。氧疗一般以生理和临床的需要来调节吸入氧浓度，使动脉血氧分压达到 60 mmHg 以上，或血氧饱和度在 90% 以上。氧耗量增加时，可增加吸入氧浓度。

有研究证明，氧气是决定上皮化、胶原的成熟与合成、伤口挛缩等结果的重要因素。纯氧对开放创面的影响主要集中在代谢活动的增强和上皮迁移速度的提高两方面。正常与病理状态下的伤口愈合都包含成纤维细胞的激活与血管生成过程。多肽生长因子如血管内皮细胞生长因子（VEGF）、转化生长因子 - β（TGF - β）、成纤维细胞生长因子（FGF）和肿瘤坏死因子（TNF）扮演了重要的角色。以缺氧对血管生成的反应来说，刺激血管生成的因子可能有 VEGF、TGF - β 和 TNF - α 等多种。

缺氧条件下 VEGF 上调的主要作用是刺激血管的生成。I 型胶原早期升高，随后突然降低，其原因可能是在活体条件下，由于血管生成提高了运载氧能力，导致羟基化和胶原合成增加的结果。缺氧环境下的伤口使用 TGF - β 后，可以强烈刺激 VEGF 的分泌。低氧时 bFGF 与 VEGF 在血管形成过程中有密切的相关性。单纯用 2.5% 的氧气刺激兔的平滑肌细胞，结果仅有适量的 VEGF mRNA 产生，若加用 bFGF 则会起协同效应。bFGF 刺激血管生成有两种方式。一是直接对内皮组织发挥作用；二是上调平滑肌细胞中 VEGF 对内皮细胞起作用，且这种作用对 VEGF 是特异性的。KGF（FGF4）是 FGF 家族新成员，虽然它对创面愈合的确切作用机制尚不清楚，但已初步认识到它与 bFGF 一样能刺激成纤维细胞和内皮细胞的增殖。在缺氧伤口中，氧含量的不同可以造成 KGF 和 bFGF 对创面修复的不同作用。在缺氧环境下，生长因子的作用是复杂的，各实验结果也存在差异。有人用 PDGF - BB 和 TGF - β 处理平滑肌细胞，与未处理的平滑肌细胞相比较，采取蛋白印记的方法检测 VEGF 与 bFGF 的 mRNA 水平，结果发现，缺氧状态只刺激 VEGF 的基因表达，不影响 bFGF mRNA 的水平。

一、氧疗的临床适应证

（1）临床证实的低氧血症。两项指标：取动脉血进行血气分析观察氧分压（PaO_2）和动脉血氧含量（SaO_2），正常成人在正常休息状态下 PaO_2 为 80 ~ 100 mmHg，SaO_2 为 91% ~ 99%，当低于正常值时，可以确定为缺氧。氧分压在 60 ~ 79 mmHg 为轻度低氧血症；氧分压在 40 ~ 59 mmHg 为中度低氧血症；氧分压在 40 mmHg 以下为重度低氧血症。

（2）怀疑存在低氧血症的紧急情况。

（3）严重创伤者。

（4）急性心肌梗死者。

（5）麻醉或手术后者。

二、氧疗的主要注意事项

（1）高浓度供氧不宜时间过长。一般认为吸氧浓度 >60%、持续 24 小时以上，则可能发生氧中毒。

（2）氧疗注意加温和湿化。呼吸道内保持 37℃ 的温度和 95% ~ 100% 的湿度是黏液纤毛系统正常清除功能的必要条件，故应通过湿化瓶和必要的加温装置吸入氧，以防止吸入干冷的氧气刺激、损伤气道黏膜，致痰干结和影响纤毛的"清道夫"功能。

（3）防止污染和导管堵塞。对鼻塞、贮氧导管、湿化加温装置、呼吸机管道系统等应经常定时更换和清洗消毒，以防止交叉感染。贮氧导管、鼻塞应随时注意检查有无分泌物堵塞，并及时更换，以保证有效和安全的氧疗。

三、氧疗给氧的方法

氧疗给氧的方法分为非控制性氧疗和控制性氧疗。非控制性氧疗，即对吸入气体中的氧浓度没有精确控制的吸氧方法；控制性氧疗，即通过严格控制吸入氧浓度来提高血氧饱和度的吸氧方法。也可按照是否有创伤分为有创伤性和无创伤性。有创伤性包括导管、气管内导管、气管切开导管、T型管、呼吸机给氧等；无创伤性包括导管给氧、简单面罩给氧、高压氧疗、机械通气给氧法等。

1. 鼻塞和鼻导管吸氧法

鼻塞法有单塞和双塞两种。单塞法选用适宜的型号塞于一侧鼻前庭内，并与鼻腔紧密接触（另一侧鼻孔开放），吸气时只进氧气，故吸氧浓度较稳定。双塞法为将两个较细小的鼻塞同时置于双侧鼻孔，鼻塞周围尚留有空隙，能同时呼吸空气，患者较舒适，但吸氧浓度不够稳定。鼻导管法是将一导管（常用导尿管）经鼻孔插入鼻腔顶端软腭后部，吸氧浓度恒定，但时间长了会有不适感且易被分泌物堵塞。鼻塞、鼻导管吸氧法一般只适宜低流量供氧，若流量比较大就会因流速和冲击力很大让人无法耐受，同时容易导致气道黏膜干燥。

2. 面罩吸氧法

面罩吸氧法可分为开放式和密闭面罩法。开放式是将面罩置于距患者口鼻 1～3 cm 处，患者可无任何不适感。密闭面罩法是将面罩紧密罩于口鼻部并用松紧带固定，适用于较严重缺氧者，吸氧浓度可达40%～50%，感觉较舒适，无黏膜刺激及干吹感觉。但氧耗量较大，存在进食和排痰不便的缺点。

3. 经气管导管氧疗法

经气管导管氧疗法是用一较细导管经鼻腔插入气管内的供氧方法，也称气管内氧疗。主要适用于慢性阻塞性肺疾病及肺间质纤维化等所致慢性呼吸衰竭、需长期吸氧而一般氧疗效果不佳者。由于用导管直接向气管内供氧，故可显著提高疗效，只需较低流量的供氧即可达到较好的效果，且耗氧量很小。

4. 电子脉冲氧疗法

电子脉冲氧疗法是近年开展的一种新方法。它通过电子脉冲装置，可在吸气期自动送氧，而呼气期又自动停止送氧。这比较符合呼吸的生理状态，又大大节省了氧气。适宜鼻塞、鼻导管和气管内氧疗。

5. 机械通气氧疗法

机械通气氧疗法即用各种人工呼吸机进行机械通气时，利用呼吸机上的供氧装置进行氧疗。可根据病情需要调节供氧浓度（21%～100%）。氧疗的氧源一般多用氧气钢瓶，并安装有压力表标明瓶内的储氧量，供氧时安装流量表，根据需要调节氧流量。大多数大医院现在采用中心供氧，开关设在墙壁上，更为方便。

四、氧疗在糖尿病足治疗中的具体作用

（1）纯氧对受损皮肤细菌的生长起到一定的抑制作用，可防止细菌生长和皮肤感染。

（2）氧疗能迅速增加病变部位的氧供，改善病变部位的缺血、缺氧状态，增加神经膜细胞的活力，加快细胞的有丝分裂和髓鞘的形成，促进组织修复，促进侧支循环的建立和开放，促进病变部位细胞正常新陈代谢功能的恢复，从根本上缓解和减轻神经、血管组织因缺血、缺氧引起的损害。

（3）氧供充足，则 ATP 生成增多，胰岛素分泌功能加强，有利于血糖稳定和恢复正常水平。

（4）氧疗可以促进血小板衍生生长因子（PDGF）、血管内皮细胞生长因子（VEGF）和成纤维细胞的合成及再生，刺激创面内及创面周围毛细血管形成，提高中性粒细胞吞噬异物能力，促进伤口愈合。

五、临床常用的氧疗方法

（一）高压氧疗法

高压氧疗法是临床治疗糖尿病足最常用的氧疗方法，指在高于一个绝对大气压的密闭环境下，利用纯氧进行治疗的方法。具体做法是在特殊的加压舱内将纯氧在 2～3 个大气压下供给患者。下面就高压氧疗法在糖尿病足治疗中的作用等进行具体介绍。

1. 高压氧疗法的作用

（1）促进血液循环。高压氧通过增加血氧含量，降低血液黏度，增加血流速度，促进足部微循环，改善肢体远端组织因血管闭塞造成的缺血缺氧状态，有效促进糖尿病足溃疡创面部位氧的吸收，促使肉芽组

织增殖和上皮细胞生长，加速溃疡创面愈合。

（2）减轻足部组织水肿。高压氧治疗可以提高血氧分压，使氧气能够输送到肢体远端缺氧的组织，并使血管收缩，减少渗出，从而减轻足部组织水肿。

（3）抗菌。高压氧治疗可以增加白细胞的杀菌能力，提高自身免疫功能，从而起到有效的抗菌作用，控制糖尿病足的感染。

（4）促进毛细血管再生。高压氧促进新的毛细血管生成，从而促使患足的毛细血管再生和组织修复。

（5）修复受损神经。高压氧治疗使糖尿病足患者的感觉神经传导速度及运动神经传导速度增加，修复受损的神经，减轻糖尿病足患者的感觉障碍，同时还能增强组织对胰岛素的敏感性，改善糖尿病患者的糖代谢。

2. 高压氧疗法的绝对禁忌证

（1）未处理的气胸患者。

（2）接受化疗的患者，或以往曾用过博来霉素或丝裂霉素 C 的患者（高压氧疗法会加强丝裂霉素 C 的细胞毒作用）。

3. 高压氧疗法的相对禁忌证

（1）有凝血机制异常或出血倾向者。

（2）胸部手术者，或有自发性气胸病史者。

（3）肺部病变，如肺炎、呼吸道感染等。

（4）卡他性与化脓性中耳炎，急、慢性鼻窦炎，青光眼，视网膜脱离患者，或有视神经炎病史者。

（5）未被控制的高热、癫痫、精神失常患者。

（6）孕妇或月经期妇女。

（7）血压在 160/100 mmHg 以上者。

（8）全身极度衰竭与疲劳者。

4. 临床评价

运用高压氧疗法治疗糖尿病足，可以改善全身缺氧和缺血状态，促进肉芽组织生长。高压氧治疗糖尿病足溃疡有效，而且对远期肢体功能恢复有帮助，可使溃疡复发减少。

高压氧疗法可以改善组织供氧，改善患肢血液循环，加速毛细血管增生和侧支循环的建立，促进组织修复；可提高溃疡局部一氧化氮浓度，促使局部生长因子发挥良好作用；高浓度的组织氧还可抑制厌氧菌的生长及毒素产生，有利于控制感染，缩短病程，从而有效防治糖尿病足。

值得注意的是，高压氧治疗需要患者在高压环境下进行，患者容易产生恐惧心理，因此，做好治疗前的心理疏导以及知识教育非常重要。另外，需了解患者进舱前的血糖水平，防止发生低血糖。患者一旦出现虚弱、出汗、震颤、烦躁等症状，应立即进食自带的饼干、糖果等，待症状缓解后继续吸氧。如症状不缓解，应减压出舱。严禁将易燃易爆物品带入舱内，患者需穿纯棉衣服进舱，并在医生指导下学会中耳调压动作。

（二）局部氧疗方法

局部氧疗方法对长期卧床、高龄糖尿病患者的皮肤治疗有很好的效果。局部氧疗方法采用隔绝空气法，然后对与空气隔绝的皮肤吹氧气治疗，主要是利用纯氧气对受损皮肤细菌生长的抑制作用。由于该细菌对氧气没有任何抵抗性，氧气越充分，厌氧菌就越不会滋生。氧气具有促进皮肤组织有氧代谢的功能，用氧气对受损皮肤面进行干燥，也有利于皮肤结痂，对皮肤的愈合具有一定的促进作用。采用局部氧疗方法还能通过给皮肤吹氧气，对皮肤表面的毛细血管产生一定的冲击，使得皮肤表面的毛细血管扩张，从而促进血液循环。

此外，氧气还能将受损皮肤中部分水分带出来，让受损的皮肤组织处于干净状态，阻止细菌的生长和皮肤的感染，也可使皮肤分泌物减少，促进受损皮肤愈合。对长期卧床、高龄糖尿病患者采用局部氧疗方法，可缩短患者的住院时间。此方法操作简便，不易受外界因素的限制，患者家属可以在专业护理人员的帮助下掌握该治疗方法。对高龄糖尿病患者随时随地进行局部氧疗护理，可减少老年患者的奔波，对患者的身心健康也具有一定的促进作用。

第四节　医用敷料

糖尿病足患者的治疗主要分为两个不同阶段，分别是基础治疗阶段、祛腐阶段。这两个阶段的治疗，可明显改善患者的全身情况，对相关并发症进行基本纠正，进一步控制糖尿病的发展和感染，有效改善微循环，减少分泌物，逐渐清除坏死组织，促进肉芽组织生长。敷料主要用于清洁覆盖创面、吸收体内渗出液、为创面提供愈合环境、保护伤口免受细菌及尘粒等外源污染以及固定包扎等。

一、医用敷料分类

医用敷料分为传统医用敷料和新型医用敷料两类。

（一）传统医用敷料

传统医用敷料包括棉花、医用纱布、脱脂棉、医用胶布、绷带等，具有应用范围广泛、价格适中、原料来源广泛、质地柔软、吸收能力强等特点。传统医用敷料存在无法保持创面湿润、更换敷料时易与创面伤口粘连以及容易引起外源性感染等问题，尚需不断改进。

（二）新型医用敷料

新型医用敷料主要包括泡沫敷料、藻酸盐类敷料、水凝胶敷料、水胶体敷料、新型银离子抗菌敷料、薄膜类敷料、生长因子敷料等。糖尿病足患者的感染伤口愈合非常困难，传统的敷料无法保持创面湿润，创面易和敷料发生粘连，引起换药时的疼痛，分泌物浸透敷料后，病原菌侵入可造成感染，且传统敷料不能锁住渗液，加之换药频繁，造成伤口愈合时间长。新型医用敷料是目前临床研究的热点，其发展过程与"湿润愈合"理论的产生发展有着密切的相关性。新型医用敷料具有自溶清创性质，对伤口新生肉芽组织无损伤，可减少患者的伤口出血和疼痛现象，并有效减少伤口周围皮肤浸渍，保持患者伤口的适度湿润，以促进肉芽组织生长，有利于患者伤口的愈合，降低患者的截肢率和致残率，有效提高患者的生存质量。

1962 年伦敦大学的 Winter 博士首先用动物实验证实，湿性环境的伤口愈合速度比干性环境的伤口愈合速度快 1 倍。1963 年 Hinman 进行人体研究，证实湿性愈合的科学性。20 世纪 70 年代，"湿性愈合"观念逐渐被广泛接受。近年来，材料学和工业学的快速发展使得创面敷料发生了划时代的变化，许多新型医用敷料应运而生，并被积极用于糖尿病足的临床治疗。

1. 泡沫敷料

泡沫敷料是一类经由高分子材料（PU）发泡而成的敷料，表面常覆一层多聚半透膜，有些还具有自黏性，主要成分为聚氨基甲酸乙酯、硅胶等。

（1）作用机制：吸收性泡棉层可吸收大量渗出液，减少浸润，提供一个湿润、温暖及密闭的伤口愈合环境。适用于中至大量渗液的伤口。

（2）优点：①提供湿润、温暖及密闭的愈合环境，支持自溶性清创；②吸收中至大量渗液，减少渗液及浸渍对伤口的影响；③气体和水蒸气可以通过，可用于感染伤口；④使用方便、舒适，顺应性好，容易撕除，不伤皮肤；⑤隔热保温，缓冲外界冲力或压力，延长伤口敷料使用时间。

（3）缺点：①不带粘边者需要外层敷料固定；②不透明，不能直接观察伤口情况；③不建议用于干性伤口、黑色坏死组织和焦痂的伤口（不能用于干性伤口的自溶性清创）；④成本相对较高。

2. 藻酸盐类敷料

藻酸盐类敷料，主要成分为羧甲基纤维素钠、藻酸钙，是一类从天然海藻植物里提炼出来的天然纤维（多聚糖，Polysaccharide）敷料，并经过精细加工而成。

（1）作用机制：伤口渗液中的钠离子和水分与敷料中的钙离子进行接触性的离子交换，使藻酸钙变成凝胶，提供湿润愈合环境，促进伤口细胞增生，加速伤口愈合；巨噬细胞受凝胶和藻酸钙的纤维激发而活化，去除感染组织和痂皮；促进生长因子的释放，促使成纤维细胞或角质层细胞的增生，加快愈合；刺激血小板的黏着或凝集及活化内在凝血因子，达到止血目的。适用于中至大量的渗液伤口、有空洞与窦道的伤口、感染伤口、有坏死组织伤口、癌性伤口。

（2）优点：①高吸收性，吸收自身体积 17～20 倍的渗液；②与渗出液接触后发生 $Na^+ - Ca^{2+}$ 离子交换，释放出 Ca^{2+}，起到止血和稳定生物膜作用；③顺应伤口外形，用于浅或深洞的伤口；④形成 Gel 湿性伤口，提供湿性愈合环境，保持神经末梢湿润，减轻疼痛，避免脱水，促进上皮再生；⑤与坏死组织形成水化物，从而帮助伤口自溶清创；⑥使用和去除方便，没有毒性，无过敏。

（3）缺点：①需第二层敷料；②不能用于少量渗液及干的焦痂的伤口；③凝胶可能会与感染混淆；④渗液多且部位深的瘘管不易清除残留的敷料；⑤成本相对较高。

3. 水凝胶敷料

水凝胶敷料是由明胶、多糖、多电介质复合物和甲基丙烯酸树脂组成的三维立体网状吸水性多聚体。

（1）作用机制：敷料与组织接触时可发生反复水合作用，把组织中的水分吸收到敷料中，随着吸水量的增加，敷料逐渐肿胀直至达到平衡。该敷料可使伤口湿润及促进多形核白细胞及巨噬细胞活化，以达到自溶清创的效果。该敷料适用于伤口的自溶清创，如有黄色腐肉和黑色坏死组织的伤口，少至中量渗液的伤口，烧伤和放射性伤口，骨膜、筋腱暴露的伤口。

（2）优点：①有利于维持创面的湿润环境，使伤口不易结痂；②有利于患者和医生透过凝胶随时观察伤口的变化情况；③可根据需要，将不同药物包埋在水凝胶内，药物可缓慢、持续地释放到病变区，促进伤口的愈合或减轻伤口的疼痛；④水凝胶不与伤口作用，伤口渗出物可通过水凝胶排出；⑤水凝胶较柔软，弹性好，机械性能好，透水透气，并且无毒副作用；⑥原料来源广，价格相对较低。

（3）缺点：①无黏性，需要外层敷料固定；②对于细菌的隔离作用不强，可选择性允许革兰氏阴性菌生长；③容易导致周围皮肤浸渍；④不适用于多量渗液的伤口；⑤敷料颜色会变绿色，易与绿脓杆菌感染混淆。

4. 水胶体敷料

水胶体敷料的主要成分是羧甲基纤维素钠颗粒（CMC）。CMC与低过敏性医用粘胶，加上弹性体、增塑剂等共同构成敷料主体，其表面是一层具有半透明的多聚膜结构。

（1）作用机制：该敷料含软化纤维原成分，可将纤维蛋白软化清除；含有亲水性粒子，可与水作用产生胶膜，提供湿润环境，减少疼痛，不会使新生组织受伤；可活化多形核白细胞及巨噬细胞，使其发挥自溶清创的作用。适应于表浅伤口、少量至中量渗液的伤口及取皮区等。

（2）优点：①保温、保湿，创造低氧环境和提供湿润愈合环境；②软化黄色腐肉，支持自溶性清创；③吸收少量至中量的渗液，减少换药次数；④片状自粘，不需第二层敷料，阻止细菌的侵入及防水；⑤舒适及减少摩擦（有减压的作用）；⑥吸收渗液后形成凝胶，保持神经末梢湿润，移除时不粘连创面，减轻疼痛，利于上皮移行及肉芽组织生长；⑦顺应性好，使用方便。

（3）缺点：①不透明，不易观察伤口情况；②不适用于感染的伤口和有肌腱、骨头暴露的伤口；③溶解后易被混淆为感染，有气味，移除时有棕色的残胶；④更换敷料时，影响周围脆弱的皮肤；⑤不适用于渗液多的伤口，易浸渍皮肤；⑥遇热及摩擦容易软化或变形，边缘可卷起。

5. 新型银离子抗菌敷料

银离子抗菌敷料是一种新型医用敷料。银是一种杀菌剂，能有效对抗细菌、真菌和病毒。银离子抗菌敷料是一种能快速吸收伤口渗出液并且维持抗菌效能的伤口敷料。

（1）作用机制：银来自天然金属，无毒、无味、无刺激，无耐药性和依赖性。银离子可杀死650多种细菌和微生物，是纯天然广谱抗菌制剂。当敷料接触到伤口渗出液时，银离子即释放到伤口中，与微生物细胞中的巯基酶结合，使酶失去活性，同时银离子也可与细菌体内的DNA结合，使细菌繁殖受抑制，有效对抗已知的影响伤口愈合的细菌，并根据创面渗液的量，持续、稳定地释放银离子，超强吸收渗液，保持长久的杀菌力，从而有效控制感染，促进感染性创面的快速愈合。

（2）优点：①抗菌谱广，对金黄色葡萄球菌、链球菌、绿脓杆菌等具有良好的抑制作用，在吸收渗液时逐步释放出银离子杀菌；②有效作用时间长，在菌体失去活性后，银离子又会从菌体中游离出来，重复进行杀菌活动；③银离子对细菌不会产生耐药性，病菌不会产生变异品种；④银离子有重金属毒性，成分不挥发，能缓慢释放并进入很小的空间，但不引起银离子中毒，也不会因代谢过程而降低有效成分的作用；⑤作用时间长，7 天才换药 1 次。

（3）缺点：①没有吸收渗液能力；②有伤口着色现象；③不适用于对银过敏者；④不适用于正做磁共振者；⑤价格昂贵；⑥使用时间不宜超过 2 周。

6. 薄膜类敷料

薄膜类敷料主要由聚氨酯类材料和脱敏医用粘胶组成，分内、外两层。内层为亲水性材料，可吸收创面渗液；外层材料具有良好的透气性和弹性。

（1）优点：①透明，便于观察伤口；②能密切黏附于创面表面，有效保持创面渗出液，从而提供有利于创面愈合的湿润环境，促使坏死组织脱落；③由于暴露的末梢神经纤维被保护在等渗液中，可明显减轻创面疼痛。

（2）缺点：吸水性能欠佳，吸收饱和后易致膜下渗液积聚，可能诱发或加重感染，故只适用于相对清洁创面，不适于渗液多的创面。

7. 生长因子敷料

生长因子敷料以凝胶、海绵、膜、纤维为敷料的主要形态，多以天然生物材料、合成材料和半合成高分子为敷料的基质材料。临床常见的生长因子敷料有表皮生长因子敷料、成纤维细胞生长因子敷料、血小板衍生生长因子敷料、人血管内皮细胞生长因子敷料、转化生长因子敷料。

（1）表皮生长因子敷料。表皮生长因子是目前临床上大量使用的促进伤口愈合、减轻瘢痕的基因工程药物，其含量增多有利于创面的牢固愈合。但是通常只使用表皮生长因子敷料并不能达到满意的效果。若使敷料不仅具有加速伤口愈合的性能，而且具有抗菌性能并保持良好的伤口愈合微环境，则需联合使用抗菌剂。

（2）成纤维细胞生长因子敷料。成纤维细胞生长因子敷料能促进成纤维细胞的增殖，刺激血管新生，参与神经再生，增加局部 DNA 合成等。酸性成纤维细胞生长因子和碱性成纤维细胞生长因子对组织的修复作用有一定差别。

（3）血小板衍生生长因子敷料。血小板衍生生长因子有利于创面内 DNA 的合成量增加，对结缔组织、上皮层生长有明显的促进作用，对糖尿病性皮肤溃疡等一些顽固的慢性溃疡同样有促进愈合的作用，与其他生长因子合用效果更好。

（4）人血管内皮细胞生长因子敷料。人血管内皮细胞生长因子敷料通过与血管内皮细胞表面特异性受体结合发挥生物学效应，能促进内皮细胞增殖、新生血管形成，增强血管通透性。

（5）转化生长因子敷料。转化生长因子敷料对创面上皮生长有明显的促进作用，可使创面的肉芽含量增加、抗张力强度提高。

二、不同伤口对于医用敷料的选择

1. 黑色的干燥型伤口

清除坏死组织是伤口愈合的第一步，当患者的自身条件较差不宜用外科清创时，可使用水合或保湿敷料（如水胶体敷料）水合溶解非存活组织。彻底清创的过程较慢，但患者无疼痛。

2. 黄色的湿润型伤口

首先要去除伤口上的脓性物质，所以必须选择有很强吸收性的敷料，如泡沫敷料、藻酸盐敷料。这些敷料能对渗液进行有效的管理，可以在伤口表面保持一定的湿度，还可控制水分的吸收和蒸发。

3. 红色的肉芽型伤口

选择水胶体敷料如安普贴等与透明贴并用，以保护创面愈合。5~6天换药一次。

4. 急性感染、渗液较多的伤口

可先用抗生素溶液冲洗伤口，后用银离子抗菌敷料外加泡沫敷料，以控制感染，吸收渗液，促进伤口愈合。2~3天换药一次。

5. 慢性感染的伤口

绝大部分糖尿病足溃疡伤口可选择藻酸盐类敷料或水凝胶敷料做空腔填塞，覆盖水胶体敷料或透明薄膜类敷料，以溶解坏死组织，吸收渗液，促进肉芽组织及表皮细胞的生长。3~4天换药一次。

皮肤溃疡并感染虽为糖尿病中的严重并发症，临床治疗较为棘手，但只要坚持严格的血糖控制及饮食指导，同时做到早期预防、及时发现、积极治疗，对已经发生的深度溃疡感染的创面及时进行充分的扩创引流，然后根据创面类型选择合适的新型医用敷料，就可提高治疗效果，改善糖尿病足患者的预后。

第五节　生长因子

生长因子是人体中调节细胞生长与增殖的一种多肽类细胞因子，可通过细胞膜上的特异性受体，将信号传递至细胞内，作用于与细胞增殖有关的基因，影响细胞的生长或分化。生长因子是一类调节微生物正常生长代谢所必需的物质，广泛存在于血小板和各种成体与胚胎组织及大多数培养细胞中，对不同种类细胞具有专一性。

一、生长因子对人体的作用

（一）对骨骼系统的作用

促进生成大量的成骨细胞，抑制破骨细胞，治疗骨质疏松、股骨头坏死、关节炎、风湿病和钙缺乏导致的疾病。

（二）对消化系统的作用

加强胃肠功能，促进消化酶的分解，增进食欲，治疗慢性胃炎。

（三）对血液系统的作用

加强骨髓造血功能，促进干细胞生成，进而生成大量红细胞和白细胞；加强左心室厚度，增强心肌收缩力，治疗心脏病；有效清除血液中低密度脂蛋白，防止其在血管壁沉积，治疗血栓。

（四）对呼吸系统的作用

加强肺部细胞功能，修正气血屏障，消除肺部毒素，治疗肺气肿、肺供养不足等呼吸系统疾病。

（五）对内分泌系统的作用

促进人体荷尔蒙生长，加强各种酶、荷尔蒙的分泌，增强肾功能，加强水的代谢，帮助身体排毒。

（六）对生殖系统的作用

刺激性激素分泌，强壮性器官肌肉组织，加强性器官神经耐力，打开微循环，加快性器官充血。

（七）对免疫系统的作用

刺激胸腺再生，加快 T 细胞、B 细胞、吞噬细胞的生成，提高免疫功能，吞噬病毒、细菌和癌细胞，治疗肿瘤。

（八）对神经系统的作用

加快恢复神经系统功能，促进脑神经细胞树突生成，逆转脑萎缩，加快深度睡眠，治疗阿尔茨海默病、神经衰弱、记忆力减退、神经性头痛等。

现代医学认为，糖尿病足的发生主要与以下因素有关：神经损伤、周围血管损伤与感染。神经损伤可导致病变部位的感觉缺失，因而可能造成未察觉的损伤，导致持续的组织分解；神经损伤还会破坏汗腺和皮脂腺的正常分泌，导致局部皮肤出现无汗、干燥，甚至开裂的情况，从而为细菌在深部组织的定植提供良好的环境，周围血管损伤造成的局部缺血及合并感染将进一步加重。另外，神经损伤还可导致各种足畸形。

相关研究表明，糖尿病足溃疡创面生长因子及其受体绝对或相对减少是足溃疡难愈合的重要因素，局部应用活性生长因子可以刺激细胞的生长、增殖，促进细胞外基质的形成和毛细血管的增生，从而促进伤口愈合。

目前认为，生长因子促进创面修复的作用机制包括：生长因子作为化学趋化剂趋化炎性细胞和组织修复细胞，为创面杀菌及后期修复创造条件；直接作用于组织修复细胞上的生长因子受体，通过其促分裂效应加速细胞周期转变来加速创面修复；通过竞争性作用，可以上调组织修复细胞上生长因子受体的活性，从而加快信号的传递。

二、临床常见的生长因子

常见的生长因子包括表皮生长因子、重组人表皮生长因子、成纤维细胞生长因子、血小板衍生生长因子、血管内皮细胞生长因子、胰岛素样生长因子。

（一）表皮生长因子

表皮生长因子（EGF）是美国的 Cohen 和 Montalcini 于 1962 年在小鼠的颌下腺中发现的一种活性成分。EGF 对多种组织来源的上皮细胞都有很强的促分裂和增殖活性，可加快上皮再生速度。它通过与靶细胞膜上 EGF 受体结合发挥生物学效应。EGF 与其受体结合可激活直接调控或诱导细胞增殖的调节生长基因，参与体表创面愈合过程，发挥重要的生物学活性和生理学功能。EGF 与其受体为表皮的再生更新所必需。EGF 受体存在于人体除造血系统外几乎所有的组织中，其中以上皮细胞、成纤维细胞及内皮细胞的细胞膜上为主。

EGF 与细胞膜上的 EGF 受体特异性地结合后，激活酪氨酸残基特异性的蛋白激酶从无活性状态转化为活性状态，将信号传导至细胞内，诱发 DNA 合成，促使细胞周期过渡至 M 期，启动细胞有丝分裂，发挥细胞增殖的作用。EGF 可通过自分泌与旁分泌的机制影响创面愈合的进程。EGF 除了促分裂增殖功能外，还可以促进上皮细胞、内皮细胞及成纤维细胞迁移。这些细胞的迁移在创伤愈合中有重要作用。EGF 可以通过增加其他内源性生长因子如转化生长因子、血小板衍生生长因子的合成来发挥作用。EGF 可以明显促进创面的愈合，尤其对一些难愈合的创面作用更佳。它还可促进血管形成及上皮再生，改善局部血液循环不足状态，因此对各种原因造成的慢性溃疡创面有治疗作用。

EGF 是目前临床上大量使用的促进伤口愈合、减轻瘢痕的基因工程药物，增加其含量有利于创面的牢固愈合。但是只使用生长因子敷料通常并不能达到满意的效果。若要使敷料不仅具有加速伤口愈合的性能还有抗菌性能，保持良好的伤口愈合微环境，则需联合使用抗菌剂。使用 EGF 联合银离子抗菌敷料治疗糖尿病足溃疡，既能充分发挥促进组织修复及杀菌作用，较好地控制局部感染，又有利于肉芽组织增生及上皮生长，加速创面愈合。

目前，EGF 在部分国家已经被用于消化性溃疡、角膜溃疡、烧伤的治疗中。有研究报道，糖尿病足坏疽患者用 EGF 治疗 3 周后创面愈合。

（二）重组人表皮生长因子

重组人表皮生长因子（rhEGF）是一种由 53 个氨基酸组成的单链多肽，具有耐热、耐酸的特点。它是利用基因重组技术制备的外源性表皮生长因子，因此，其结构和生物学活性与人体内源性表皮生长因子高度一致。

rhEGF 通过一系列化学诱导直接调控细胞增殖的重要基因，从而启动创面修复过程。rhEGF 对外胚层和内胚层来源的细胞具有很强的促分裂作用，是表皮细胞的化学性趋化因子和特异性促丝分裂原，能促进表皮细胞的分化、增殖、分泌和移行，对多种靶细胞有着增强作用。rhEGF 可促进溃疡创面组织修复过程中的 DNA、RNA 和羟脯氨酸的合成，加速溃疡面肉芽组织的生成和表皮细胞的增殖，能显著增加成纤维细胞数量、新生血管形成、胶原积聚和上皮再生，从而缩短溃疡面的愈合时间。

此外，rhEGF 对细胞外基质也有一定的作用，能减少急性期细胞外基质的收缩以及随后的钙蛋白酶所调节的基质松弛。rhEGF 还能够激活透明质酸合成酶 II，从而增加细胞内外透明质酸的含量。rhEGF 不仅能促进皮肤小血管的形成，还可以通过受体酪氨酸激酶（RTK）激活磷脂酶 C（PLC）启动肌醇磷脂信使系统，生成前列腺素 E，达到扩张血管、增加皮肤血流量、改善皮肤微循环的效果。

rhEGF 作为外源性生长因子，可促进内源性生长因子的表达，从而刺激组织分泌生长因子，加速溃疡面上皮组织的形成、加快溃疡面愈合速度、提高溃疡面愈合质量。

（三）成纤维细胞生长因子

成纤维细胞生长因子（FGF）是体内重要的生长因子，其作用主要表现在以下几个方面。

（1）促进形成新的毛细血管，涉及破坏血管基底膜，迁移、分裂、重建毛细血管结构。

（2）是成纤维细胞的趋向剂和有力的生长刺激剂。

（3）促进来源于中胚层和神经外胚层的正常二倍体哺乳类细胞的 DNA 合成和细胞分裂。

（4）促进缺血状态下的新生血管发育，促进平滑肌的增殖。其机制是细胞膜上的 FGF 受体对 FGF 有高度的特异性和亲和性，两者结合后通过激活细胞内相关的蛋白激酶，实现对细胞生长的控制。

糖尿病足溃疡创面的糖含量升高，体内非酶促糖基化反应增加明显，使得晚期糖基化终末产物（AGE）大量蓄积。局部过量的 AGE 不仅影响了局部创面愈合的主要过程——炎症反应、细胞增殖、组织成熟和重建，还破坏了局部微环境，造成成纤维细胞、内皮细胞、表皮干细胞的"休眠"。FGF 与 AGE 具有相同的受体作用部位，大量应用 FGF 可竞争性地对抗 AGE 在受体上的过度沉积，从而减少皮肤的病理损害，降低糖尿病足溃疡的难愈性。

因此，将 FGF 应用于糖尿病足的治疗，一方面可以促进创面毛细血管再生，改善局部血液循环，加速愈合，从而变被动修复为主动促进创面修复，全面提高创面愈合质量，缩短愈合时间；另一方面可以在消毒后的创面上形成一层保护膜，预防创面感染，加速愈合。

（四）血小板衍生生长因子

血小板衍生生长因子（PDGF）于 1974 年被发现。因为最初是在血小板中发现的，故被称为血小板衍生生长因子。

PDGF 最早由血小板 α 颗粒释放，但在伤口愈合早期，PDGF 分泌是由血小板、巨噬细胞、血管内皮细胞、成纤维细胞和角蛋白细胞共同参与完成的。PDGF 可趋化成纤维细胞、平滑肌细胞、中性粒细胞以及单核细胞迁移进入创面，其促进伤口愈合的主要效应是加速成纤维细胞的增殖及分泌细胞外基质和胶原，刺激成纤维细胞转化为肌成纤维细胞。

在溃疡创伤愈合过程中，PDGF 可刺激间充质细胞生长的主要有丝分裂原。此外，PDGF 能通过激活、趋化成纤维细胞，增强细胞合成功能来促进创伤愈合。血小板衍生生长因子在促进伤口软组织愈合中的作用主要有以下几个方面。

（1）促进成纤维细胞的增生，加快伤口的愈合。

（2）促进毛细血管的增生，形成肉芽组织。

（3）促进上皮细胞的生长，由上皮细胞覆盖创面使伤口愈合。

（五）血管内皮细胞生长因子

血管内皮细胞生长因子（VEGF），也称血管通透性因子（VPF）或促血管素，最早于 1989 年由 Ferrara 等从牛脑垂体滤泡星状细胞的条件培养基中提纯，它能诱导血管生成，增加微血管与小静脉血管的通透性。后来发现，该因子特异性地作用于血管内皮细胞，能促进血管内皮细胞的增殖，所以定名为血管内皮细胞生长因子。

血管内皮细胞生长因子具有以下特征。

（1）VEGF 是由血管内皮细胞邻近的细胞所产生，促血管形成是一种旁分泌机制。

（2）VEGF 通过与细胞受体结合直接发挥作用。

（3）VEGF 表达受缺氧高度调节，即通过促进血管形成改善循环来调节缺氧组织的氧合作用。

（4）VEGF 促血管形成作用较强，它的过度表达或表达不足很大程度上影响体内血管的形成。

VEGF 广泛地分布于人和动物体内的脑、肾、肝、脾、肺及骨骼等组织内，参与正常胚胎发育、卵泡成熟等生理性调节，并在炎症、创伤愈合、心脏缺血、动脉粥样硬化、糖尿病性视网膜病变及肿瘤形成等与血管生成和病变有关的诸多病理过程中起重要作用。

创面局部血管增生不良是糖尿病足溃疡迁延不愈的一个重要原因，而 VEGF 是促进血管内皮细胞生长最有效的有丝分裂原。人血管内皮细胞生长因子由中性粒细胞和血小板分泌，正常皮肤组织中有少量 VEGF 表达，在皮肤创伤愈合过程中由低氧环境介导而大量释放。VEGF 通过增加血管通透性，使血浆纤维蛋白凝结，形成血管生成的临时基质，从而促进局部血管增生，缩短伤口愈合时间。

（六）胰岛素样生长因子

胰岛素样生长因子是一类多功能细胞增殖调控因子，其结构与胰岛素相似，可以调节多种细胞和组织的生长、激活和分化，是由 IGF－Ⅰ和 IGF－Ⅱ两个密切相关的小多肽组成的结构相似，功能复杂，促进多种细胞生长、激活、分化的家族。

IGF 转录不同，产生不同因子形式，其中 IGF－Ⅰ较常见。IGF－Ⅰ是一种受生长激素调节的单链多肽，其编码基因位于 12 号染色体短臂上，以由 70 个氨基酸组成的单链多肽形式存在，与胰岛素原高度同源。IGF－Ⅰ最早被称作生长调节素 C，主要在肝脏中产生，分布于机体的大多数组织中。研究表明，糖尿病足溃疡患者血浆中 IGF－Ⅰ含量明显低于正常人，伴随着溃疡的愈合，IGF－Ⅰ值逐渐升高，说明血浆 IGF－Ⅰ水平的变化与糖尿病足溃疡的发生存在密切关系。

糖尿病足患者长期高血糖的内环境一方面可造成神经元正常生理再生障碍和病理损伤，另一方面可能通过抑制 IGF－Ⅰ的生成和释放，影响神经元的生存和损伤后修复过程。IGF－Ⅰ能诱导碱性成纤维细胞生长因子等细胞因子表达，能够调控细胞的新陈代谢，促进纤维粘连蛋白、聚葡萄糖胺和胶原等细胞外基质的合成和分泌，影响创面修复后组织的改建。

在糖尿病足创面愈合过程中细胞因子之间的网络调控关系及信号转导通路变化是非常复杂的，两种或多种生长因子共同作用于创面的机制及疗效仍在研究中。值得肯定的是，局部应用生长因子治疗糖尿病足溃疡可加速创面愈合，提高损伤的治愈率。但各种生长因子对促进创面愈合尤其是促进糖尿病足溃疡创面愈合的复杂机制尚不明确，今后需进一步探究，以期更好地指导临床。

第六节　负压封闭引流

糖尿病患者皮肤组织含糖量高，宜于细菌生长繁殖。血糖增高使血液中中性粒细胞趋化和移动能力下降。血管病变发生后，组织缺血、缺氧，故易合并皮肤软组织急性、慢性化脓性感染，甚至坏疽。创面愈合是一种多因素参与的复杂生物学过程，临床上对加速创面愈合有多种治疗方法。负压封闭引流是近年来发展起来的一种创面治疗新技术，由德国 Fleischman 等于 1993 年首创，并用于四肢感染性创面的治疗，取得了明显效果。

负压封闭引流（VSD）是指用含有引流管的聚乙烯酒精水化海藻盐泡沫敷料来覆盖或填充皮肤、软组织缺损的创面，再用生物半透膜对之进行封闭，使其成为一个密闭空间，最后把引流管接通负压源，通过可控制的负压来促进创面愈合的一种全新的治疗方法。

糖尿病足溃疡的发生主要是以糖尿病神经病变、糖尿病的血管病变和局部感染这 3 个最重要的危险因素作为基础，外在微小创伤作为诱因促进溃疡的形成和发展。清创、引流是治疗糖尿病足溃疡创面的基本手段，是外科治疗不可或缺的组成部分。既往治疗方法通常是通过换药对创面进行引流，以排出创面（创腔）内的坏死组织、分泌物、脓液等，刺激、促进肉芽组织生长，对较大、较深的创腔还要加用引流管或引流条来加强引流，但这些引流方法临床效果常不尽如人意，如有效引流有限、引流管易于堵塞、引流区与外界呈开放或半开放状态增加感染机会、引流不彻底等，而负压封闭引流则很好地解决了这些问题。

一、负压封闭引流在糖尿病足溃疡治疗中应用的优点

（1）减轻创面水肿。负压均匀作用于创面，有效引流渗液和坏死组织，避免局部渗液积聚，有助于减轻水肿。

（2）促进创面愈合。负压吸引能提高创面局部的血液循环，促进创面细胞增殖，刺激肉芽组织生长，刺激血管增生。

（3）自动清创。负压封闭引流可使创面完全封闭，减少了交叉感染，持续负压吸引能均匀地将创面分泌物及时引流，减少了细菌生长的培养基，自动产生一个创面清创过程，使引流区内达到零聚积，创面能较快获得清洁的环境，减少创面细菌的数量，防止感染扩散和毒素吸收。

（4）减少换药频率。负压吸引平均5~7天换药1次，既减轻了频繁换药给患者带来的痛苦，也减轻了医生的换药负担。

二、负压封闭引流对糖尿病足溃疡的促愈机制

（1）持续吸引创面的渗出液、自由基、细胞因子以及其他的炎症介质等，加快创面愈合。

（2）创面组织形成的负压环境可以改善血流量，促进有害物质的清除，并且促进肉芽组织的生长。

（3）负压封闭引流的创面渗出物随时被引出，消除了细菌的培养基，从而抑制细菌的生长繁殖，阻止感染的扩散和毒素的吸收，从而减少创面的细菌数量。

（4）负压所产生的机械压力还可以对创面的愈合产生良好的作用。

糖尿病足溃疡患者采用负压封闭引流同时配合其他综合治疗，可以显著加速创面的愈合并对预防炎症扩散、骨髓炎有积极作用。

三、负压封闭引流应用于糖尿病足的操作方法

（1）清创。溃疡创面彻底清除坏死、失活组织及脓性分泌物；脓肿创面切开引流，沿掌间隙打开各个脓液腔隙，确保软组织和骨组织床的血供；合并有骨髓炎患者去除病灶骨，充分引流；足趾坏疽手术时切

除坏死足趾，清洗创周皮肤。

（2）VSD 敷料固定。按创面大小和形状设计修剪带有多侧孔引流管的 VSD 敷料，使引流管的端孔及所有侧孔完全为 VSD 敷料包裹。每根引流管周围的 VSD 敷料不宜超过 2 cm，即 4 ~ 5 cm 宽的 VSD 敷料块中必须有一根引流管。遇大面积创口时将引流管串联合并，降低引流管数量。引流管出管的方向以方便引流管密封为原则。覆盖填充敷料，把设计好的 VSD 敷料加以缝合固定，使敷料完全覆盖创面，如创面较深，须将 VSD 敷料填充底部，不留无效腔。

（3）半透膜覆盖。擦干净创面周围皮肤，用具有生物透性粘贴薄膜封闭 VSD 敷料覆盖着的整个创面，半透膜的覆盖范围应包括创周健康皮肤 2 cm。

（4）连接负压装置。根据需要用三通管将所有引流管合并为一个出口，引流管接负压装置，开放负压。

（5）调整负压。将负压调节在 125 ~ 450 mmHg，负压有效的标志是填入的 VSD 敷料明显瘪陷、薄膜下无液体积聚。

（6）VSD 敷料保留。确保负压封闭引流正常后，一般 5 ~ 7 天拆除 VSD 敷料。最短 2 天，最长不超过 10 天。

四、使用负压封闭引流的注意事项

（1）早期合理应用。对有明显适应证的患者早期使用可起到事半功倍的疗效。

（2）彻底清创，不留无效腔，注重血运。引流不能代替清创，适度的清创仍是必要的。清创后要剔除创周的毛发，擦掉创缘的血污。良好的血运是肉芽组织生长的基础。

（3）实施负压封闭引流，必须在控制血糖的基础上进行。明显湿性坏疽或干性坏疽是 VSD 技术治疗的绝对禁忌证。创面不能有出血点存在，以免负压吸引时引起大量出血，因此有活动性出血和暴露的血管或瘘管是相对禁忌证。

（4）配合抗感染治疗。尽管 VSD 使创面处于负压、相对隔离和清洁状态，也不应忽视抗厌氧菌治疗。根据引流液培养及药敏结果，合理选用抗生素，进行抗感染治疗。

（5）增强营养。由于每天吸出的渗出物中含大量蛋白质、液体、电解质等，应防止发生负氮平衡，酸碱平衡失调和水、电解质紊乱，加强患者全身营养，增强抗病能力。

（6）恶性肿瘤引起的溃疡创面禁用。VSD能促进肿瘤细胞增殖，因此禁用于恶性肿瘤引起的溃疡创面。

负压封闭引流治疗是治疗创面的一种现代技术，除了糖尿病足，对各种原因导致的急性软组织损伤、慢性溃疡、手术切口裂开或感染均有很好效果。该技术通过促进创面边缘血管再生、增加创面血液流量，起到加快肉芽组织生长、减少炎性肉芽肿、促进创面内渗出物引流、协助感染的控制、增加创面内生长因子水平等作用。

由于常规负压吸引治疗存在一定局限性，如当分泌物较多时可造成引流管堵塞及治疗期间不能局部应用抗生素等，于是更多的负压吸引技术应运而生。负压灌注引流治疗，通过在常规装置上加入一根进液管，起到创面冲洗及局部应用抗生素的作用。便携式负压创面治疗装置，具有不需要电能、便携等优点，依靠特殊恒力系统，促进创面局部负压形成，装置内的活塞可随渗出液的分泌量自行调节，维持创面内相对恒定的负压状况。

第七节　新型创面愈合药物

创面愈合是指由于致伤因子的作用造成组织缺失后，局部组织通过再生、修复、重建，进行修补的一系列病理生理过程，其基本过程是肉芽组织增生。创面愈合有其自身的规律与特征，但在某些条件下这一动力学过程会受到各种因素的影响，使愈合过程发生困难，从而形成难愈合创面，如烧伤残余创面、糖尿病足溃疡、放疗所致溃疡以及压疮等，使修复过程延迟。长久以来，人们一直希望能找出某种方法或药物来缩短正常创面愈合的时间，同时促进或加速某些慢性难愈合创面的修复。

临床上对于创面愈合外用药的选择，通常考虑以下几个方面：具有明显的抗菌杀菌作用；对机体不产生毒副作用或对创面不形成强烈刺激性；药物不易被吸收进入体内，即使进入体内也能迅速代谢和排出体外；不会引起耐药菌株；使用方法简单，易操作；药源丰富、价格低廉。

下面介绍几种新型创面愈合药物。

一、透明质酸和磺胺嘧啶银

（一）透明质酸

透明质酸是黏多糖家族中的一种线性多糖，由 N - 乙酰葡糖胺和 D - 葡萄糖醛酸顺序组成的双糖单位重复连接构成，为皮肤、关节、骨骼中普遍存在的一种分子。在人体皮肤内担任着组织、水分、蛋白多糖组构等多种重要的生物功能，能在组织表面形成无序纤维网状结构，产生空间阻隔作用，还可抑制出血和纤维蛋白原沉着，抑制成纤维细胞的活性，刺激浆膜间细胞的生长和分化，从而起到生理性修复作用。

（二）磺胺嘧啶银

磺胺嘧啶银是一种由硝酸银和磺胺嘧啶弱酸反应生成的一种磺胺类银盐，具有较强的抑菌作用，且抑菌范围广，不仅对多数革兰氏阴性菌、革兰氏阳性菌有抑制作用，对霉菌也有抑制作用。其抑菌作用原理为磺胺嘧啶银与人体体液接触后会慢慢分解为银离子和磺胺嘧啶，而银离子可与细菌内的 DNA 结合，破坏细菌结构。临床研究发现其还具有一定收敛作用，对创面无刺激性，能促进烧伤创面尽快干燥结痂，因此也是临床上较为常用的促进创面愈合的药物。用量：局部外用，直接涂于创面或将软膏制成油纱布敷用。每日 1 次，日剂量 30 g。对磺胺类药物及银盐过敏者禁用。肝肾功能减退者慎用。用量不宜过大，以免增加吸收中毒。

二、壳聚糖

甲壳素是一种从甲壳类动物外壳中提取的天然高分子化合物，化学名称为 N - 乙酰氨基葡聚糖。在强碱溶液中脱去 N - 乙酰基，衍生为氨基葡萄糖，称为壳聚糖。这种天然生物材料，具有良好的组织相容性，且可在体内降解吸收。对组织创面愈合、体外细胞生长影响的实验结果表明，壳聚糖能促进上皮细胞生长，抑制成纤维细胞生长，具有促进创面愈合、减少瘢痕组织形成的作用。壳聚糖衍生物在体内可以直接活化巨噬细胞、NK 细胞、T 细胞和 B 细胞，介导机体的细胞免疫和体液免疫，有抗炎抑菌作用。此外，壳聚糖还具有止血作用，它的外壳带有正电荷，与细胞表面含负电荷的氨基残基受体发生作用，可促进血小板的聚集，激活凝血系统，交联红细胞形成血块。壳聚糖还具有明显的膜形成作用，可以加速伤口愈合和防止大出血。

壳聚糖是一种组织相容性好的生物材料，多种试验及毒理学研究的结果表明，壳聚糖具有无毒、无刺激、无免疫原性，无热原反应、不溶血、无致突变和无致死突变反应等特点。

三、己酮可可碱

己酮可可碱（Pentoxifylline）是另一种有效促进慢性创面愈合的药物。它具有以下作用。①免疫抑制作用：己酮可可碱可抑制白细胞氧自由基损伤肺血管内皮细胞导致的黏附力上升。还可减少中性粒细胞氧自由基生成，减少后者造成的粒细胞凋亡。②改善组织细胞：恢复下降的细胞功能，改善组织供氧、供血。己酮可可碱可使血管平滑肌细胞内cAMP 增加；使内皮细胞释放前列腺素，减少 TNF - α 分泌；使血管平滑肌松弛和全身血黏度下降，改善小动脉血流，从而保持或提高内脏器官的渗透性，预防和阻止多器官功能衰竭和菌血症的恶化。③改善血流动力学：增加细胞膜的三磷酸腺苷（ATP）含量，改善红细胞膜的变形能力，制止微血管收缩和红细胞、血小板聚集，抑制过氧化物释放和血小板活化因子激发，刺激组织纤维蛋白溶酶原活化因子释放，提高血浆酶和抗凝血酶 Ⅲ 的水平，从而降低血液黏滞度、抗凝、促纤溶、扩血管。④抗纤维化。

己酮可可碱类似黄嘌呤衍生物，具有兴奋中枢神经系统的特性，主要神经中枢不良反应为音乐性幻听、焦虑、神经质、激越、震颤和失眠，高剂量可发生抽搐。

四、甘露聚糖肽注射液

甘露聚糖肽注射液，是从健康人口腔分离出的一种 α-溶血性链球菌经深层培养提取精制所得的具有多种生理活性的多糖物质。它由不同长度的甘露聚糖肽分子构成，是具有一定均一性的混合物，主要含有天冬氨酸、苏氨酸、丝氨酸、谷氨酸、丙氨酸和亮氨酸等氨基酸，以及少量的甘氨酸、缬氨酸、异亮氨酸、酪氨酸、苯丙氨酸、赖氨酸、精氨酸等，是一种非特异性免疫增强剂，也是我国首创的生物反应修饰物。甘露聚糖肽注入人体后，能增强网状内皮系统吞噬功能，活化巨噬细胞、中性粒细胞、NK 细胞、T 细胞，提高外周血白细胞，诱导白细胞介素-2、肿瘤坏死因子、干扰素等细胞因子的产生，提升 T 细胞、B 细胞的增殖和转化，从而改善和增强机体免疫功能和应激能力。甘露聚糖肽注射液在增强机体免疫功能、促进创面愈合、缩短病程、减少并发症等方面均有较好的作用，广泛用于免疫功能低下患者的感染防治。

五、精氨酸

补充外源性精氨酸可以促进糖尿病动物的伤口愈合，表现为伤口抗断张力增加、羟脯氨酸水平升高、前胶原 mRNA 表达增多。精氨酸可显著促进糖尿病创面愈合，这除了与精氨酸改善蛋白质代谢负氮平衡有关外，还与增加 NOS 或精氨酸酶作用底物，促进有利于创面修复活性物质合成分泌有关。精氨酸改善糖尿病创面难愈还与其可以促进胰岛素的合成与释放、有效降低血糖水平有关。精氨酸促进胰岛素合成和释放可能是多通路的，如可通过多胺促进胰腺中胰岛素合成，通过 NO 促进胰岛素的释放，还可增加糖尿病胰腺组织中腐胺浓度，而后者可促进胰腺再生和内分泌功能恢复等。

六、其他

（一）Pycnogenol（碧容健）

Pycnogenol 为从法国海岸松树皮中提取出的一种物质，其不同浓度的作用不尽相同，其中 1% Pycnogenol 即可明显缩短溃疡愈合时间，而 5% Pycnogenol 的效果更为明显，并且可减少瘢痕形成。

（二）甘露糖醛酸

从海藻中分离出来的高浓度甘露糖醛酸可以使机体的自身清创能力提高，促使伤口尽快从炎症阶段进入到增殖阶段。

第八节　激光、电、磁等辅助治疗措施

一、激光疗法

现如今，应用 CO_2 激光、氩激光、Nd：YAG 激光进行激光"焊接"是一种新型的组织修复技术。

低强度激光疗法也称为软激光疗法，是一种使用低强度的激光照射皮肤、穴位等，用来缓解疼痛、促进愈合的疗法。它能直接作用于细胞，提高中性粒细胞的吞噬能力，增加胶原的合成，刺激创面的愈合。低强度激光疗法中所用的底物是多种惰性气体，其中常见的激光发生器是氦氖（632.8 nm 波长）和镓砷（砷化镓，904 nm 波长），并且不同波长的激光对人体组织具有不同的穿透深度。红色激光比紫色、蓝色、绿色或黄色具有更深的穿透深度，红外和近红外光是不可见光，已被证实比红色可见光具有更深的穿透人体组织的能力。在低强度激光中的红色激光和蓝色激光，可以通过刺激亚硝基化合物与血红蛋白结合，增加一氧化氮的释放，而一氧化氮是吗啡发挥止痛作用的介质，减轻了水肿和炎症，增加了缺氧缺血神经的血流灌注，因此可以改善局部血液循环，营养神经，从而达到减轻患者麻木、疼痛、僵硬、酸胀等感觉，使患者在一定程度上恢复正常感觉，以达到促进伤口愈合的目的。

半导体镓铝砷激光能扩张微血管，促进血液循环。其机制为：①促进创面新生血管形成及生长，使细胞内核糖核酸及糖原含量增加，促进成纤维细胞增生，新鲜肉芽组织生长，提高代谢水平，加速局部坏死组织溶解脱落，从而达到促进创面愈合的作用；②增加红细胞及血红蛋白含量，降低红细胞、血小板聚集性，加强红细胞变形能力及携氧能力，激活纤溶系统，降低纤维蛋白原，降低血液黏稠度，改善血流动力学功能，加快血液循环；③降低血管壁通透性，减轻炎症渗出、充血、水肿，并通过激活巨噬细胞系统功能，提高机体免疫力，同时促使肌肉松弛，抑制神经细胞兴奋，从而起到抗炎、消肿、止痛的作用，有利于受损组织的修复和再生。

红光和氦氖激光可使局部血流速度加快，毛细血管通透性增加，从而改善炎症局部微循环，影响酶的活性，加强细胞内核糖核酸、蛋白质及胶原合成，加强吞噬细胞的活性，增强其吞噬能力，提高组织细胞免疫功能，提高机体免疫力及代谢水平，改善机体营养状况。总之，氦氖激光可影响 G1 期进程，为细胞进入 S、G2、M 期准备物质基础，为表皮颗粒层、棘层、角质层的增生提供条件。此外，还能促进成纤维细胞和新生血管增生，促进胶原合成及肉芽组织生长，并有助于控制感染。

激光疗法适应证：慢性溃疡（伤口）、压疮、烧伤创面、甲沟炎、静脉炎、闭塞性脉管炎、腱鞘炎、滑囊炎、软组织损伤等。

激光疗法禁忌证：低强度氦氖激光很少有禁忌证。患有口腔黏膜白斑病及其增生病变、光照性皮炎、系统性红斑狼疮等的患者应避免使用。

二、激光血管成形术（PTLA）

我国下肢动脉硬化造成的血流动力学障碍（动脉硬化闭塞症）的发病率越来越高。国内学者除了广泛运用传统的治疗方法外，也进行了激光血管成形术的实验研究。但目前国内外治疗此类病时仍以球囊血管成形术为主，这是因为目前激光血管新技术尚不成熟，临床上仍存在许多问题，且激光器的价格昂贵，所以在临床应用上受到了限制。目前，激光血管成形术还只能作为经皮球囊扩张术（PTA）的辅助治疗手段。

（一）原理装置与方法

激光具有单色性、集光性能良好和与细胞组织易发生作用等特点。大致有三种作用原理。

（1）光热效应。当温度上升时细胞组织会发生连续的变化，温度在 50～60 ℃时，蛋白质将出现不可逆性变化，细胞组织死亡。当温度升高到 60～80 ℃时，细胞凝固坏死，出现空泡化。继续升温至 80～100 ℃时，组织细胞出现炭化现象。100 ℃以上使水沸腾，产生组织蒸发切除（ablation）现象。500 ℃以上时，钙化组织将会出现蒸发现象。

（2）光敏效应。由于激光具有对不同组织的敏感性识别，所以激光可以在对硬化性病变进行照射时不产生对血管组织的损伤。

（3）光化学效应。由于激光发出的脉冲式高能量、高峰值使得激光辐射能够直接打开分子键。

简单的激光装置为一种管状结构，在中央的容器内装有活性物质，如 CO_2、Ar、Nd：YAG 等。前后各一面镜，两镜平行，造成一个光学腔或称共振体，前镜可以反射部分入射光，后镜能将入射光 100% 地反射，亦称全反射体。激光系统的另一主要部分为能量来源，可以为热能、电能或光能，亦称之为泵。它所提供的能量可被活性物质吸收，当能量到达一定量时就可诱发激光。自然辐射时光子运动的方向是不规则的，多数自然辐射最终以热能的形式散发，只有少部分光子沿激光腔的轴位方向传播，与处于高能状态下的原子相撞并释放出激光辐射。这种碰撞在光学腔内不断进行，能量经过平行的前后镜被反射和放大，腔内能量不断增多。前镜可以使一部分能量从光学腔中射出，这部分射出的能量产生一强大的光束，这就是激光。

PTLA 技术操作：激光血管成形术较原始的方法是盲视法。随着血管内视镜的出现和发展，盲视法逐渐被直视法所取代。目前少数欧美国家采用直视法进行临床应用研究，取得较好的临床效果。较先进的方法是经血管内视镜送入带金属帽的光导纤维或激光球囊对病变部位进行照射，而激光球囊是用一根直径 300 μm 的光导纤维与球囊内的圆形散射端相连接，在球囊扩张狭窄段血管的同时，用波长 1060 nm 的 Nd：YAG 激光照射与球囊相接触的病变段血管壁，使周围组织温度达到 80～120 ℃，持续 10～30 秒，可在扩张的血管壁上造成内膜与中膜的凝固。该方法具有热焊接作用，可防止血管壁的弹性回缩和内膜增生。如果病变位于髂总动脉，一般是从对侧股动脉进入一根球囊导管置于患侧髂动脉开口并将其膨胀阻断血流，再从患侧股动脉送入血管内视镜，注入生理盐水将血液置换，如此可以窥见血管内的病变位置和病变形态，再从工作通道插入光导纤维进行激光照射。激光照射功率一般采用 20 ~ 25 W，时间每次 1 秒，10 ~ 20 次。

（二）PTLA 的适应证、禁忌证和并发症

（1）适应证。PTLA 的病变选择基本上与 PTA 相同，主要是动脉粥样硬化所致的狭窄或闭塞，急性血栓不适合激光治疗。下肢动脉病变应用较多，其他部位动脉血管少有报道。总之可以进行 PTA 的病变均适用于 PTLA。

（2）禁忌证。急性动脉闭塞或新鲜血栓形成的病变一般不适合激光治疗，主要是因为新鲜血栓在激光烧灼时不易控制，同时还存在着血栓脱落的危险，况且对于血栓，溶栓治疗也是非常简便和有效的。另外，直径较细的动脉血管和位于血管分叉处的病变不适合 PTLA。严重的心肺肾功能障碍和衰竭患者均不适合激光治疗的要求。

（3）并发症。①动脉壁穿孔是 PTLA 最常见的并发症，并发症发生的频率与病变的部位、程度、长度及激光的种类有关。动脉壁穿孔还与激光照射时的控制功率有关。PTLA 操作要求难度较大，所以新手操作会增加穿孔风险。②病变血管远端栓塞是任何血管成形术均可能引起的并发症，这种并发症常与操作粗暴和血管内膜受损后释放大量凝血因子但又没有及时抗凝有关。③血管痉挛主要继发于 PTLA 过程中的热刺激和热蒸发时产生的气体的化学反应。

三、电刺激

电刺激是常用的创伤辅助治疗措施，能够促进血管形成，增强表皮细胞的迁移活动，可用于糖尿病足溃疡患者的早期溃疡治疗。其机制主要是磁场所产生的电磁效应通过丰富的神经网络传导于靶组织，该处离子在电磁效应的影响下活动度增加，细胞内外离子交换的速度加快。细胞的代谢活动加强，巨噬细胞、中性粒细胞、淋巴细胞的生物活性提高，可在抗感染过程中发挥更积极作用；红细胞代谢活动增强，可使血红蛋白携氧能力提高，氧供增加，内呼吸功能改善。病灶组织细胞活动增强，一方面可促进炎性渗出物的吸收，另一方面可加速损伤组织的修复，抑制瘢痕粘连。微电流的产生可对体内生物电活动产生一系列影响，如加强 Na^+、K^+、Cl^- 等离子的活动能力，改变膜电位，增强细胞膜的通透性，促进细胞膜内外物质的交换等。金属离子是机体内酶活性中心的组成部分，有些酶的分子中虽不含有金属，但需要金属离子激活，金属离子活动能力影响酶的催化活性。因此，磁场具有镇静、止痛、减轻炎症反应的作用，可能与胆碱酯酶、单胺氧化酶、组胺酶和激肽酶的活性增强有关。

四、短波

短波是一种高频电磁波，其治疗作用包括热效应和非热效应。热效应可改善微循环，促进组织修复；高频热能改善局部血液循环，增加静脉、淋巴的回流，促进渗出液的吸收，减轻组织肿胀引起的张力性疼痛，达到止痛作用。非热效应可使吞噬细胞活动增强，促使炎症局限吸收，可使神经纤维再生速度加快，受损组织修复加快，对创面炎症的控制有较好的疗效。

（一）超短波

超短波可以穿透深层肌肉组织，具有消炎、缓解疼痛和促进水肿吸收的作用，其主要作用包括热效应和非热效应。

（二）毫米波电磁

毫米波电磁照射具有较好的穿透力，持续刺激作用可扩张血管，改善微循环，增强组织活性与功能，维持正常的新陈代谢，使人体组织处于最佳状态。毫米波电磁照射能激发生物体自身的相干振荡，生物组织利用这种振荡信息调控代谢过程，恢复和提高机体对不良影响的稳定性，从而达到激发人体潜能、提高机体的适应能力、再生能力及免疫能力的目的。有研究表明，经络是毫米波能量远距传导的有效通道。毫米波电磁穴位治疗的原理是使电磁照射穴位的能量谐振循经传导，产生生物学效应。使用方法：取双侧三阴交、足三里及部分阿是穴，采用毫米波电磁治疗仪治疗，每次 60 分钟，每日 1 次，10 次为 1 疗程，连续两个疗程。在治疗过程中注意勿让照射器紧贴红肿或破溃的皮肤，以防烫伤。

（三）血磁疗法

血液磁极化疗法（简称血磁疗法），是以每次处理患者少量的静脉血或外源同型血，从生物分子、电子水平自体调整、改善、提高血液功能，增强生物分子的电活性，使机体紊乱的电化学反应重归生理有序化的一种治疗技术。

血磁疗法作用及机制如下。

（1）扩张病变区血管，改善病变区血供。实验证明，血液磁极化疗法是通过磁场的变化使狭窄的小动脉壁血管平滑肌细胞生物电发生变化而引起血管扩张，改善器官供血。

（2）降低血黏度。有研究表明，血磁疗法可降低患者的血黏度，它可使红细胞排列顺序规整，使红细胞表面负电荷增加，细胞之间静电斥力加大，聚集力减低，电泳速度加快，血沉降低，从而使血流加快，改善缺血区血流。

（3）促进细胞损伤修复。磁共振或电子自旋共振处理后可激发细胞的修复功能，使病损细胞失活，衰老的细胞恢复生命活性。

（4）净化血液。血磁疗法可使超氧化物歧化酶活性增加，对氧自由基的清除速度加快，同时它具有激活体内多种酶活性的作用，使体内新陈代谢明显加快，促进体内各种内源、外源性毒素的清除而使血液净化。

（5）增加血氧。血磁疗法将血液充以高浓度的离子氧，使红细胞的携氧能力大大增强，被处理后的血液呈氧的超饱和状态，静脉血变为动脉血，回输体内后，血与组织的氧分压差增大，氧化速度加快，氧化—还原反应能力增强，从而截断疾病发生、发展这一循环过程的基本环节，促进病灶修复。

（6）降低血脂。由于磁力线的作用使胆固醇碳氢长链变为短链或多结晶中心，从而使血浆中总胆固醇含量减少。

恒定的体温同样有助于血流增加，同时增加创面氧的含量。目前国外市场上出现一种热治疗仪，该装置运用高级的医疗泡沫敷料，将创面温度升高并保持在 38 ℃，由于不直接接触创面，所以没有不良反应的发生，用于治疗静脉溃疡和压疮，都取得了较好的效果。

第九节　酶学清创

酶学清创即采用外用蛋白酶类物质清除受损创面坏死组织的非手术清创方法，它的重新流行主要是由于外科清创术的以下不足之处。①手术清创的麻醉、失血以及多次手术等环节及风险使许多患者产生恐惧感，而不愿意采用手术治疗。②一些复杂的外伤创面如慢性溃疡、烧伤等，正常组织与失活组织相嵌与混杂，采用手术切除很难达到完全彻底的清创目的，易导致感染和其他并发症。如果扩大清创，势必损伤创面周围正常组织，使术后愈合发生困难。③对于一些年老体弱而需家庭病房治疗的体表溃疡患者，外科清创由于对环境、设备以及专业人员要求苛刻而不易实现。④外科清创本身，少有直接刺激创面修复的作用，而与之相比，蛋白酶清创具有无痛性、不流血、无须麻醉、使用方便（可家庭应用）以及对创面有直接的促修复作用等特点。有资料表明，欧美许多创面愈合中心、护士之家以及家庭病房对一些小面积创面治疗均采用此种方式，此法对压疮、下肢静脉性溃疡、小面积烧伤创面等坏死组织清除以及辅助创面愈合起到了很好的作用。

胶原与胶原酶对人们来说并不陌生，胶原约占人体皮肤干重的80%。在健康的正常组织，成纤维细胞、巨噬细胞、中性粒细胞以及角质形成细胞等均能够产生一定量的内源性胶原酶，并在体内维持着清除坏死与促进生长二者之间的平衡。但在严重创伤、压疮、下肢静脉溃疡以及糖尿病溃疡等条件下，内源性的胶原酶由于产生受限而不足以清除创面所有坏死组织，因而需要外源性补充，使之与内源性胶原酶相互协同，一起达到清除坏死组织之目的。胶原酶不仅可以作用于变性的胶原蛋白，还可以催化分解连接于坏死组织与创面底部正常组织间尚未发生变性的胶原蛋白丝条，因而起到更加彻底的清创效果。胶原酶软膏是梭状芽孢杆菌的外源性胶原酶制剂，具有选择性清除创面失活组织而不损伤健康组织和促进创面愈合作用。

哺乳动物胶原酶属于细胞外金属蛋白酶类，是机体内唯一能降解自身胶原的酶。研究发现，这类酶清除坏死组织、产生酶学清创主要机制如下：它对变性胶原具有特殊亲和力，能特异性地作用于创面变性（坏死）胶原而不损伤正常皮肤；首先催化胶原的螺旋状肽链，使其裂解成两个片段，这些片段能被一些非特异性蛋白酶裂解。这些胶原的裂解产物可以作为化学趋化剂，吸引相关细胞进入创面，从而利于组织修复；由于胶原酶能溶解某些细胞间的桥粒，能使一些细胞如成纤维细胞与其基底部分离，并在富含纤维粘连蛋白的基质中向创面迁移，为进一步修复创面创造条件；胶原酶能快速溶解坏死胶原并趋化炎症细胞向创面迁移，故使用胶原酶后不增加创面感染率，且具有抑（杀）菌作用；由于胶原酶在降解Ⅰ、Ⅲ型胶原时的比例有所不同，故对创面修复后期较少瘢痕形成有一定作用。

尽管哺乳动物胶原酶的清创作用已为人们所基本了解，但要大量生产却十分困难。因此，目前临床中应用最广的是细菌性胶原酶，其代表为梭状芽孢杆菌胶原酶，它可以通过发酵过程生产，易于提取。从作用机制上来讲，它与哺乳动物胶原酶类似，不同之处在于哺乳动物胶原酶裂解胶原产生的片段较大，而细菌性胶原酶则把变性胶原分成许多细小片段（小到5个氨基酸），因而从理论上讲后者更利于酶学清创与后期的创面修复；两类胶原酶的作用部位分别是Ⅰ型胶原的甘氨酸（Gly）-异亮氨酸（Ile）和Ⅲ型胶原的甘氨酸（Gly）-亮氨酸（Leu）位点，所不同的是哺乳动物胶原酶从胶原的中部裂解胶原，而细菌性胶原酶则从两端裂解；哺乳动物胶原酶仅能裂解Ⅰ、Ⅲ型胶原，而细菌胶原酶则能裂解Ⅰ-Ⅴ型胶原。

影响胶原酶活性的各种因素都会直接或间接影响酶学清创的效果。一般来讲，促进组织修复的许多因素如血小板衍生生长因子（PDGF）、血浆酶、白细胞介素（IL-1）的释放等均对胶原酶的表达与活性有促进作用，而一些传统的抑制创面修复作用的物质，如糖皮质激素、胶原酶抑制药以及螯合剂如依地酸（EDTA）等均能抑制胶原酶活性，进而减弱酶学清创效果。

尽管酶学清创的历史可以追溯到很早以前，但大规模有效地应用于临床却是近 20 年的事。在一项采用计算机图像分析的对比实验中，Mekkes 等比较了胶原酶、纤溶酶对创面愈合面积以及坏死组织清除量的影响。结果发现治疗 1 周后胶原酶组较纤溶酶组不仅坏死组织明显降解，而且其创面面积也缩小至 31%，而纤溶酶组则仍高达 56%。来自意大利一组随机双盲的临床对照研究发现，对 30 例下肢慢性溃疡创面应用胶原酶（IruxolMono，中文商品名爱疗素），2 周之内对创面炎症反应强度、清创量、肉芽组织生长以及上皮化等指标进行评价，判定治疗效果。结果表明，应用胶原酶后第 6 天，胶原酶组坏死组织清除量与创面炎症反应强度便明显优于对照组。在治疗后第 4、5 天与第 8 天，肉芽组织生长量、再上皮化以及创面愈合面积在胶原酶组则显著优于对照组。在采用胶原酶治疗和对照的 30 例患者中，除 3 例出现轻度烧灼感，2 例出现皮肤轻度红斑外，未见其他不良反应。在荷兰 9 个护士之家完成的一项多中心试验结果显示，对 63 例老年压疮患者（患者平均年龄 76.4 岁，压疮程度为Ⅲ级或Ⅳ级）采用胶原酶治疗，在 4 周之内有 43 名患者（占 68%）取得了明显的治疗效果，其中 8% 的创面 2 周后出现肉芽组织生长，61% 的患者 4 周之内坏死组织被完全清除。Nano 报道，在 300 例压疮患者中采用胶原酶加氯霉素清创法，90% 的患者创面坏死组织迅速脱落，肉芽组织生长良好，达到了非手术清创与促愈合目的。此外，应用胶原酶配合磺胺嘧啶银治疗二度烧伤 68 例，有 58 例在治疗后第 8 天出现焦痂溶解、脱落以及创面愈合的可喜局面。

第十节　干细胞与创面修复和组织再生

骨髓干细胞是一种同时具有高度增殖及多向分化能力的干细胞，在一定条件下能分化形成各类型细胞，如肝细胞、神经细胞、心肌细胞等，是比较理想的干细胞移植供应体。多年研究表明，骨髓干细胞可分化血管内皮细胞并应用于缺血性疾病的治疗。

干细胞移植一般采用骨髓血、外周血、脐血和胚胎干细胞，目前用于临床的干细胞移植方法主要有自体外周血干细胞（PBSC）和自体骨髓干细胞（BMSC）移植，二者均能有效地增加患者的下肢血流，使一部分患者避免截肢或降低截肢平面，尤其对于高龄合并心脑血管疾病、经介入手术或血管搭桥治疗效果不佳及各种病因导致的缺血性下肢血管病提供了一种新的治疗手段。

一、适应证和禁忌证

（1）适应证。糖尿病足及各种慢性下肢缺血性疾病；有典型的下肢缺血表现如足部冷感、间歇性跛行、静息痛及足部溃疡、坏疽等；各种仪器及设备检测（数字减影血管造影、磁共振血管成像、经皮氧分压、激光多普勒、踝肱指数等）证实下肢动脉狭窄或闭塞且无流出道；已形成足部坏疽。上述几种情况下，可酌情选择干细胞移植术，降低截肢平面。

（2）禁忌证。自体干细胞移植无绝对禁忌证。

（3）相对禁忌证。各种急性下肢缺血性疾病；有严重心、脑血管及肺部疾病；各种仪器及设备检查证实仅有大、中血管病变而流出道正常。

二、干细胞移植的分类

（一）自体外周血干细胞移植（PBSC）

（1）移植方法。①应用 G – CSF 动员自体外周血单核细胞皮下注射 rhG – CSF 300 μg，每天 2 次，连续 5 天，同时每天静脉给予 10000 ~ 12500 U 的肝素，以防止血栓形成。外周血白细胞计数 $> 30 \times 10^9$/L 时，通过血细胞分离器收集约 300 ml 的 M – PBMNC 混悬液，将细胞浓缩至 1×10^8/ml 供移植用；②麻醉状态下，患肢肌内 M – PBMNC 注射移植。注射点间距约 3 cm×3 cm，深度 1 ~ 3.5 cm，每个位点注射量约为 0.75 × 10^8 个细胞。一般整条患肢注射约 40 个位点，共注射约 30 ml 细胞混悬液，隔 40 天可重复注射细胞混悬液。

（2）注意事项。PBMNC 动员过程中，血白细胞计数增多或高凝状态可导致急性动脉血栓形成，或心脑血管意外，可应用肝素以防上述并发症发生。严密观察患者异常的临床症状和体征，监测血常规、电解质、肝肾功能及凝血功能。

（3）优点。①避免了患者对骨髓采集的恐惧感，增加患者依从性；②血细胞分离机采集单核细胞无其他血液成分丢失；而采集的 350～400 ml 骨髓血仅分离单核细胞，其他血液成分废弃，对患者身体状况要求高；③采集经动员后的外周血干细胞总量高于 400 ml 骨髓中干细胞总量。

（4）缺点。①糖尿病足老年人多发，常合并心脑血管疾患，血液呈高凝状态，应用 rhG－CSF 干细胞动员使白细胞在 3～5 天内迅速增长约 10 倍，在白细胞黏附因子作用下增加心脑血管阻塞的概率；②PBSC 组临床症状改善较早，但总体疗效差异无显著性意义；③血细胞分离机单核细胞采集时间长于骨髓采集，住院时间长于骨髓移植，治疗费用稍高于骨髓移植。

（二）自体骨髓干细胞移植（BMSC）

（1）移植方法。患者在麻醉状态下，按一条患肢需 250 ml 的量从髂骨抽取骨髓细胞并肝素化。分离骨髓单核细胞，浓缩为 30 ml，细胞浓度约为 0.19×10^8 个/ml。患肢 BM－MNC 注射移植方法如上所述，通常仅治疗 1 次。

（2）注意事项。部分患者对抽取骨髓会有恐惧感，需加强医患沟通，治疗期间严密观察患者的临床症状和体征，监测血常规、电解质、肝肾功能。

（3）优点。①无须特殊设备，方法简单，患者痛苦小，费用低廉，并有一定的疗效；②骨髓干细胞来源于患者本人，避免了免疫排斥的难题；③可以回避胚胎干细胞的伦理学争论。本法有效率高，治疗过程安全、方便、有效。无明显的毒副作用。

（4）疗效评估方法。①临床主观指标，如干细胞移植前后患者足部痛感、冷感、间歇性跛行溃疡、坏疽变化；②仪器客观指标，如干细胞移植前后经皮氧分压、数字减影血管造影、踝肱指数、足底深感觉变化；③截肢率，移植前拟行截肢患者接受干细胞移植后截肢率、截肢平面变化。经过主观指标和客观指标多参数分析，对干细胞移植效果做出综合评估。

自体外周血干细胞和骨髓干细胞移植血管新生技术治疗糖尿病足方法简便、安全有效，是治疗糖尿病足及各种缺血性下肢血管病的一种新手段，使许多患者保全了将要截除的肢体。

第十一节　外科治疗

对于严重缺血且内科治疗效果欠佳者，应考虑使用外科手段治疗，其最终目的是减轻缺血引起的疼痛，促进溃疡愈合，避免因肢体坏死而导致的截肢，提高生活质量。

在对糖尿病足进行外科干预之前，往往需要对糖尿病足患者的病情进行评估。目前最常用的评估方法是 Wagner 分级法。

Wagner 分级法主要依据溃疡的深度及坏疽的范围，适用于以神经病变为主的患者。0 级：目前无溃疡，存在发生足溃疡的危险因素；1 级：表面溃疡，临床上无感染；2 级：较深的溃疡，影响到肌肉，无脓肿或骨的感染；3 级：深度感染，伴有骨组织病变或脓肿；4 级：局限性坏疽（趾、足跟或前足背）；5 级：全足坏疽。

Wagner 0 级和 1 级的患者在未出现下肢间歇性跛行或静息痛等症状前，通常不需要外科干预。但个别 1 级患者经长时间保守治疗后溃疡仍不愈合时可考虑植皮手术。2 级以上患者通常需要进行外科处理，包括局部坏死组织清创术、脓肿切开引流术和截肢（趾）术等，如果这些患者存在外周动脉狭窄和（或）闭塞时，还可根据情况进行相应动脉的腔内治疗或旁路手术。

清创治疗是糖尿病足溃疡愈合的基础，治疗的关键是清除无活力的感染组织，包括坏死的骨质和溃疡周围的硬茧，直到出现新鲜健康的组织边缘；消除感染严重的组织，以降低细菌蛋白酶阻止伤口愈合的作用；移去慢性肉芽组织内衰老的成纤维细胞等。需要注意的是，基础治疗阶段不宜急于做大面积彻底清创术，可在全身和局部循环障碍得到改善、感染得到控制、并发症得到纠正的同时，采用"蚕食"的方法清创处理。

一、临床常用的清创方法

（一）锐性清创法

该法多用组织剪对创面坏死组织分批、分次逐渐清除，在临床上最为常用。糖尿病慢性溃疡创面极易合并感染，导致患肢创面及周围出现大量坏死组织，味道恶臭，局部感染扩散至全身的风险较高。早期行清创手术，全部去除创面坏死组织，对于张力大的皮肤组织行切开引流，可使创面变得相对清洁。术中原则上应尽量清除创面表面的坏死组织，但足部感染较重的患者，常伴有高热等全身炎性反应综合征，不能耐受长时间手术治疗，对其可行多次清创手术。该法的优点是每次清创的程度人为可控，比较精细；缺点是清创时间比较长，费时费力，医护人员工作强度比较大。

（二）生物清创法

用医用蛆虫进行清创，这是一种比较古老但又被新采用的清创方法。每次清创根据创面大小及坏死组织的多少决定放入蛆虫的多少，一般每1~2天换一批，经济实用，医护人员工作量小。

蛆虫生物清创作用包括：①物理清创作用，即蛆虫口器中的下颌刮食坏死组织，并能够快速大量吞食、消化细菌，蛆虫的蠕动、爬行刺激肉芽组织的形成及生长；②化学清创作用，蛆虫分泌物中含有氨，提高了创面的 pH 值，分泌物中含抗菌肽，是蛆虫主要的抗感染物质，分泌物含多种生长因子，促进创面肉芽组织生长，同时蛆虫分泌物可以有效阻止细菌生物被膜的形成，降低了细菌的耐药性。

蛆虫生物清创的适应证：虽然患肢感染、坏死严重，但是患者及家属畏惧手术，拒绝手术治疗；患者的全身状况较差如糖尿病酮症酸中毒，有心、肺、肾功能问题等，施术者或麻醉师认为手术风险大，现阶段不适宜大面积清创或截趾；外科手术难以达到深部创面，或创面组织分界不清，难于一次性完成理想的清创手术。

该法具有创伤小、副作用小的优点，对病情严重的患者不仅可以彻底清除坏死组织，减少毒素吸收，防止全身感染导致的脓毒血症，还可以挽救患者生命。

（三）超声刀清创法

20世纪80年代初，国外开始研究并应用超声清创机，90年代以后，超声清创法应用范围逐渐扩展。目前该技术在欧美国家已普遍用于各种慢性创面的辅助治疗，并被认为是一种理想的创面处理方法。近年来，超声清创作为一项新的创面处理手段，在糖尿病足的治疗中取得了非常满意的效果。

超声清创主要通过将一定剂量的超声波作用于人体组织，使之产生生物效应，如空化效应、机械效应、止血效应、热效应等，并利用这些生物效应改变创面组织的结构、状态及功能，进而去除失活或坏死组织、异物、细菌及真菌等物质以达到清创的目的。此法既适用于浅表创面的清创，又适用于深浅不一的窦道、瘘管以及深腔、肌肉间隙、骨间隙处坏死组织的清创，但成本较高。超声清创设备操作简便、安全无痛、耐受性良好；患者出血少、不良反应少；该法有杀菌作用；能有效地清除创面坏死组织而对周围健康组织基本无损伤、改善局部组织血液循环，促进肉芽组织生长；治疗时，在无菌生理盐水中加入敏感抗生素及生长因子，可使抗菌效果及促进糖尿病足溃疡创面愈合的效果更加明显；清创刀头多样化设计，可直接到达窦道或深部创面，全面彻底清洁创面。超声清创尤其适用于有狭长瘘管或腔孔的糖尿病足溃疡创面。然而，对于患有慢性下肢静脉功能不全的糖尿病足患者，应慎重使用该方法。

（四）生物敷料清创法

生物敷料清创法是利用含有某种清创功能的生物敷料对创面进行清创的方法。自溶清创是在湿性愈合理论指导下产生的新型清创技术，使用各种水活性敷料湿敷于伤口，促进坏死组织软化、溶解、清除，营造有利于愈合的微环境。伤口护理的湿性愈合理论在临床已被广泛应用，糖尿病足溃疡创面湿敷能维持创面适宜的湿度，保持创面湿润，无结痂形成，通过保护创面的神经末梢而起到减轻疼痛的作用，使上皮细胞在湿润的创面游移增生，促进多种生长因子释放，有助于创面的组织生长。

该法无痛、无创，特别适用于高龄、体弱患者，但缺点是清创周期长，自溶过程产生的水分容易浸渍皮肤，需要特殊的皮肤保护措施。

新型的伤口愈合敷料均具有保湿的特性，不粘连伤口，可减少机械性损伤，减轻疼痛，溶解坏死组织。目前，国内慢性伤口敷料常用的有水凝胶敷料、水胶体敷料、亲水纤维敷料、藻酸盐敷料、含银敷料等。相关研究表明，溃疡创面黑期可使用水凝胶敷料，以软化干性坏死组织为主；黄期以清除细菌性负荷，吸收渗液为主，可选择藻酸盐敷料、水胶体敷料以及抗菌型敷料；红期、粉期渗液减少，为上皮生长和肉芽生长时期，可使用超薄水胶体敷料和各种的生物敷料。银离子敷料在临床上广泛应用于糖尿病足溃疡，主要利用银的高效抗菌性能，抑制伤口病原菌代谢毒素的产生，对包括细菌、真菌在内的各种病原菌具有杀菌作用，而且具有较强的快速吸收和锁住水分的功能，吸收渗液后形成凝胶，为伤口愈合提供湿性环境，既可保护肉芽组织，又可通过湿润创面的自溶作用为创面愈合提供清洁环境，达到促进慢性难愈创面愈合的目的。不同的银敷料因为银的含量、释放速度及复合材料的差异，在伤口愈合中通过不同的作用方式发挥效果。在使用银敷料时应注意不能与碘伏同用，以免银离子与碘结合形成碘化银影响抗菌效果。

研究表明，生长因子包括转化生长因子 β1、成纤维细胞生长因子、人表皮生长因子等，能促进坏死组织的脱落和肉芽组织的生长。糖尿病足溃疡创面生长因子及其受体浓度较正常人低，是导致溃疡创面久治不愈的重要因素，局部喷涂及病灶内注射有活性的生长因子，能刺激皮肤创面细胞脱氧核糖核酸（DNA）、核糖核酸（RNA）等合成，调节细胞新陈代谢，促进创面组织细胞再上皮化，凝胶制剂不仅能在创面局部保持较高的有效药物浓度，同时又能形成一个湿润、适宜组织修复的环境。

综合各种敷料的不同特点，在重视改善糖尿病患者全身因素和局部因素的同时，要根据糖尿病足溃疡创面的范围及深浅、组织缺损情况、肉芽生长情况、创面渗出量、有无潜在窦道等选择敷料，自溶清创须贯穿各期创面。

（五）臭氧化学清创技术

臭氧是一种具有强氧化性的气体，常温下的臭氧半衰期约 30 分钟，在体外和水中能快速杀灭多种微生物，目前已应用于临床感染性创面如糖尿病足溃疡的治疗中。糖尿病患者足部溃疡难以愈合最主要的原因是患者的机体抵抗力降低，局部伤口感染。医用臭氧具有强杀菌能力，可以清洁创口，同时促进创面肉芽组织生长，为后期植皮、皮瓣移植修复创面做准备。

二、经皮血管腔内介入治疗

糖尿病足溃疡形成初期进行清创治疗，对加快伤口愈合，延缓伤口的进一步发展具有至关重要的作用，应予以重视。除了基本的外科清创治疗以外，糖尿病足外科治疗主要包括经皮血管腔内介入治疗、外科血管旁路重建术、干细胞移植术和截肢（趾）术。经皮血管腔内介入治疗包括传统的经皮球囊扩张术、血管内置入血管支架成形术等。下肢血管介入治疗，能使肢体远端恢复血供，缓解远端肢体缺血缺氧的情况，在数小时内下肢疼痛、发凉等症状即可缓解。

（一）经皮球囊扩张术（PTA）

经皮球囊扩张术是目前国际上治疗糖尿病足的最先进的技术之一，是在股动脉处穿刺插管，将带有球囊的导管插入到目标动脉腔内，充盈球囊，扩张狭窄段血管或同时置血管内支架，使阻塞的血管恢复下肢远端的血液供应。若经 PTA 后开通不满意，可放置合适的血管腔内支架，并配合抗凝治疗和使用改善微循环的药物，能有效地治疗由下肢血管严重狭窄或闭塞引起的糖尿病足。

1. PTA 适应证

（1）患肢有较好的动脉流入道和流出道者。

（2）年老体弱或合并其他疾病，无法耐受手术者。

（3）虽动脉流出道较差，但近段有局限性病变（狭窄或闭塞）者。应该注意的是，血管病变长度在 7 cm 以上对通畅率的影响较大，若在 3 cm 以下或多个 1 cm 左右的病变，单纯 PTA 的治疗即可获得良好的效果。PTA 适合节段性狭窄病变。广泛性狭窄、闭塞病变，球囊导管多次分段扩张易造成血管损伤。

2. PTA 治疗的临床意义和价值

球囊扩张能够促进足部动脉重建及侧支循环的建立，降低截肢平面，可重复操作，并发症少。对糖尿病足膝下血管病变进行球囊扩张治疗，可以迅速改善肢体血供，为患足溃疡和截肢（趾）伤口的愈合赢得时间。球囊扩张后的再狭窄是一个逐渐形成的过程，随着再狭窄的逐渐形成，肢体的侧支循环也随之逐渐代偿建立。而且，球囊扩张具有可重复性，对于再狭窄的病变可以再次扩张，有助于提高缺血肢体的救肢率，是治疗糖尿病足安全有效的方法。

3. 关于 PTA 治疗的临床疗效评价

目前的评估指标包括主观指标和客观指标。前者包括主观症状的改善，如疼痛缓解或程度减轻、肢体发冷感觉改善等；后者包括踝肱指数、溃疡面愈合情况、截肢平面的降低等。对于糖尿病下肢缺血患者，只要有 1 项指标得到改善就属于临床成功。

4. PTA 的并发症

PTA 在治疗糖尿病下肢缺血中是最重要和关键的措施。与外科手术相比具有创伤小、疗效确切、见效快、操作简单、并发症少、可重复的特点。但在临床上，还应注意到 PTA 的并发症。

（1）导丝、导管断裂，血管穿孔，内膜撕裂。多由操作不当而引起。提高术者的操作水平、使用更安全的器材等可减少这类并发症的发生。一旦发现血管穿孔，可用球囊导管扩张压迫穿孔部位以止血，必要时行外科手术治疗。

（2）远端栓塞。髂动脉 PTA 及支架术后偶尔可以见到远端动脉的栓塞。如果小腿有 1～2 支血管通畅，血栓沉积在小腿部的血管可以不必处理。但是如栓塞造成小腿部缺血，就必须采取抗凝及取栓等治疗措施。较大动脉的栓塞，例如股动脉或股深动脉的栓塞，有时需要外科治疗。溶栓治疗可以试用，但血栓一般不易溶解。

（3）球囊破裂。使用 PTA 前应了解该球囊导管的破裂压力，充盈球囊时应缓慢，切忌用猛力突然加压。尽量使用新球囊导管，若发现球囊呈偏心性、葫芦状变形，应及时更换新球囊导管。

（4）血肿。由于术中使用较大量的肝素，穿刺部位血肿发生率较高。压迫止血应较其他介入时间要长，也可采用次日拔除导管鞘及有效的局部加压预防血肿发生。对于巨大血肿可采用局部穿刺抽吸和局部理疗的方法促进其吸收消散，如出现局部血管、神经压迫症状时可考虑手术清除血肿。

（二）血管内置入血管支架成形术

血管支架是一种用 0.1 mm 钽丝编制成的不同粗细的网状血管样结构，经血管腔在荧屏监视下将其置入病变血管处，撑开狭窄的血管，解除病变部的血通过障碍，且钽丝表面氧化层带有负电荷，可阻止血小板凝集以防止血栓形成。

三、外科血管旁路重建术

对内科治疗无效且不适宜进行血管腔内微创治疗的患者，外科血管重建手术是可选择的治疗手段。血管旁路重建术是治疗糖尿病足溃疡患者大血管阻塞的重要方法之一，可使部分大血管病变引起的足溃疡患者免于截肢手术，改善糖尿病足患者的生存质量。

（一）动脉旁路移植

下肢动脉旁路移植治疗糖尿病性下肢缺血主要有两种方法，一种是目前最常用的股动脉-膝上或膝下腘动脉旁路移植，此方法是血管外科最常见的手术之一，尤其是股动脉-膝上腘动脉旁路移植。另一种是下肢远端小动脉旁路移植。由于下肢动脉移植最远端的吻合口是吻合在小腿动脉或足部动脉上，手术难度较大。

适应证：动脉旁路移植主要适用于下肢远端有比较好的动脉流出道

者，或体质较好能够耐受手术的糖尿病足患者。对于在股浅动脉和腘动脉都存在严重闭塞或狭窄的重症糖尿病足患者，没有条件进行自体大隐静脉倒置旁路术或人工血管旁路术时，如果股深动脉近端流入道良好且远端侧支动脉比较丰富，可考虑进行股深动脉成形术以改善远端肢体缺血，促进足部溃疡愈合，降低截肢平面。

（二）自体大隐静脉血管移植术

自体大隐静脉血管移植术包括原位静脉旁路术和倒置的大隐静脉旁路术。可将自体健侧大隐静脉取下后，以端侧吻合法吻合时将大隐静脉倒置于病变血管的近端和远端的正常处，使血液从病变近端的正常处经移植的大隐静脉到达肢体的远端。也可将病变段的血管切除后将大隐静脉倒置后以端端吻合。该治疗除了要求患者能耐受麻醉和手术外，还要求患者具有良好的可供使用的大隐静脉。

一般认为，只要患者自身大隐静脉条件好，应当作为首选的移植材料。但自体静脉可能存在取材有限的问题，而且自体静脉取材相对创伤较大，有出现伤口愈合不良等并发症的可能。

（三）静脉动脉化转流术

近年来，许多学者相继提出各种静脉动脉化转流的方法。目前的研究表明，下肢静脉动脉化时，动脉应选择主干动脉，使其保持足够的压力，向肢体远侧提供充分的血供。静脉不宜选择主干静脉，以中小静脉为佳，不致影响深静脉的回流。

（四）人工血管旁路术

主要是应用聚四氟乙烯（PTFE）材料的人工血管行股腘动脉旁路术，适于自体静脉条件差、有静脉曲张存在或者大隐静脉已经被取出的患者。

四、植皮及皮瓣移植技术

对于糖尿病足患者感染控制后的难愈合创面，面积较小的创面可自行愈合，但时间长、面积大的创面如愈合慢，需人为干预使其愈合，如运用皮片移植、皮瓣移植等方法进行创面修复。自体皮片游离移植是目前临床上治疗糖尿病足软组织缺损较常用的方法，分为刃厚皮片、中厚皮片及全厚皮片。因全厚皮片对创面的条件要求较高且供皮区有限，不能用于大面积创面的覆盖，目前并不常用于糖尿病足的创面修复。临床上较常用的是刃厚皮片及中厚皮片。刃厚皮片及中厚皮片存活率较高，其中刃厚皮片较中厚皮片更易存活，因供皮区仍含有部分真皮，取皮后可自行愈合，故供皮区相对不受限制。对于存在肌腱、骨暴露的创面，植皮覆盖创面往往导致移植皮片缺乏血供而不能存活，可以皮瓣移植方法进行修复。皮瓣可分为游离皮瓣、邻位皮瓣等。

五、皮肤牵张闭合器技术

糖尿病足患者往往存在下肢血管病变，创面周围血供较差，创面伴感染致局部分泌物较多，移植皮瓣易坏死，易导致创面未愈合且供皮区缺损。皮肤牵张闭合器是一种可以使创面在减张情况下逐渐闭合的辅助材料，目前已应用于四肢外伤创面、尾骶骨褥疮溃疡创面的修复。应用皮肤牵张闭合器技术治疗糖尿病足创面，可避免因患足血供差带来的创缘坏死问题，同时以牵张力递进方式保持皮缘最大牵张力的牵拉，可稳定创缘皮肤组织的经皮氧分压。

六、脂肪移植技术

Rigotti 等在应用脂肪来源干细胞治疗放射性皮肤萎缩时发现，应用脂肪移植后皮肤萎缩改善，同时皮肤放射性溃疡逐渐愈合。Klinger 等认为，脂肪移植能促进慢性创面愈合可能与移植后所获的再生机制相关。Nguyen 等认为，在脂肪再生过程中可以分泌多种细胞因子，为局部的血管新生、纤维结缔组织重塑等创造条件。脂肪组织中的血管周围片段能够提高成纤维细胞的增殖能力，增加成纤维细胞合成胶原蛋白的能力。血管周围片段中的巨噬细胞参与的抑炎反应，对调控慢性创面局部炎症发挥了重要作用。

七、富血小板血浆修复技术

富血小板血浆是自身静脉血经梯度离心分层后形成。富血小板血浆主要分为纯血小板富集血浆和血小板白细胞富集血浆。刚提取的新鲜富血小板血浆称为 PRP（platelet-rich plasma）溶液，需要与氯化钙以及牛凝血酶混合后激活，称为 PRP 凝胶。Assoian 等发现了人血浆中提取的 PRP 中含有多种生长因子，这些生长因子通过缓慢释放扩散，促进组织再生。PRP 中除血小板外，还含有包括白细胞在内的其他成分，其中的纤维蛋白原和纤维蛋白作为生长因子的载体及细胞黏附分子，对细胞的黏附和增殖起到重要作用。PRP 可以加速糖尿病足溃疡创面愈合中的细胞迁移。Knighton 等首次临床证实 PRP 能成功促进皮肤溃疡愈合，他们在研究中发现慢性皮肤溃疡中角质形成细胞所影响的上皮细胞在迁移中出现了关键缺陷。有研究报道，PRP 可以诱导细胞周期蛋白 A 增殖及 CDK4 上调，从而加速上皮细胞迁移和急慢性创伤的再上皮化，促进慢性和急性创伤的伤口愈合过程。

八、截肢（趾）术

糖尿病足深部溃疡多合并严重感染，给全身带来感染威胁，因此，对于糖尿病足深部溃疡既往多主张实行高位截肢治疗，一般在感染部以上 10 cm 处截肢；然而截肢并不是必需的，也不是越早越好。只有糖尿病足溃疡发展到深部感染或坏疽时，为防止感染进一步扩散危及患者生命才需要截肢。在截肢平面的选择上要注意应在不影响截肢断端愈合的原则下，尽量保留患肢术后功能并为术后安装假肢提供条件。

截肢术常选用两期截肢术。

第一期。简单清除溃烂坏死组织及外露的坏死骨，创面敞开换药。此期手术目的是使原有的创面变得相对新鲜，有利于局部血液循环，通过细胞激动素及生长因子的扩散，增强组织的再生能力，为二期截肢缝合伤口打下基础。

第二期。第一期手术后一周左右可行二期截肢并缝合伤口。对于感染坏死不严重的糖尿病足患者亦可行一期截肢直接吻合伤口。不管是二期或一期截肢术，其目的都是截肢的创面能正常愈合。

糖尿病截肢术术前要通过物理检查了解血液循环障碍的平面；术中不宜用止血带，以便术中能动态观察截肢平面的皮肤及肌肉的血液供应情况；不宜用局部麻醉，局麻本身有可能导致截肢平面的皮肤损伤和组织感染，且局麻药注射后的水肿不利于了解局部组织的血液循环；创面缝合各层的张力不宜过大，否则影响伤口血供，导致伤口不易愈合或裂开。

第十二节　减压治疗

减少体重对足部的负荷是预防及促进溃疡愈合的重要因素。糖尿病足溃疡90%发生于受压最大的部位。糖尿病患者足部皮肤层胶原纤维和弹力纤维的改变，会使组织增厚、僵硬，进一步引起关节活动受限。在这种情况下，足受压极易导致溃疡的发生，减少压力至关重要。传统减压方法是卧床休息及使用轮椅、拐杖、假肢等。

足局部压力的检查和治疗包括足底压力的测定、压力增高原因的判断、穿着治疗性的鞋子（靴子、支具）等。

一、足底压力及其测量技术

足底应力是指足和支撑地面之间的总体互相垂直作用力，足底压力指单位面积的足底应力，是足底应力除以足底受力面积所得的数值，是一种压力强度。在实际生活中，足底压力的分布是不均匀的。在行走过程中，足底压力随足底着地的位置不同而瞬息即变。水平剪切力是指足底和地面摩擦产生的水平方向的作用应力，对足底损伤和溃疡形成有着重要作用。

足底压力的测量是生物力学的特殊分支，可以分析人在站立、行走时的足压力变化。早在1882年，英国人Beely就已开始测量足底压力。出现了足印法、直接形象化技术、测力板技术等静态足底压力测定技术。随着计算机技术的发展，出现了动态足底压力测定，计算机分析也由平面转为二维、三维仿真模拟。

（一）足印技术

足印技术是比较直观且简单的技术。被检测者站在粘有墨汁的橡胶垫上，橡胶垫下面铺有纸张，压力大的位置墨迹颜色深。通过足印形态可以了解压力的分布。该技术可以对足底压力做大致的判断。足底扫描技术就是通过活动摄像机记录足印，定性分析足底压力。

（二）刚力板测量技术

一般采用 1 m 或者 3 m 板，板上嵌有传感设备。人站立或者行走时传感器感知压力，并且将足底压力变成电能，然后通过计算机转化成数字。计算机完成数据采集、存储、分析等。该法可以定量地分析足底压力，是目前常用的技术。

（三）鞋内垫测试技术

把带有传感器的聚酯膜放在鞋内，通过计算机软件分析，观察日常生活中足底压力变化，可以了解患者穿着的鞋袜是否合适。

测定足底压力对于足病的预防十分有意义。Lavery 等对 1666 例糖尿病患者进行的长达 2 年的前瞻性研究发现，263 例患者已经存在或者发展为足溃疡，有溃疡者足底压力显著高于无溃疡者足底压力 [（95.5 ± 26.4）N/cm^2 和（85.11 ± 27.3）N/cm^2，$P < 0.001$]。研究者认为足底压力是发生足溃疡的重要危险因素。足的不同位置压力增加有不同的意义。Caselli 等进行为期 2 年余的前瞻性研究发现，严重神经病变患者前后足压力比值增加是发生溃疡的危险因素。还有许多其他研究也支持足底压力增加对溃疡的预测作用。

二、减压治疗的手段及评价

足底压力的减轻可以预防高危足发生溃疡，改善局部血液循环，减轻疼痛，促进溃疡愈合，减少截肢风险。许多传统的减轻压力方法（如卧床，使用轮椅、拐杖等）长期被采用。这些方法花费低，但是限制了患者的日常活动。为了有效地促进溃疡愈合，同时提高患者的生活质量，许多能够缓解局部压力的装置、支具、治疗鞋被广泛应用，包括全接触石膏支具、可拆卸的石膏支具和治疗鞋等。

1. 全接触石膏支具

全接触石膏支具是最经典的减轻溃疡足压力的技术。具体方法是应用普通石膏或者玻璃钢根据足和小腿形状塑型，石膏的高度达膝关节以下，达到最大面积的接触，有效地分散足部压力。有研究证明，该方法可减轻70%～100%的压力。对于病程在1年内的溃疡，平均愈合时间为5周。全接触石膏支具的作用方式是患者在行走时，足底压力均匀分布在足和小腿部位。该方法的优点是保证患者一定的行走能力，不增加溃疡局部压力，减轻水肿，不增加感染和创伤的机会。患者不能自己拆除石膏，能够强制性地保证患者穿着。该方法适合于无缺血病变、无感染和窦道的溃疡，患者和家属有比较好的依从性。缺点是需要专业人员制作，技术要求高；足和下肢水肿减轻、更换敷料等导致需要多次制作支具，会增加制作费用；制作方法不当可能造成新的溃疡。因此，患者必须与医务人员密切联系，以及时发现感染或者其他不适。

2. 可拆卸的石膏支具

为了弥补全接触石膏支具的缺点，临床可使用可拆卸石膏支具，就是在制作全接触石膏支具后，用刀具将其切开，用尼龙拉扣连接，患者在休息时可以将其拆除，同时方便医务人员观察和处理伤口。其缺点是患者可以随意拆卸，不能保证患者经常穿着。临床研究结果表明，全接触石膏支具和可拆卸石膏支具具有同样的减压效果。

此外，还有可以充气的足溃疡靴子。这种靴子采用轻质的塑料，高度达到膝关节以上。内部有多个充气的气囊。当患者足部包扎后，医务人员根据溃疡位置、足压力情况对气囊充气，防止硬质材料压迫。靴子是事先订制的，制作过程简单，可以拆卸，便于观察和处理伤口。患者穿着后可以短距离行走。

3. 治疗鞋和鞋垫

糖尿病治疗鞋和鞋垫需要根据患者溃疡的位置、足压力情况设计。如患者的前足掌出现溃疡，则需要足后跟增高、前脚掌悬空的半鞋；如果患者足跟有溃疡，就需要脚后跟悬空的半鞋；如果足心内侧溃疡，可采用保护足心内侧的鞋。当然，这是在患者的溃疡包扎后穿着的鞋子。

当患者出现足畸形或者在截趾术后，普通的鞋子就不能满足需要了。这就需要先对患者的足部进行压力测定，然后设计特殊的糖尿病治疗鞋。方法是先做出与患者足部一致的模型，然后根据模型和足压力特点制作鞋子。在患者穿着后再进行修改，直到满足需要为止。

制作糖尿病鞋垫的材料一般是多层的，用具有"记忆"功能的泡沫敷料拼接成完全符合足压力的鞋垫。或者选择可以拆卸材料的鞋垫，把足底高压力位置的鞋垫"抠去"或者减薄。

4. 黏性泡沫敷料

溃疡周围的压力增高影响溃疡愈合。将单层或者多层泡沫垫经过剪裁，置于溃疡周围，使溃疡悬空，用以减轻压力。研究发现，这种方法可减轻60%的局部压力，对于不能避免负重的患者更有价值。进行这种处理后，患者需要穿特制的鞋子。泡沫敷料需要每3天更换一次。患者不需要专门测定足的压力，比较方便。

5. 预防性的鞋子和袜子

个性化的糖尿病专用鞋袜是新兴的产品。在欧美国家，这种糖尿病防治专用鞋、袜、鞋垫已经纳入基本健康保险的范畴。鞋的要求是有足够深的鞋帮、弹性的鞋面料保证足的舒适，保证足趾有足够空间，避免垂直和水平挤压。同时，放置根据足底和足弓生物力学塑性设计的三维鞋垫，保证足的压力分散。

患者的袜子采用透气舒适的羊毛、棉纤维无缝制作。如果合并下肢静脉曲张，袜腰则需要有一定的弹性。应教育患者不能穿坚硬的尖头鞋、高跟鞋等。

6. 伤口护理中的减压治疗

在溃疡的处理过程中，需要充分注意减轻压力问题，比如避免在伤口内填塞油纱条，保证充分的引流。当分泌物多时，需要采用局部负压治疗，或者及时更换敷料，防止敷料吸收分泌物后硬结干燥；还可以采用吸收能力很强的藻酸盐敷料；包扎注意松紧适度。注意观测足趾颜色、温度等。避免应用不透气的敷料。对于不易包扎的足跟、足趾等，许多公司出产了适应该区域的敷料，可酌情先用。

三、减压治疗的评价和选择

足部减压治疗方法种类繁多，技术要求高，但由于病例数的限制，目前还没有大样本、多中心、前瞻性的循证医学研究。部分经过很好设计的小样本研究进行了治疗方法的临床评价。Amstrong 等研究了全接触石膏支具、可拆卸石膏支具和半鞋的治疗效果。63 个无感染、无缺血性病变溃疡的患者参加临床试验。观察时间为至溃疡愈合或者 12 周。结果提示三种治疗治愈率分别为 89.5%、65.0% 和 58.3%。而全接触石膏支具达到愈合时间短于其他两种治疗方法，这可能与应用该治疗方法的患者活动较少有关。

Vkswanathan 等研究了不同的鞋垫在糖尿病足病治疗中的应用。241 个有溃疡病史的高危足病患者参加临床试验。组 1 穿着用多孔橡胶制作的鞋垫，组 2 穿聚亚安酯鞋垫，组 3 穿模塑的鞋垫，而组 4 穿自己的鞋垫。测定足底压力并记录溃疡发生率。经过 9 个月的观察，发现糖尿病治疗鞋组（1~3 组）足底压力低于组 4，溃疡的发生也少于组 4，证明了糖尿病治疗鞋垫的效果。

Zimny 等研究了泡沫敷料对于前脚掌神经性溃疡减轻局部压力的作用。共 16 个患者参加（Wagner 2 级），溃疡局部应用含盐水的泡沫，表面包扎纱布。每天测定足底压力，共 4 天。足底压力检查提示溃疡局部压力较应用前减低，但减低程度不及全接触性石膏支具。一般应该 3~4 天更换一次敷料，不能超过此时间范围。

Van 等对比研究了开窗的不能活动的玻璃钢靴与糖尿病治疗半鞋对糖尿病足病的治疗作用。93 例非感染、无缺血的前足溃疡患者参加了试验，结果显示两组治愈率分别为 81% 和 70%（$P = 0.017$），治愈时间为（68.6 ± 35.1）天和（134.2 ± 133.0）天，发生继发性骨髓炎者分别为 3 例和 13 例。研究认为，不能活动的玻璃钢治疗靴效果优于糖尿病治疗半鞋。

文献报道的各种减压治疗方法的疗效结论各异。其中非常重要的是全接触石膏支具的安全性和患者的接受程度。有研究发现，患者不能接受的是出现第二次溃疡、穿着后站立不稳定（尤其是合并体位性低血压的患者和老年患者）、洗浴困难等。而能够拆卸的靴子和石膏支具的疗效会受患者实际穿着时间的影响。

Amstrong 等研究一组 20 例患者实际应用可拆卸糖尿病治疗鞋的情

况。研究采用安置在患者腰间的计算机接收装置，记录患者穿治疗鞋活动的步数。患者为德州大学糖尿病足病分期 1～2 级。记录结果提示每天活动中穿着治疗鞋的时间比例为 28%，远低于患者自己报告的 60% 的时间比例。而且只有 30% 的患者长期应用治疗鞋。

四、中国糖尿病足病减压治疗展望

随着糖尿病足病防治越来越被重视，糖尿病足病的减压治疗也会越来越多地被采用。在中国经济迅速发展的今天，有关足病预防和治疗的经济投入会不断增加。在许多城市，已经开始出现了专业的足医服务，并且引进了糖尿病治疗鞋、袜、靴子等。但是我们和欧美国家还有很大的差距。足部减压治疗的开展只能循序渐进。要重视局部换药时的减压措施，摒弃传统的厚纱布包扎，开展溃疡周围粘贴泡沫敷料等易于被患者接受的方法。可以在骨科专业人员的指导下，开展全接触石膏支具的制作及应用。在应用该方法时需要借鉴国外学者的经验，注意患者在治疗中的依从性。在进行高危足患者的预防中，减轻足部压力的方法更应因人而异，为患者提供经济条件和观念上能够接受的方法。如一般的患者可以穿着运动鞋，显著足部畸形患者可以进行足压的测定并定制预防和纠正足压力异常的鞋子。

第十三节　典型病例

病例 1　湿性坏疽

患者，男，22 岁，多饮多食多尿 4 年，空腹血糖 21.1 mmol/L，反复出现酮症酸中毒，每日胰岛素 48 U 皮下注射，双下肢怕冷发凉。1986 年 11 月双足背及右小腿皮肤突然起水疱，继发感染，逐渐蔓延至足背，大片皮下组织坏死，腐烂组织及分泌物甚多。多家医院治疗无效，并建议截肢手术。

查体：体温 36 ℃，脉搏 78 次/分，呼吸 20 次/分，血压 120/80 mmHg，发育中等，五官、心、肺、肝、脾均属正常。左足背及趾分别有面积为 3 cm × 5 cm 及 4 cm × 1.5 cm 的溃疡，表面覆盖黑色坏死痂皮；右小腿膝下 10 cm 至足背大面积溃烂，创面 32.3 cm × 28 cm，有脓性分泌物，肌肉肌腱裸露在外，周围组织肿胀，足背动脉触及，空腹血糖 22.9 mmol/L，尿酮体阳性，血沉第 1 小时 50 mm，白细胞计数 7.8 × 10^9/L，中性粒细胞 64%，尿素氮 32.4%；坏疽分泌物培养有克雷伯菌及金黄色葡萄球菌生长。甲皱微循环重度障碍，管袢渗出明显。双眼视力 0.6，视网膜有点状出血点与渗出，晶状体浑浊。

入院诊断为 1 型糖尿病合并双下肢及双足湿性坏疽 3 级；糖尿病酮症及视网膜病变。入院后，在基础治疗阶段，控制血糖，胰岛素皮下注射；行抗感染，改善微循环，局部换药处理。由于患者年龄尚小，改善微循环治疗两周后进入去腐阶段，逐渐清除坏死组织及分泌物，并加复方 654-2 生肌药膜。经积极治疗，第 33 天右足溃疡缩小至 28 cm × 25 cm，第 93 天左足溃疡愈合，右小腿及足背溃疡缩小至 18 cm × 15 cm，第 171 天坏疽创面继续缩小，一年后足部坏疽完全治愈。

病例 2　糖尿病足药物治疗

患者，男，68 岁，2 型糖尿病 13 年，合并高血压、冠心病、心脏功能衰竭 3 级、糖尿病肾病、眼底病变 3~4 期。左足踇趾、右侧内踝烫伤后出现溃疡 3 个月。

查体：慢性病容，轻度贫血貌。心界不扩大，心率 90 次/分钟。下肢轻度水肿。足部皮肤颜色暗，皮温低。左足溃疡面积 10 cm × 5 cm，深及趾骨，周围组织肿胀呈暗黑色，溃疡基底附灰黄苔，少量渗出。右内踝溃疡面积 5 cm × 7 cm，溃疡周围皮肤过度角化，基底处颜色暗淡，渗出少。Wagner 分级为 3~4 级。细菌培养为表皮葡萄球菌。10 g 尼龙丝检查提示双足感觉功能异常。VPT = 40 V。ABI 检查示右足背动脉 0.7、胫后动脉 0.72；左足背动脉 0.72、胫后动脉 0.7。足背动脉搏动微弱。血管超声示双侧下肢血管多发栓塞。X 线检查示右踇趾远端骨质破坏。化验结果示血浆白蛋白 24~27 g/L，尿微量白蛋白 >652 mg/d。

治疗：以头孢哌酮、甲硝唑、克林霉素等抗感染；胰岛素控制血糖；前列腺素 E_1 20 μg/d，静脉点滴 21 d；静脉补充白蛋白 20 g。逐步清理坏死组织，溃疡面逐渐形成肉芽，开始愈合。患者由于经济原因，返回当地医院治疗。2 月后随访，溃疡大部愈合，仅余足趾有面积约 1 cm×1 cm 的溃疡。

病例 3　糖尿病足综合处理

患者，女，62 岁，糖尿病史 2 年。2003 年 12 月因钉子刺伤左足致第 1、2 趾外侧溃疡，窦道深约 2.5 cm，分泌物较多；侵及局部骨皮质，全足肿胀；Wagner 分级为 3 级。曾静脉补充白蛋白，抗生素三联治疗 17 天，溃疡不愈合。外科建议半掌截肢。

查体：慢性病容，下肢水肿，合并周围神经病和眼底病。实验室检查：空腹血糖（FPG）10.1 mmol/L，餐后 2 h 血糖（2hPG）14.1 mmol/L。尿白蛋白/肌酐 = 25 mg/mmol（正常值 < 30 mg/mmol）。胸片示肺部感染、少量胸腔积液。血管超声：左股动脉有斑块形成，右股动脉，双侧胫、腓、足背动脉基本正常。创面分泌物细菌培养为肠球菌。感觉振动阈值测定 > 50 V。踝肱指数（ABI）：左足背动脉 1.0、左胫后动脉 1.1；右足背动脉 1.2、右胫后动脉 1.2。心电图基本正常。

治疗：减少静脉输液，给予白蛋白，胰岛素控制血糖。前列腺素 E_1 10 μg，日 1 次，共 20 天，分次渐进性清除坏死组织，用盐水清洁创面，不同时期采用不同的敷料，如渗出液多时用吸收力强的藻酸盐敷料，上皮增长期用含有生长因子的敷料（优拓）。治疗 14 周，溃疡愈合。

病例 4　糖尿病足负压治疗

患者，女，63 岁，于 2015 年 3 月 21 日入院。主诉：口干、多饮、多尿 20 年余，左足溃烂 3 月余。患者自诉 20 年前无明显诱因下出现口干、多饮、多尿症状，每日饮水量大于 3000 ml，尿量明显增加，以夜尿增多为主，每晚 5～6 次，伴有多食易饥，无肢端麻木、皮肤瘙痒等症状，遂到当地医院就诊，发现血糖升高，具体血糖不详，诊断为糖尿病，予口服降糖药物治疗（具体不详），未监测血糖。3 个月前因左足热水烫伤后足背局部皮肤红肿水疱，继发左足多处溃烂，伴脓性分泌物，遂到当地医院住院治疗，诊断为"糖尿病、左糖尿病足感染坏疽"，予抗感染、胰岛素降糖、伤口护理等处理，并于 2015 年 3 月 19 日行左足第 2 趾截除术，但术后创面不愈合。

查体：生命体征平稳，心肺腹无特殊，左足背皮肤瘀黑肿胀，周边红肿，左足第 2 足趾缺如，左足大踇趾可见一溃疡面，面积约 2 cm × 1.5 cm，并形成一窦口贯通至足底，第 3 趾见一溃烂面，面积约 1.5 cm × 1.5 cm，窦口与第 1 踇趾趾根相通，表面无脓，有少量分泌物。双足背动脉搏动减弱。

实验室检查血常规：白细胞 7.86×10^9/L，粒细胞比率 58.8%；空腹血糖 10.9 mmol/L，早餐后 2 小时血糖 9.2 mmol/L，糖化血红蛋白 8.5%；血脂：正常；尿常规：尿糖（＋＋）；左足正斜片：左足诸骨普遍骨质疏松；第 2 趾骨缺如，其周围软组织萎缩；第 4、5 趾骨及跖骨均可见多发不规则骨质破坏吸收，第 4、5 跖骨伴骨膜层状增生，周围软组织肿胀，左足病变，符合糖尿病足改变。下肢 CTA 结果：两侧髂总动脉、髂内动脉、股动脉、腘动脉及各小腿动脉管壁多发混合斑块形成，局部管腔不规则轻微狭窄。

入院诊断：2 型糖尿病；左糖尿病足病（Wagner 4 级）；左足第 2 趾截除术后；糖尿病周围神经病变；糖尿病周围血管病变。

治疗如下。①抗感染治疗：根据细菌培养和药敏试验用药。②营养支持及对症治疗：针对低蛋白血症、贫血等营养不良或全身状况差患者需要加强营养支持治疗，尽可能将白蛋白提升至 30 g 以上，血红蛋白 90 g 以上。③血糖控制：胰岛素注射是控制血糖的主要治疗方法，选用胰岛素泵、一长三短或预混胰岛素等方法控制血糖，目标血糖控制在空腹小于 7 mmol/L，餐后 2 h 血糖小于 10 mmol/L。④改善神经及周围血供治疗：使用血管扩张药物改善肢端血供，周围神经病变患者联合神经营养药物治疗。⑤创面清创处理：本例患者左足第 2 趾截除后仍有死骨及坏死组织残留，转入骨科进行较为彻底的坏死组织清除和死骨刮除术。术后第三天转回内分泌科。⑥创面负压治疗：清创后形成一"V"字形创面，不能缝合，在患者转回内分泌科病房后第二天（术后第四天）开始伤口辅助闭合治疗（VAC），这一治疗方法的优势在于清除富含蛋白质的创面分泌物和坏死组织；同时引流创面及周围组织水肿；减少有害物质如乳酸的堆积；增加创面基底血流提高局部氧分压；改善细菌对抗生素的敏感性；刺激新生血管的形成，加速肉芽组织生成。经过

4 周治疗后创面肉芽组织生长良好，创面缩小闭合。

病例 5　干细胞移植治疗糖尿病足

患者，男，65 岁，因确诊 2 型糖尿病 3 年，左足第 3 趾坏疽 20 天收住入院。患者 1 年前出现双下肢发凉、疼痛伴跛行，以左下肢更为明显。

查体：左足第 3 趾远端发黑坏死，可见一面积约 1.5 cm×0.5 cm 的皮肤溃烂面，表面见浅黄色分泌物，边界可见黑色坏死组织，无触痛，局部无红肿，感觉末梢循环差。

治疗：入院后给予皮下注射胰岛素强化治疗控制血糖，大剂量前列腺素 E_1 和西洛他唑等治疗 2 周，不能控制病情。经充分论证后于 2004 年 8 月 15 日行自体骨髓干细胞移植及左足第 3 跖趾关节远端切除术。移植同时对足部坏疽进行彻底清创，切除坏死的左足第 3 跖趾关节远端，进行 I 期伤口缝合，术后 14 天拆线，伤口完全愈合。移植后无异常症状体征出现，外周血常规正常，心电图和肝肾功能无特殊改变，凝血时间正常，骨髓穿刺点伤口很快愈合。

第八章 糖尿病足的中医内治法

第一节 临床诊断

糖尿病足是糖尿病的一种慢性并发症，是由于糖尿病代谢紊乱、周围神经病变、血管病变、感染及烫、冻、烧、挤压伤等因素致皮肤、血管、神经肌肉、肌腱、骨骼损伤乃至坏死的慢性进行性病变，临床约96%发生在四肢末端，尤其以足为主，故称之为糖尿病足。本病属中医"消渴""脱疽""筋疽"等范畴，发病与湿、热、毒、气血凝滞、阴虚、阳虚、气虚有关，其病变趋势为：脉→皮→肌→筋→骨损害。本病临床分为湿性坏疽、干性坏疽、混合性坏疽三型。

一、发病机制与特点

糖尿病足为糖尿病的严重并发症之一，多发生于糖尿病的中后期，患者多年事已高，加之素体脾虚，从而导致脾的运化功能失司，肾精虚衰，诸阳无以化，阴无以形，致阴阳两虚、气血不足；"脓为气血所化生"，气血两虚，则肌肤失养，肉芽生长停滞，创面干枯，少脓或无脓生长。糖尿病性皮肤溃疡常常是"祛腐而腐不脱，腐脱而肌不生"。

二、传变规律

本病表现出来的证候复杂多变，总属本虚标实之证。初起多以虚为主；中期由于外邪内侵，正气尚存，正邪相争，以实为主；晚期多病程较久，耗伤正气，复以虚为主。在病位上主要涉及脾、肾两脏，这与消渴病日久，出现脾气不足、肾精枯竭的表现是一致的，同时也表明本病多发生于消渴病之后期。本病传变规律具体表现如下。

（一）正传

皮肤→皮下→肌肉→肌腱→骨。与大多数疾病的发展变化一样，本病亦遵循着由表及里、由浅入深的一般规律，即临床所见以缺血足为主，表现为患足凉麻痛、间歇性跛行、足背及胫后动脉未及搏动，此为气虚血瘀所致，仅限于皮肤损害，若加之外邪侵袭（外伤、足癣、挤压等），则可致皮肤破溃，日久正虚邪盛，深及于里，终致腱腐骨枯。

（二）逆传

肌腱→肌肉→皮下→皮肤。常中有变，犹如苹果、白菜"烂心"，临床上有些糖尿病足患者初期患足仅表现为肿胀，但并无破溃，随病情发展终至患足破溃难敛。观察发现，其多为在疾病初期患足内部的肌腱即已发生变性、坏死，此为脾气亏虚、肾精虚衰所致。

三、局部辨证

首辨患足未溃与已溃，未溃者询问是否存在间歇跛行，望患足皮色正常与否、趾甲情况以及色素沉着轻重程度、毳毛脱落与否，扪患足皮温偏高偏低、足背动脉及胫后动脉搏动情况。已溃者首辨创面再辨创周，创面和创周时而需要化整为零、区别对待，时而又需合二为一、统筹兼顾。

（一）创面辨证

1. 辨大小

就创面大小而言，创面外形口大肚小，则以创面辨证为主，着眼于创面肉芽生长情况（正气）与脓腐坏死组织情况（邪气）；反之，创面外形口小肚大，即乍一看觉得创面不大，但经器械探查得知，在正常皮肤之下的组织已经发生了分离，即"离核"，这就要求我们透过现象看本质，对此种创面大小的确切描述应该是以内部为准。

2. 辨深浅

就创面深度而言，探查时基本遵循表皮、真皮、肌肉、肌腱、骨骼这样一种由浅入深的进程辨别病位深浅。

3. 辨脓

创面干燥无脓，或脓液清稀色晦，多为气虚津亏或寒凝；脓液色红黄相间，质稠，无味，多为气血充盛，预后多良。

4. 辨创形

由于创面形状不一，愈后亦多有不同。创面规则，则上皮爬生多均匀；创面深或无自然缓冲带，直上直下，则上皮不易爬生，即使勉强爬上，也不均匀，易引起凹陷愈合，甚至会影响愈后功能恢复。有时创面经过一段时间的治疗后恢复进程停滞不前，肉芽发生纤维化，创面皮肤黑紫肿硬，局部形成"板结"，遇此种情形可以采取局部三棱针点刺放血疗法，以促进局部瘀血的消散，减缓其周围环境之张力，从而改善血液循环。

5. 辨痂皮

痂皮色淡黄，质略薄，触之略硬，中央凹陷，边缘稍稍翘起者，多为真性愈合，预后多良；痂皮色黑，质地干瘪，触之硬，多为实性坏疽，病灶多局限；痂皮色黑，质地厚重，触之软，多为痂下积脓，为假性愈合，早晚要将之除去，但掌握去除的时间尤为关键，痂皮紧贴，则需静候，待其软化；痂皮自行"漂浮"，则随时清剪，直至坏死完全脱落，代之以新生组织。操之过急与延误时机均不可取，动手过早，容易激发连锁反应，使得黑痂不断扩展；未及时切除，又会使坏死组织积蓄，累及周围组织，加重毒素吸收。

6. 辨肌腱及死骨

清除坏死肌腱一定要采取蚕食的方法，避免一次性大范围清创。大范围清创不但会破坏创面本身的稳定，而且会加重全身的负担。关于死骨的辨识亦非常重要，即一定要待其周围炎症得到控制，形成"围场"以后再考虑将之去除，用咬骨钳将死骨咬除，直至肉眼可见新鲜组织，且要保证所留截面粗糙，这样有利于形成一定坡度，利于新生肉芽生长及上皮组织爬生。

（二）创周辨证

要想做到辨证准确，就要结合创周辨证。

创周界限清晰多示正气尚足，正已胜邪，预后多良好；反之，界限不清，漫肿宣浮，则预后多凶。

创周色青多示寒凝阻络；色红多示热盛；色白多表明气血亏虚或寒凝；色暗或黑多示血瘀。皮肤粗糙多屑示血虚津亏。

创周压之疼痛多有积脓，病势迁延反复；压之不痛病变多局限，病情轻浅（神经感觉障碍者除外）。

总之，糖尿病足未溃者突出患足整体辨证，已溃者则以创面、创周辨证为主。我们在进行临床辨证时要掌握从广度和深度两个层面、纵向和横向两个角度进行局部辨证为主、全身辨证为辅，西医辨病与中医辨证相结合的诊断。

四、分期、分级与分型

（一）临床分期

糖尿病足发展进程可分为 3 期。

1. 早期

患肢麻木、沉重、怕冷、步履不便（间歇性跛行，即行走时小腿或足部抽掣痛，需休息片刻后才能继续行走）。患足皮色苍白，皮温降低，趺阳脉（足背动脉）搏动减弱。此期相当于西医的局部缺血期。

2. 中期

患肢疼痛加重，入夜尤甚，患者日夜抱膝而坐。患肢畏寒，常需厚盖、抚摩，剧烈静息痛。患足肤色暗红，下垂位明显，抬高立即变苍白，严重时可见瘀点及紫斑，足背动脉搏动消失。皮肤干燥无汗，毳毛脱落，趾甲增厚变形。舌质暗有瘀斑，苔薄白，脉沉涩。此期相当于西医的营养障碍期。

3. 晚期

患部皮色由暗红变为青紫，肉枯筋萎，呈干性坏疽。若遇邪毒入侵，则肿胀溃烂，流水污臭，并且向周围蔓延，五趾相传，或波及足背，痛若汤泼火燃，药物难解。伴有全身发热、口干纳呆、尿黄便结等症。经治疗后，若肿消痛减，坏死组织与正常皮肤分界清楚，流出薄脓，或腐肉死骨脱落，创面肉芽渐红，是为佳兆；反之，患部肿痛不减，坏疽向近端及深部组织浸润蔓延，分界不清，伴有发热寒战，烦躁不安，此为逆候。该病坏疽分为三级：一级坏疽局限于足趾或手指部位；二级坏疽局限于足跖部位；三级坏疽发展至足背、足跟、踝关节及其上方。此期相当于西医的坏死溃疡期。

（二）临床分级

糖尿病足中医临床分级可分为以下 6 级。

0 级：皮肤无开放性病灶。表现为肢端供血不足，颜色发绀或苍白，肢端发凉、感觉迟钝或丧失。肢端刺痛或灼痛，常伴有足趾或足的畸形等。

1 级：肢端皮肤有开放性病灶。如水疱、血疱、鸡眼或胼胝，冻伤或烫伤及其他皮肤损伤所引起的浅表溃疡，但病灶尚未波及深部组织。

2 级：感染病灶已侵犯深部肌肉组织。常有轻度蜂窝织炎，多发性脓灶及窦道形成，或感染沿肌间隙扩大，造成足底、足背贯通性溃疡或坏疽，脓性分泌物较多，足或趾皮肤灶性干性坏疽，但肌腱韧带尚无破坏。

3 级：肌腱韧带组织破坏。蜂窝织炎融合形成大脓腔，脓性分泌物及坏死组织增多，足或少数足趾干性坏疽，但骨质破坏尚不明显。

4 级：严重感染已造成骨质破坏、骨髓炎、骨关节破坏或已形成假关节，部分足趾或部分手指发生湿性或干性严重坏疽或坏死。

5 级：足大部分或全部感染或缺血，导致严重的湿性或干性坏疽，肢端变黑，常波及踝关节及小腿。

（三）临床分型

糖尿病坏疽分为 3 种。

1. 干性坏疽

干性坏疽是组织凝固性坏死加上坏死组织的水分蒸发变干的结果，大多见于四肢末端，常见于动脉粥样硬化、血栓闭塞性脉管炎和冻伤等疾患。此时动脉受阻而静脉仍通畅，坏死组织的水分少，再加上在空气中蒸发，病变部位干涸皱缩，呈黑褐色，与周围健康组织之间有明显的分界线。

2. 湿性坏疽

湿性坏疽是糖尿病足中较为常见的足部坏死现象。由于糖尿病患者的血管硬化、斑块形成，肢端神经损伤，血管容易闭塞，同时微循环受到破坏，坏死组织的代谢产物无法排出，长久堆积后，病变组织严重腐败菌感染，导致局部组织肿胀，有些患足呈暗绿色或污黑色。由于腐败菌分解蛋白质，产生粪臭素等，糖尿病足患者身上很容易发出恶臭味。

3. 混合性坏疽

混合性坏疽多为肢端某一部位动脉或静脉阻塞，血流不畅，引起干性坏疽，而另一部分合并感染化脓。简而言之，混合性坏疽是湿性坏疽和干性坏疽同时发生在同一个肢端的不同部位。

第二节 辨证治疗

糖尿病足在糖尿病的各个阶段均可以发病，与湿、热、火毒、气血凝滞、阴虚、阳虚或气虚有关，为本虚标实之证。故临证辨治要分清标本，整体辨证与局部辨证相结合，内治与外治相结合，以扶正祛邪为基本治则，具体应用时要根据正邪轻重和主次，或以祛邪为主，或以扶正为主。

一、常见证型

（一）气阴两虚、脉络瘀阻证

症状：患肢麻木、疼痛，状如针刺，夜间尤甚，痛有定处，足部皮肤暗红或见紫斑，或间歇性跛行，或患足肉芽生长缓慢，四周组织红肿已消。舌质紫暗或有瘀斑，苔薄白，脉细涩。趺阳脉弱或消失，局部皮温凉。

治法：行气活血，化瘀止痛。

方药：生脉饮（《内外伤辨惑论》）合血府逐瘀汤（《医林改错》）

加减。药用太子参、麦冬、五味子、桃仁、红花、川芎、当归、生地、赤芍、枳壳、地龙、川牛膝、黄芪。

加减：足部皮肤暗红，患肢皮肤发凉，加桂枝、细辛、延胡索；疼痛剧烈，加乳香、没药；瘀重加全蝎、水蛭。

（二）湿热毒盛证

症状：患足局部漫肿、灼热、皮色潮红或紫红，触之皮温高或有皮下积液、有波动感，切开可溢出大量污秽臭味脓液，周边呈实性漫肿，病变迅速，严重时可累及全足及小腿，舌质红绛，苔黄腻，脉滑数。跌阳脉可触及或减弱，局部皮温偏高。

治法：清热利湿，活血解毒。

方药：四妙勇安汤（《验方新编》）合茵栀莲汤（奚九一验方）加减。药用金银花、玄参、当归、牛膝、黄柏、茵陈、栀子、半边莲、连翘、紫花地丁、桔梗。

加减：热甚加蒲公英、冬青、虎杖，湿重加车前子、泽泻、薏苡仁，肢痛加白芍、木瓜、海桐皮。

（三）气血亏虚、湿毒内蕴证

症状：神疲乏力，面色苍黄，气短懒言，口渴欲饮，舌淡胖，苔薄白，脉细无力。患肢麻木、疼痛明显，夜间尤甚，足部皮肤感觉迟钝或消失，局部红肿，间歇性跛行，或见疮口脓汁清稀较多或足创面腐肉已清，肉芽生长缓慢，经久不愈。跌阳脉搏动减弱或消失。

治法：益气养血，清化湿毒。

方药：当归补血汤（《内外伤辨惑论》）合二妙散（《丹溪心法》）加减。药用生黄芪、当归、党参、土茯苓、贝母、黄柏、薏苡仁、天花粉、皂角刺。

加减：湿热明显加用牛膝、苍术；肢麻重加赤芍、桃仁、丹参、地龙活血通络；疼痛剧烈，加乳香、没药。

（四）肝肾阴虚、痰瘀互阻证

症状：腰膝酸痛，双目干涩，耳鸣耳聋，手足心热或五心烦热，肌肤甲错，口唇舌暗，或紫暗有瘀斑，舌瘦苔腻，脉沉弦。局部见病变已伤及骨质、筋脉。溃口色暗，肉色暗红，久不收口。

治法：调补肝肾，化痰通络。

方药：六味地黄丸（《小儿药证直诀》）加减。药用熟地、山药、山萸肉、丹皮、茯苓、三七粉、鹿角片、地龙、穿山甲、枳壳。

加减：若口干、胁肋隐痛不适，加生地、白芍、沙参；腰膝酸软、舌红少苔者，加用怀牛膝、女贞子、墨旱莲。

（五）脾肾阳虚、经脉不通证

症状：腰膝酸软，畏寒肢冷，耳鸣耳聋，大便溏，消瘦乏力，肌肤甲错，舌淡暗，脉沉迟无力或细涩。局部见足发凉，皮温下降，皮肤苍白或紫暗，冷痛，间歇性跛行或剧痛，夜间尤甚，严重者趾端干黑，逐渐扩大，溃口色暗，久不收口。跌阳脉搏动减弱或消失。

治法：温补脾肾，活血通脉。

方药：金匮肾气丸（《金匮要略》）加减。药用熟地、山药、山萸肉、黄精、枸杞、三七粉（冲）、水蛭粉（冲）、桂枝、制附子、地龙、穿山甲。

加减：肢端不温，冷痛明显，加制川乌、制草乌、木瓜；乏力明显，重用黄芪；大便干结不通，加肉苁蓉、火麻仁。

二、预防糖尿病足常用的中成药

糖尿病足的早期预防、早期治疗非常重要，针对糖尿病足0级进行干预性治疗，能够延缓其发展。不愿或不能长期服用中药汤剂者，可长期服用中成药物。局部出现红肿热痛尚未溃破者，可以采用清热解毒药物口服或外敷；瘀血者，可用活血化瘀丸药酒调敷于局部。

（一）活血通脉胶囊

【成分】水蛭。

【功能主治】破血逐瘀，活血散瘀，通经，通脉止痛。用于癥瘕痞块、血瘀经闭、跌打损伤及高脂血症。

【用法用量】口服，1次2～4粒，1日3次。

（二）活血止痛胶囊

【成分】当归、三七、乳香（制）、冰片、䗪虫、自然铜（煅）。

【功能主治】活血散瘀，消肿止痛。适用于跌打损伤，瘀血肿痛。

【用法用量】用温黄酒或温开水送服，1次6粒，1日2次。

（三）通塞脉片

【成分】黄芪、当归、党参、玄参、金银花、石斛、牛膝、甘草。

【功能主治】活血通络、益气养阴。用于轻中度动脉粥样硬化性血栓性脑梗死（缺血性中风中经络）恢复期气虚血瘀证，症状表现为半身不遂、偏身麻木、口眼歪斜、言语不利、肢体感觉减退或消失；用于血栓性脉管炎（脱疽）的热毒证。

【用法用量】口服，1次2~4粒，1日3次。

（四）痛血康胶囊

【成分】重楼、草乌、金铁锁、化血丹等。

【功能主治】止血镇痛，活血化瘀。用于跌打损伤，外伤出血，炎证以及胃、十二指肠溃疡引起的轻度出血。

【用法用量】口服，1次0.2g，1日3次，儿童酌减。外用，跌打损伤者取内容物适量，用75%乙醇调敷患处，1日1次。创伤出血者取药粉适量，直接撒患处。有条件情况下，清洗创面后再用。

（五）血塞通片

【成分】三七总皂苷。

【功能主治】活血祛瘀，通脉活络，抑制血小板聚集和增加脑血流量。用于脑络瘀阻、中风偏瘫、心脉瘀阻、胸痹心痛；脑血管病后遗症、冠心病、心绞痛属于上述证候者。

【用法用量】口服，1次2~4粒，1日3次。

（六）血塞通软胶囊

【成分】三七总皂苷。

【功能主治】活血祛瘀，通脉活络。用于瘀血阻滞所致的缺血性中风病（脑梗死）中经络恢复期，症见半身不遂、偏身麻木、口舌歪斜，言语謇涩等。

【用法用量】口服，1次0.1~0.2mg（1~2粒），1日3次。4周为1个疗程。

（七）糖脉康颗粒

【成分】 黄芪、生地、赤芍、丹参、牛膝、麦冬、黄精等。

【功能主治】 养阴清热，活血化瘀，益气固肾。用于气阴两虚血瘀所致的口渴欲饮、倦怠乏力、气短懒言、自汗、盗汗、五心烦热、胸中闷痛、肢体麻木或刺痛、便秘；2型糖尿病及并发症见上述证候者。

【用法用量】 口服，1次1袋，1日3次。

（八）新癀片

【成分】 肿节风、三七、人工牛黄、猪胆粉、肖梵天花、珍珠层粉、水牛角浓缩粉、红曲、吲哚美辛。

【功能主治】 清热解毒，化血化瘀，消肿止痛。用于热毒瘀血所致的咽喉肿痛、牙痛、痹痛、胁痛、黄疸、无名肿毒等症。

【用法用量】 口服，1次2~4片，1日3次，小儿酌减。外用，用冷开水调化，敷患处。

（九）二妙丸

【成分】 苍术（炒）、黄柏（炒）。

【功能主治】 燥湿清热。用于湿热下注、足膝红肿热痛、下肢丹毒、白带、阴部湿痒。

【用法用量】 口服，1次6~9 g（约1/2瓶盖，每20粒重1 g），1日2次。

三、现代研究

（一）辨证分型

糖尿病足是糖尿病长期患病的结果，在辨证上主要是实证和虚证，或者虚实夹杂。

（1）秦前刚认为糖尿病足在治疗中要以中医基础理论为纲，遵守辨证论治的原则，结合患者的临床表现将其分为5个分型：血瘀型、湿热下注型、热毒炽盛型、阴寒型、脾肾阳虚型。治疗方面：血瘀型以活血通络、化瘀止痛为主，方选丹参通脉汤加减，药用丹参、赤芍、川芎、鸡血藤、桑寄生、黄芪、牛膝、当归、郁金、地龙等；湿热下注型以清利湿热、活血化瘀为主，方选四妙勇安汤加减，药用山栀、黄柏、黄芩、金银花、玄参、连翘、当归、赤芍、苍术、牛膝、紫草、防风、甘草等；热毒炽盛型以清解热毒、化瘀凉血为主，方选四妙活血汤加味，药用蒲公英、紫花地丁、金银花、玄参、当归、丹参、乳香、没药、红花、黄芪、生地、牛膝、连翘、黄柏、黄芩、贯众、漏芦、防己等；阴寒型以温经散寒、通脉活血为主，方选当归四逆汤加减，药用鹿角霜、桂枝、熟附子、当归、丹参、鸡血藤、黄芪、赤芍、党参、王不留行、玄参、郁金、川牛膝、甘草等；脾肾阳虚型以健脾温肾、化瘀活血为主，方选补肾活血汤加减，药用熟地、桑寄生、续断、川牛膝、淫羊藿、狗脊、鸡血藤、当归、丹参、红花、补骨脂、陈皮、白术、茯苓、山药等。对 68 例患者进行辨证治疗，结果临床治愈、显效、有效数分别为 38 例、21 例、6 例，无效 3 例，总有效率 95.6%。

（2）魏汉林等认为中医药可用于治疗不同阶段的糖尿病足，遵循辨证原则，将其辨证为以下 3 型。①阳虚寒凝证。治疗原则为温阳补气、散寒通脉。具体药物如下：党参、炒白术、茯苓、生黄芪、肉桂、鹿角胶、川芎、当归、红花、熟地、山药、白及。强调温通为主。②热毒壅盛证。治疗原则为清解热毒、活血通络。具体药物如下：蒲公英、紫花地丁、野菊花、黄柏、黄芩、丹参、地龙、丹皮、赤芍、川牛膝、生大黄。强调此证不可过用苦寒之品，防止伤阴损阳。③阴虚血瘀证。治疗原则为滋养阴血、活血通络。具体药物如下：生地、玄参、天花粉、麦冬、当归、白芍、川芎、丹参、红花、地龙、太子参、白及。

（3）李亚廷认为糖尿病足的病机以气阴两虚为本，瘀阻、寒湿、火毒、湿热为标，临床上将糖尿病足患者分为瘀血内停型、寒湿阻滞型、湿热炽盛型、气阴两虚型。对 57 例糖尿病足患者进行分型论治，结果示 52 例治愈，3 例好转，2 例未愈，总治愈率达到 91.23%。具体治疗如下：瘀血内停型治以活血通络、理气化瘀为主，处方为川芎、桃仁、当归、生地、红花、赤芍、黄芪、白术、丹参、葛根、地龙；寒湿阻滞型治以温经通络、除湿散寒为主，处方为川乌、独活、赤芍、桂枝、当归、桑寄生、红花、川牛膝、续断、川芎、山茱萸、黄芪、山药、茯苓；湿热炽盛型治以清利湿热、化瘀解毒为主，处方为野菊花、当归、金银花、蒲公英、连翘、赤芍、白芍、土茯苓、黄连、丹皮、玄参；气阴两虚型治以养阴益气、化瘀生津为主，处方为茯苓、党参、白术、黄芪、当归、白芍、川芎、生地、丹皮、生甘草。

（4）黄晓华根据全身及局部表现将糖尿病足分为脾虚络阻型、热毒炽盛型、瘀血阻络型、肝肾亏虚型4型。结合各型的特征，分别施治。脾虚络阻型以参苓白术散加减以益气健脾、祛湿通络，方药如下：党参、茯苓、白扁豆、山药、砂仁、薏苡仁、陈皮、川芎、牛膝、丝瓜络；热毒炽盛型以四妙勇安汤加减以清解热毒、活血止痛，方药如下：金银花、玄参、赤芍、丹皮、紫花地丁、生地、白芷、地龙；瘀血阻络型以桃红四物汤加减以行气止痛、活血化瘀，方药如下：桃仁、红花、川芎、鸡血藤、当归、牛膝、柴胡、枳壳、黄芪；肝肾亏虚型以金匮肾气丸加减以补肾益肝、强筋壮骨，方药如下：熟地黄、山茱萸、山药、茯苓、丹皮、泽泻、肉桂、补骨脂、枸杞子、生黄芪、当归。

（5）张勇涛等对76例糖尿病足患者分4型辨证论治，具体治疗情况如下。阴阳两虚型15例，自拟归附达通汤加减（川芎、制附片、玄参、党参、当归、生黄芪、益母草、桂枝）治疗；湿热下注型25例，自拟清利达通汤加减（香附、薏苡仁、赤芍、黄柏、全蝎）治疗；热毒炽盛型24例，自拟解毒达通汤加减（金银花、紫花地丁、连翘）治疗；阴寒偏盛型12例，自拟温阳达通汤加减（鸡血藤、黄芪、桂枝、穿山甲珠、制附片、当归、怀牛膝、玄参、炙甘草）治疗。临床治愈30例（39.5%），好转39例（51.3%），无效7例（9.2%），总有效率为90.8%。

（6）李秋萍等对糖尿病足的辨证分型及治疗如下。①阴虚毒盛型，治以清热解毒、养阴活血，方以四妙勇安汤加减；②气虚血瘀型，治以益气通脉、活血化瘀，方以补阳还五汤加减；③瘀毒蕴结型，治以化瘀解毒、通络止痛，方以桃红四物汤合五味消毒饮加减；④湿热阻滞型，治以清热利湿、活血解毒，方以四妙散加减；⑤气血不足、余邪未清型，治以益气活血、托毒生肌，方以托里透脓散加减；⑥阳虚阴寒型，治以温阳散寒通脉，方以阳和汤加减。

（7）阙华发对糖尿病足的辨证分型及治疗如下。①湿热毒盛证，治以凉血清热解毒、和营利湿消肿，方用四妙勇安汤合四妙丸加减；②热毒伤阴证，治以和营活血、养阴清热解毒，方用顾步汤或四妙勇安汤和增液汤加减；③湿热瘀阻证，治以清热利湿、和营托毒，方用三妙丸、萆薢渗湿汤加减；④气虚血瘀证，治以益气活血、托里生肌，方用补阳还五汤、四君子汤合六味地黄丸加减。

（8）姚沛雨等总结了治疗糖尿病足临床10法，详情如下。①益气通络、活血化瘀，此法用于有气虚血瘀证候的初期糖尿病足患者，药用四君子汤加减；②健脾化湿、化痰逐瘀，此法用于糖尿病足初期有脾虚湿盛证候的患者，药用香砂六君汤加减；③滋阴清热、补肾行血，此法用于糖尿病足病程中期有阴虚火旺、瘀血阻络证候的患者，药用知柏地黄汤加减；④清热解毒、苦寒直折，此法用于糖尿病足病程急性期有热毒炽盛证候的患者，药用五味消毒饮加减；⑤清利湿热、化瘀排毒，此法用于糖尿病足急性期湿热毒盛的患者，相当于现代医学的湿性坏疽，药用四妙勇安汤合仙方活命饮加减；⑥温阳散寒、养血活血，此法用于糖尿病足患者因消渴日久，阴损及阳，阳气亏耗，阴寒内盛，血因寒凝，阳不外达四末的患者，药用阳和汤加减；⑦益气养血、托腐生肌，此法用于糖尿病足恢复期的患者，药用黄芪桂枝五物汤合八珍汤加减；⑧重视外治、辨证用药，传统医学对外治法有十分丰富的临床理论和经验，很多时候外治法比内治法见效更快、疗效更好，患者有更好的依从性。外治法应用的最佳时机在于发病初期，用自拟方糖痛外洗方治疗以散寒止痛、温经活络，外洗10～15天即有明显疗效；⑨中西合参、各取其长，临床中西医治疗糖尿病足各有所长，应取其长、避其短，中西医联合治疗比单一治疗疗效更好，起效更快；⑩健康教育，据《备急千金要方》言："治之愈否，属在病者。若能如方节慎，旬月而瘳，不自爱惜，死不旋踵……其所慎有三：一饮酒，二房室，三咸食及面。"消渴一病的善后调息非常重要，因此，糖尿病足的治疗和预防当从无并发症时开始。

（9）李治等将糖尿病足分为3型：阴血两虚证、寒凝血瘀证及湿热瘀阻证，主要运用四物汤合六味地黄汤加减、阳和汤或当归四逆汤加减、四妙勇安汤合顾步汤加减。

（10）王国强对糖尿病足患者进行调查，发现气阴两虚、脉络瘀阻型方用生脉散合血府逐瘀汤加减；湿热毒盛型和脉络瘀热型方用四妙勇安汤加减；气血亏虚、湿毒内蕴型方用当归补血汤合二妙散加减；湿热困脾、瘀血阻络型方用黄连温胆汤加减；肝肾阴虚、痰瘀互阻型方用六味地黄丸加减；脾肾阳虚、经脉不通型方用金匮肾气丸加减。

（11）王守民等辨证分型治疗糖尿病肢端坏疽患者如下。①寒凝血瘀，脉络阻滞型：选用黄芪桂枝五物汤和阳和汤加减；②湿热炽盛，瘀阻络脉型：选用四妙勇安汤加减；③气阴两虚，气滞血瘀型：选用内补黄芪汤加减。

（12）曾良驹等将糖尿病足病分为4型辨证论治。①气阴两虚兼瘀型：选用沙参麦冬汤、四阴煎等方剂。②阴虚热盛兼瘀型：选用生脉散、白虎汤、一贯煎等方剂。③痰湿化热兼瘀型：选用甘露消毒丹、二妙丸、五苓散等方剂。④阴阳两虚型：选用桃红四物汤、补中益气汤、金匮肾气丸等方剂。

（13）吴明志将糖尿病足分为3型。①气阴两虚，瘀血阻络型（轻度）：治宜益气养阴、活血通络、行气止痛，药用当归、黄芪、川芎、生地、赤芍、丹参、鸡血藤、牛膝、丝瓜络、桃仁、红花等。②热毒炽盛，湿热下注型（中度）：治宜清热利湿、活血止痛，药用当归、玄参、金银花、丹皮、苍术、黄柏、黄芩、牛膝、紫花地丁、连翘等。③气血亏虚，阴寒血凝型（重度）：治宜温阳散寒、活血通脉，药用白芥子、当归、鹿角胶、麻黄、丹参、桂枝、姜黄、赤芍、人参、桃仁、红花等。

（14）穆绪超等以中医辨证分型治疗糖尿病肢端坏疽46例。①寒凝血瘀，脉络阻滞型：方选黄芪桂枝五物汤合阳和汤加减。②湿热炽盛，瘀毒内结型：方选四妙勇安汤加减。③气阴两虚，津伤血瘀型：方选内补黄芪汤加减。结果：治愈18例，显效15例，好转10例，无效3例，总有效率93.48%。

（15）张庚阳等将糖尿病足按中医辨证分为气血两虚瘀阻证、脉络血瘀证、脉络瘀热证及气血两虚瘀阻证，分别对截肢肢体进行病理形态学观察。结果：13例患者中以脉络血瘀证，脉络瘀热证，气血两虚瘀阻证 3 型为多,提示糖尿病足中医辨证分型与病理形态学变化及病变特点具有一定的相关性。

(16) 史奎钧将糖尿病足病分为瘀血阻络、阳虚毒陷、湿热内蕴 3 型。①瘀血阻络型:方用补阳还五汤合丹参饮加减。②阳虚毒陷型:方用阳和汤合当归黄芪汤加减。③湿热内蕴型:方用四妙勇安汤合仙方活命饮加减。

(17) 张井芳将糖尿病足病分为以下 4 型。①寒凝血瘀,脉络瘀阻型:治以益气温阳、活血通脉,方用黄芪桂枝五物汤加减。②湿热下注,脉络瘀阻型:治以清热利湿、活血通络,方用四妙勇安汤加减。③热毒炽盛,阴虚血瘀型:治以清利解毒、滋阴活血,方用银花解毒汤加减。④气阴两虚、津伤血瘀型:治以益气养阴、托毒生肌,方用内托生肌散加减。治疗总有效率达 95%。

(18) 谢蓉鑫等在基础治疗及中药足浴的基础上联合中药内服协同治疗糖尿病足,根据证候表现将糖尿病足分为寒凝血瘀型、湿热毒盛型、热毒阴伤型及气虚血瘀型,分别给予黄芪桂枝五物汤加减、四妙勇安汤加减、四妙勇安汤合四妙汤加减、补阳还五汤加减,总有效率达 96.7%。

(19) 胡光勇等根据中医辨证原则治疗糖尿病足患者 78 例,总有效率为 93.6%。症见肢端凉、麻、痛,间歇性跛行,舌紫暗,脉涩,为脉络瘀阻证,方用阳和汤或桃红四物汤加减;症见患足肿胀,皮色红,扪之灼手,溃后脓少腐肉多,味臭秽,舌质红,苔黄燥或黄腻,脉细数,为阴虚毒蕴证,药用黄芪、当归、生地、白芍、麦冬、黄芩、石膏等;症见疮口难愈,腐肉难脱,新肉不生,伴纳差乏力,舌质淡,苔薄白,脉沉细无力,为气血两虚证,药用人参、白术、黄芪、熟地、当归、黄芩、穿山甲、皂角刺等。

(20) 于秀辰等将糖尿病足分为 3 型。①热毒炽盛型:治宜清热泻火解毒,以黄连解毒汤或四妙勇安汤加透脓之品。②湿热内蕴、肉腐成脓型:治宜清热利湿、活血通络,以四妙散加清热解毒、透脓之品。③气血亏虚、寒湿流注型:治宜补益气血、温阳散寒除湿,以当归补血汤合阳和汤加减。

（21）尹德海总结糖尿病足的辨证重点，认为应重视局部辨证，兼顾全身辨证。其将糖尿病足分6型，即血瘀阻络型，阳虚阴寒型，瘀毒阻络型，热毒炽盛型，湿热阻滞型和气血不足、余邪未清型。血瘀阻络型以补阳还五汤加味益气通脉、活血化瘀；阳虚阴寒型用温阳汤（药物组成：熟地黄、鹿角胶、肉桂、姜炭、白芥子、麻黄、甘草）温阳散寒，兼以通脉；瘀毒阻络型以四妙活血汤（药物组成：当归、赤芍、丹参、牛膝、忍冬藤、玄参、天花粉、虎杖、大血藤、甘草、穿山甲珠、制乳香、制没药）加减化瘀解毒、通络止痛；热毒炽盛型用五味消毒汤加味清热解毒凉血；湿热阻滞型用三妙散加减清热利湿、活血解毒；气血不足、余邪未清型用托里消毒汤或十全大补丸加减益气活血、托毒生肌。

（22）李晓燕将糖尿病足分3型辨证施治，配合清创及使用贝复济、湿润烧伤膏换药。寒湿阻滞型：治以温经通络、散寒除湿，药用桃仁、红花、当归、川芎、生地、赤芍、黄芪等。湿热炽盛型：治以清热利湿、化瘀解毒，药用金银花、蒲公英、野菊花、连翘、当归、赤芍、白芍等。气阴两虚型：治以益气养阴、化瘀生津，药用黄芪、党参、当归、白术、白芍、川芎、生地等。

（23）唐咸玉等将糖尿病足分为4型施治：气血亏虚、湿热内蕴型用当归补血汤加味；湿热下注、瘀毒阻络型用四妙散加减；毒热炽盛、络脉瘀阻型用四妙勇安汤加味；阳虚寒凝、痰瘀阻络型用补阳还五汤加减。总有效率达87.5%。

（二）分期论治

（1）阙华发根据"创面床准备"理论将糖尿病足溃疡分4期进行治疗。

黑期（组织坏死）：治宜和营活血、养阴清热解毒，方用顾步汤或四妙勇安汤合增液汤加减。

黄期（炎性反应期）：①湿热毒盛证，治宜凉血清热解毒、和营利湿消肿，方用四妙勇安汤合四妙丸加减；②湿热瘀阻证，治宜清热利湿、和营托毒，方用三妙丸、萆薢渗湿汤加减。

红期（肉芽增生期）：气虚血瘀证，治宜益气活血、托里生肌，方用补阳还五汤合人参养荣汤加减。

粉期（上皮化期）：治疗同"红期"。

在控制血糖、抗感染、纠正水电解质及酸碱平衡紊乱、积极支持疗法等全身治疗的基础上，以中药内治为主，配合外治法，治疗患者463例，总有效率为91.58%。

（2）阴永辉对一例有20年糖尿病病史的糖尿病足患者进行消、托、补三法兼施治疗，获得满意疗效。糖尿病足患者初期证属湿热下注，治疗本着"急则治其标"的原则，治以清热解毒、祛腐生新，以消法为主，予四妙勇安汤合五味消毒饮加减。治疗15天后，患者病情转化到中期，以托法为主，治以益气温阳，辅以托毒利湿，予阳和汤合四妙勇安汤加减。又治疗10天后，患者病情转化到后期，以补法为主，中药改以益气补血，辅以解毒利湿，予八珍汤合四妙勇安汤加减并敷以大黄油纱祛腐生肌，促进足底部溃疡面愈合。该患者治疗半年后好转出院。

（3）范冠杰等用中医分期辨治为主的综合疗法治疗糖尿病足，应用内治法时，将入选患者按照症状分为早、中、晚3期。早期患者属气阴两虚、脉络不和者用增液承气汤加味；阳虚血瘀者用四逆散加减。中期患者属气血亏虚、湿毒内蕴者用当归补血汤加味；热毒炽盛、胃肠结热者用四妙勇安汤加味；肝胆湿热者用龙胆泻肝汤加味。晚期患者属肝肾阴虚、痰阻血瘀者用六味地黄丸加减；脾肾阳虚、经脉不通者用右归丸加减。同时与654-2组作对照，取得了优于对照组的临床治疗效果。

（4）葛爱丽等根据糖尿病足以气阴两虚为本，寒湿、瘀阻、湿热火毒为标，瘀血贯穿始终的病机，将其病程分为初期、成脓、溃后3个阶段，以黄芪20g、桂枝30g、当归15g、生地15g、牛膝30g、丹参15g、川芎15g、水蛭15g为基础方，在益气养阴、活血化瘀治则的基础上根据分期加减用药治疗34例糖尿病足患者，有效率达88.2%。

（5）袁向明根据糖尿病足不同发展阶段的临床表现将其分为早期（去腐阶段）、中期（生肌阶段）、晚期（长皮阶段）。早期治以清热解毒、利湿消肿，方用黄连解毒汤合二妙散加减（黄连、黄芩、黄柏、山栀、牛膝、苍术、紫花地丁、黄花地丁等）；中期治以清热养阴、活血化瘀，方用四妙勇安汤加减（金银花、连翘、玄参、生地、甘草、当归、赤芍、丹参、血竭等）；晚期治以益气养血、活血生肌，方用八珍汤合补阳还五汤加减（黄芪、太子参、白术、茯苓、当归、赤芍、川芎、桃仁、地龙、炙甘草等）。临床治愈患者 23 例（71.9%），总有效率达 93.7%。

（6）刘奎增等将糖尿病足病分 3 期。早期：气阴两虚、脉络不和型用增液汤加减；阳虚血瘀型用四逆散加减。中期：气血亏虚、湿毒内蕴型用当归补血汤加减；热毒炽盛、胃肠结热型用四妙勇安汤加减；肝胆湿热型用龙胆泻肝汤加减。晚期：肝肾阴虚、痰阻血瘀型用六味地黄丸加减；脾肾阳虚、经脉不通型用右归丸加减。

（7）刘辉等将糖尿病足病分为早期、急性发作期和好转恢复期进行论治。先进行中药基础治疗，健脾化痰利湿用白术、苍术、陈皮、清半夏、胆南星、茯苓、瓜蒌、薤白等，祛瘀血用水蛭、三七、桃仁、红花、赤芍、川芎、山楂等，清热用黄连、生大黄、天花粉、玄参、蚕沙、金银花、忍冬藤、板蓝根等，益气养阴用生黄芪、太子参、生白术、生地、石斛、麦冬、沙参等。早期方选当归四逆汤合血府逐瘀汤加减。急性发作期热毒偏盛，方用四妙勇安汤合五味消毒饮加减；偏于气虚湿盛者，方用托里透脓汤合四妙丸加减。好转恢复期用八珍汤加减。均获良好疗效。

（8）常超将糖尿病足病分为 3 期：①湿热壅盛期，治以清热解毒、和营利湿、通经止痛，方用四妙勇安汤合草薢渗湿汤加减；②热毒缓解期，治以益气养阴、活血解毒，方用顾步汤加减；③恢复期，治以补气养血、和营通络，方用桃红四物汤合十全大补汤加减。结合抗生素，选用降糖药物以及局部清创治疗。治疗 30 例，治愈 24 例，好转 6 例，总有效率 100%。

（9）王云飞等将糖尿病足分为 2 期。急性期：治以清热利湿，活血通络，方用四妙勇安汤合四妙丸加减。缓解期：治以益气活血，托毒生肌，方用补阳还五汤合人参养荣汤加减。

（三）验方、专方

（1）谢海鹰报道，口服脑脉泰胶囊（含三七、银杏叶、当归、红花、丹参、鸡血藤等）对早期糖尿病足患者的肢端感觉、疼痛、皮肤温度、足背动脉搏动、踝肱指数变化均有明显改善。他认为脑脉泰胶囊作用机制可能与其活血化瘀、通络的作用有关。

（2）邢有东将 96 例糖尿病足患者随机分为治疗组 46 例，对照组 50 例，治疗组加用麝香活血胶囊（土鳖虫、麝香、牛膝、血竭、三七、桃仁、红花、豹骨、黄瓜子、骨碎补、川续断等）后总有效率为 93.5%（治疗 4 周），明显优于对照组 88.0%（$P < 0.05$）。

（3）沈霖等报道胡芦巴提取物对糖尿病足具有良好的疗效，认为其治疗作用的可能机制有：①胡芦巴总皂苷对原发病的控制，即对血糖的良好调节作用，是其治疗糖尿病足的基础；②胡芦巴总皂苷可以抑制血小板活化，减轻血管病变，是其治疗糖尿病足的重要机制之一；③胡芦巴及其提取物具有良好的抗炎作用，即通过抗炎机制改善糖尿病足的症状。

（4）许国峰的临床观察结果表明，应用改良仙方活命饮（黄芪20 g，当归 10 g，金银花 20 g，野菊花 20 g，连翘 15 g，天花粉 20 g，白芷 12 g，玄参 15 g，赤芍 10 g，穿山甲珠 10 g，皂角刺 10 g，制乳香 10 g，制没药 10 g，牛膝 15 g）及加减方（口干甚加沙参 20 g，麦门冬 20 g；便秘加生大黄 20 g 或番泻叶 20 g；发热加生石膏 20 g，知母 20 g）治疗糖尿病足溃疡经脉瘀阻、血行不畅者，能益气养阴、清热解毒并活血化瘀，治疗时间较单纯西药常规治疗明显缩短。

（5）杨琪认为消渴病日久迁延，伤及脾肾，致阴阳气血俱虚，气虚则无力推动血行，血脉瘀滞，不通则痛。治则健脾补肾、温阳养血、活血通络，成无己曰："手足厥寒者，阳气外虚，不温四末；脉细欲绝者，阴血内弱，脉行不利。与当归四逆汤主之。"故以当归四逆汤加味治疗。当归四逆汤加味可以改善糖尿病足患者临床症状、踝肱指数、下肢动脉血流动力学、神经传导功能，在下调纤维蛋白原、糖基化终末产物方面明显优于西洛他唑。

（6）张永青等运用阳和脱疽方治疗糖尿病足。2 组患者均予以基础治疗，对照组每天予丹参注射液加入 0.9% 氯化钠注射液中静脉滴注。治疗组予中药阳和脱疽方（药用：生黄芪、当归、川芎、赤芍、熟地、制乳香、制没药、丹参、地龙、肉桂、炮姜、白芥子、鹿角霜、牛膝）煎服，每天 1 剂，分 2 次服。疗程均为 60 天。结果：总有效率治疗组为 90.2%，对照组为 40.0%。

（7）丰哲等采用当归拈痛汤加味治疗糖尿病足。对照组采用降糖、换药、抗感染治疗；治疗组在此基础上口服当归拈痛汤加味治疗。药物组成：当归、防风、升麻、苍术、白术、苦参、陈皮、茵陈、黄芩、知母、葛根、羌活、川芎、猪苓、泽泻、黄芪、甘草。水煎，每天 1 剂，分 2 次服。结果：治愈率治疗组为 80.95%，愈显率为 97.62%；对照组治愈率为 39.53%，愈显率为 67.44%。

（8）张建强等以益气养阴、活血化瘀、托腐生肌、清热解毒为大法，用糖足康水丸（西洋参、黄芪、丹参、穿山甲、紫花地丁、知母等）治疗糖尿病足患者 80 例，疗程 2 个月，治愈 56 例，好转 20 例，无效 4 例，总有效率 95%。

（9）梁永清等以益气养阴、活血化瘀为治则，自拟脉炎冲剂（党参、黄芪、丹参、当归、甘草、白芍、牛膝、金银花、黄柏、茵陈、生地、山药、川芎）治疗糖尿病足 55 例。结果：治愈 40 例，显效 9 例，好转 3 例，无效 3 例，总有效率 94.5%。

（10）唐汉钧教授根据《素问·奇病论》所提出的"治之以兰"的原则，采用芳香醒脾化浊之品以除陈积之气，并伍以清热解毒之品，为糖尿病足溃疡自拟化浊降糖方：苍术 15 g，薏苡仁 15 g，白花蛇舌草 15 g，鹿衔草 15 g，石菖蒲 12 g，黄芩 12 g，金银花 12 g，苦丁茶 9 g，厚朴 9 g，白术 9 g，茯苓 9 g，姜半夏 9 g，陈皮 9 g，紫苏梗 9 g，砂仁 6 g，黄柏 6 g。临床随证加减，屡获良效。

（11）李振英等用中医结合内外合治的方法治疗糖尿病足 43 例。用西药控制血糖，控制感染，改善血液循环。中药内服活络通痹汤（熟地 18 g，黄芪 12 g，山茱萸 12 g，泽泻 9 g，丹皮 9 g，乳香 9 g，没药 9 g，地龙 12 g，牛膝 12 g，鸡血藤 30 g）内服，水煎服，每日 1 剂。外治清创引流，外敷生肌玉红膏（丹参、当归、紫草、血竭、蜂蜡、冰片、香油），结果：治愈26例，显效9例，有效2例，无效6例，总有效率86%。

（12）张志明以胰岛素控制血糖，有效抗生素控制感染，配合脉络宁、山莨菪碱、精制蝮蛇抗栓酶注射液，中医治疗以清热活血、托里排脓为治则，方用托里消毒散加减（金银花、黄芪、苦地丁、川芎、天花粉、生地、麦门冬、白芷、玄参、牛膝、黄柏、皂角刺）。外治行彻底清创手术。结果：治疗36例，全部治愈，总有效率100%。

（13）闫庆旭等在西药控制血糖及感染的同时，内服中药汤剂（当归、川芎、三七、血竭、乳香、没药、丹参、延胡索、水蛭、香附），并予中药外洗患处基本方（当归、赤芍、川芎、红花、桃仁、牛膝、乳香、没药、鸡血藤、丹参、玄参、地龙、血竭、金银花、儿茶）。结果：总有效率91.7%。

（14）秦海光、张宗华、何长杰总结上海的唐汉钧教授采用芳香醒脾化浊之品以除陈积之气，并伍以清热解毒之品的经验，自拟治疗糖尿病足溃疡的化浊降糖方：苍术、薏苡仁、白花蛇舌草、鹿衔草各15g，石菖蒲、黄芩、金银花各12g，苦丁茶、厚朴、白术、茯苓、姜半夏、陈皮、紫苏梗各9g，砂仁、黄柏各6g，临证加减屡见实效。

（15）刘玉坤等应用愈足胶囊（三七、血竭、延胡索、蜈蚣、丹参、自然铜、大黄、当归、川芎、白芍、鹿角胶、龟板胶、黄精、黄芪、杜仲、牛膝、肉桂等）治疗糖尿病足患者49例，总有效率达93.9%。

（16）马平均等运用自拟解毒化瘀汤治疗糖尿病足97例。基本方：大黄、黄连、金银花、连翘、桃仁、赤芍、壁虎、地龙、穿山甲、水蛭、全蝎、延胡索、红花、丹参、当归、川芎、蜈蚣。结果：治愈57例，显著好转26例，好转8例，无效6例，总有效率93.81%。

（17）张东萍等运用茵栀汤治疗糖尿病足34例。基本方：茵陈40g，栀子40g，黄连15g，黄芩15g，制大黄8g，泽兰12g，陈皮12g，甘草10g。对照组28例，根据伤口细菌培养选用敏感抗生素治疗。结果：治疗组总有效率为85%，对照组总有效率为79%，两组比较差异无统计学意义（$P>0.05$）。

（18）邓伟明等运用仙方活命饮加减治疗糖尿病足 36 例。基本方：金银花 15 g，皂角刺 15 g，乳香 6 g，没药 6 g，当归尾 10 g，天花粉 15 g，浙贝母 15 g，白芷 10 g，赤芍 15 g。兼气虚加党参、黄芪；阴虚加生地、龟板；血虚改当归尾为当归，加鸡血藤；阳虚加桂枝、鹿角霜；热毒甚加蒲公英、紫花地丁、野菊花；疼痛明显加延胡索、蜈蚣等。结果：治愈 9 例，显效 13 例，有效 13 例，无效 1 例，总有效率 97.22%。

（19）赵立新运用桃红四物汤加味治疗糖尿病足 58 例。基本方：桃仁、红花、生地各 12 g，当归、川芎、天花粉各 15 g，赤芍、川牛膝各 18 g，鸡血藤 30 g，穿山甲 24 g，陈皮 10 g。局部发热红肿甚加金银花 24 g，蒲公英 24 g，丹皮 10 g；四肢不温加桂枝 10 g；脓多加黄芩 12 g，黄柏 10 g；溃疡久不收口者加黄芪 30 g，白术 12 g。结果：显效 24 例，有效 28 例，无效 6 例，总有效率 89.7%。

（20）李晶晶等运用糖足方治疗糖尿病足 52 例。基本方：黄芪 20 g，生地 15 g，当归 10 g，川牛膝 15 g，莪术 10 g，玄参 12 g，虎杖 15 g。另设西药组 51 例，用 654-2 针 20 mg 加 0.9% 氯化钠注射液 500 ml 稀释后静脉滴注，每日 1 次。结果：糖足方组治愈 27 例，好转 19 例，无效 6 例，治愈率 51.92%，总有效率 88.46%；西药组治愈 13 例，好转 20 例，无效 18 例，治愈率 25.49%，总有效率 64.70%。两组治愈率、总有效率比较差异均有统计学意义。

（21）钱少兵运用四妙五味饮治疗糖尿病足 35 例。基本方：紫背天葵、当归、紫花地丁各 10 g，怀牛膝、金银花各 15 g，玄参、蒲公英各 12 g，野菊花 30 g，生甘草 6 g。对照组 34 例，用山莨菪碱 20 mg 加 0.9% 氯化钠注射液及复方丹参注射液 16 ml 加 0.9% 氯化钠注射液 250 ml 静脉滴注，有外科指征者采取外科局部处理。结果：观察组治愈 15 例，显效 12 例，有效 5 例，无效 3 例，总有效率 91.43%；对照组治愈 7 例，显效 6 例，有效 13 例，无效 8 例，总有效率 76.47%。两组疗效比较差异有统计学意义（$P<0.05$）。

（22）唐基楠等运用活络效灵丹加味治疗糖尿病足 53 例。基本方：

当归30 g，丹参15 g，乳香15 g，没药15 g，川芎15 g，牛膝15 g，穿山甲15 g，水蛭6 g。若寒象明显，舌淡，苔薄白，脉沉迟，酌加熟附子10 g、桂枝10 g、党参20 g、黄芪30 g；若血瘀明显，舌质紫黯或有瘀斑，脉弦涩，酌加鸡血藤30 g、桑寄生30 g、郁金10 g、赤芍30 g；若热象明显，舌苔黄或腻，脉滑数，酌加金银花30 g、紫草10 g、黄柏15 g；若虚象明显，舌淡，脉沉细，酌加熟地黄30 g、续断15 g、补骨脂15 g、怀山药15 g；有溃疡者创面清洗后外用生肌玉红膏。结果：临床痊愈23例，显著好转17例，进步10例，无效3例。临床治愈率43.4%，总有效率94.34%。

（23）周观彦等以北黄芪20 g、山药20 g、党参12 g、丹参12 g、当归10 g、红花10 g、川芎10 g为基础方治疗糖尿病足，阴虚者加以沙参、麦冬、生地，气阴两虚者佐以枸杞、五味子、西洋参，阴阳俱虚者加用沙苑子、菟丝子、黄精。总有效率为97.22%。

（24）王秀芝运用四妙糖足康治疗糖尿病足43例。药物组成：黄芪60 g，生地15 g，赤芍15 g，白芍15 g，玄参12 g，当归15 g，牛膝30 g，桃仁10 g，丹参15 g，葛根20 g，地龙9 g，穿山甲珠12 g，金银花30 g，黄柏9 g，水蛭6 g。随证加减：痛甚加细辛3 g、制乳香6 g、制没药6 g、延胡索15 g；湿热内蕴加苍术15 g、黄连15 g；热毒炽盛加连翘15 g、蒲公英20 g、紫花地丁15 g；肢体发凉加桂枝12 g、威灵仙15 g、肉桂9 g；新肉不生、久不收口加白及12 g、鹿角胶（烊化）9 g、党参30 g。日1剂，水煎2次取汁300 ml分2次口服。对照组32例予盐酸川芎嗪注射液160 mg加入0.9%氯化钠注射液250 ml中，每日1次静脉滴注。2组均4周为1个疗程。结果：治疗组总有效率83.72%，对照组总有效率68.75%，两组比较差异有统计学意义（P<0.05）。

（25）李云霞运用益气活血通络法治疗糖尿病足50例。药物组成：黄芪30 g，党参10 g，桃仁10 g，红花10 g，赤芍10 g，络石藤15 g，忍冬藤15 g，鸡血藤30 g，川芎10 g，郁金150 g，枳壳10 g，香附9 g，延胡索12 g。临床随证加减：寒凝血脉加附子、肉桂；阴虚加玄参、生地；湿热蕴毒明显加蒲公英、金银花、紫花地丁、黄柏；痛甚加没药、乳香等。上药水煎取汁300 ml分2次温服，每日1剂，30天为1个疗程，休息 3 天，进行下 1 个疗程，共 3 个疗程。结果：治愈 16 例，显效 16 例，有效 14 例，无效 4 例，总有效率 92.1%。

（26）高如宏等运用自拟消渴通脉方治疗糖尿病足 32 例。药物组成：山茱萸 12 g，金樱子 30 g，黄精 15 g，人参 6 g，黄芪 30 g，山药 30 g，葛根 30 g，丹参 20 g，鸡血藤 20 g，地龙 12 g，川芎 10 g。每日 1 剂，水煎服。结果：总有效率 93.75%。

（27）邓宝春以补阳还五汤加味为基本方（生黄芪、川芎、地龙、牛膝、桃仁、红花、赤芍、当归、五味子、麦门冬、葛根、鸡血藤），随证加减治疗糖尿病足 63 例。结果：总有效率 90%。

（28）刘润科自拟当归活血汤（当归 50 g，赤芍 50 g，丹参 30 g，红花 10 g，玄参 100 g，忍冬藤 100 g）为主，随证加减治疗糖尿病足 31 例。结果：临床治愈 25 例，好转 6 例，总有效率 100%。

（四）中药制剂与中成药

1. 葛根素注射液

葛根素注射液的主要成分为黄酮类化合物，具有改善微循环和抗血小板聚集等作用。徐凤梅、李春明应用葛根素注射液治疗 80 例糖尿病足患者，在常规治疗的基础上，用葛根素注射液 400 mg 加入生理盐水 250 ml 中静脉滴注，1 次/天，连用 3 周，并予脉络宁 20 ml 加入生理盐水 250 ml 对照。结果：治疗组治愈 35 例，有效 4 例，无效 1 例，总有效率为 87.5%。对照组治愈 24 例，有效 9 例，无效 7 例，总有效率 82.5%。

2. 灯盏花注射液

灯盏花素注射液是以灯盏花素为主要成分的中药制剂，它对蛋白酶 C 有很好的抑制作用，可扩张微血管，改善血管痉挛和微循环等，具有明确的抗凝、降低血液黏度等作用。许文灿等应用灯盏花素治疗糖尿病足 30 例，在常规治疗的基础上，用灯盏花素注射液 40 ml 加入 250 ml 生理盐水中静脉滴注，1 次/天，连用 1 个月，有效率为 87%，患者下肢动脉血流动力学，肌电图，血液流变学亦有较好改善。

3. 脉络宁注射液

脉络宁注射液是由牛膝、玄参、石斛、金莲花等提取物制成的中药制剂，具有抑制血小板聚集和降低血液黏度、减少血栓形成、扩张微血管、增加血流量、改善微循环等作用。廉波等对 32 例糖尿病足患者在降血糖、抗感染治疗的基础上予脉络宁 20～30 ml 加入 250 ml 生理盐水中静脉滴注，1 次/天，另取前列腺素 E₁ 60～120 μg 加入 250～500 ml 生理盐水静脉滴注，1 次/天，滴速 <40 滴/分钟，14 天为 1 个疗程。治疗 2 个疗程后，与治疗前相比，患者空腹血糖、餐后 2 h 血糖、糖化血红蛋白均有明显下降，血液流变学指标降低，下肢溃疡愈合，总有效率 90.63%。

4. 川芎嗪注射液

川芎嗪注射液由中药川芎的提取物制备而成，具有抗血小板聚集和解聚、扩张小动脉、改善微循环和活血化瘀等作用。司谦、李青等将 360 例糖尿病足患者平均分成治疗（A）组和对照（B）组，A、B 两组均进行控制血糖，抗感染治疗，并给予川芎嗪 160 mg，配合 654-2 注射液 10 mg 股动脉注射，1 次/天，2 周为一个疗程。结果：A，B 两组总有效率分别为 88.33%、48.33%（$P < 0.01$）。

张砚华运用川芎嗪治疗糖尿病足 40 例。基础治疗：良好的饮食控制，每日注射胰岛素控制血糖（以空腹血糖 6～7 mmol/L，餐后 2 h 血糖 6～9 mmol/L 为控制标准），局部有脓肿或坏疽者手术切开引流或清除坏死组织；根据坏疽物或脓液培养结果选择有效抗生素控制感染，禁用其他抗凝、扩血管、降脂和影响肝肾功能的药物。川芎嗪 120 mg 加 0.9% 氯化钠注射液 250 ml，每日 1 次缓慢静脉滴注，连用 3 周。结果：显效 35 例，有效 4 例，无效 1 例，总有效率 97.5%。

5. 湿润烧伤膏

湿润烧伤膏是由黄芩、黄连、黄柏等中药加工而成。具有清热解毒、活血化瘀、去腐生肌止痛等作用。张结妹和张惠玲对 30 例 DF 患者进行创面清洁后，用红外线照射 0.5 小时，2 次/天，并将湿润烧伤膏均匀地涂于创面，厚度约 1 mm，4 次/天，结果治愈率为 80%，总有效率 93.3%。

6. 红花注射液

谢菁运用红花注射液治疗糖尿病足溃疡 60 例。基础治疗：常规糖尿病饮食；控制血糖应用皮下注射胰岛素或安装胰岛素泵，以控制空腹血糖 6～7 mmol/L、餐后 2 h 血糖 7～9 mmol/L 为理想目标；病足溃疡面作外科清创；根据溃疡面分泌物做细菌培养和药敏试验选用敏感抗生素抗感染；同时给予甲钴胺 500 μg，1 次/天肌肉注射；山莨菪碱 20 mg 加入 0.9% 氯化钠注射液 250 ml 中缓慢静脉滴注，1 次/天；红花注射液 60 ml 加入 0.9% 氯化钠注射液 250 ml 中静脉滴注，1 次/天。4 周为 1 个疗程。结果：显效 30 例，有效 21 例，无效 9 例，总有效率 85.0%。

7. 金纳多注射液

金纳多注射液由银杏叶的提取物制备而成，含有银杏黄酮苷、银杏内酯和白果内酯。具有清除自由基、拮抗血小板活化因子、调整血管张力、抑制血管壁的通透性、改善血液流变学、保护组织免受缺氧的损害等作用。治疗 32 例糖尿病足患者，将金纳多 87.5 mg 稀释于 250 ml 生理盐水中静脉滴注，1 次/天。结果：有效率为 87.5%，且副作用少。

8. 参麦注射液

参麦注射液由人参、麦冬组成。主要有效成分为人参皂苷、麦冬皂苷。具有调节免疫、增强网状内皮系统吞噬功能、提高患者对感染的抵抗力等作用。对 25 例糖尿病足患者予参麦注射液 60 ml 加入生理盐水 500 ml 中静脉滴注，1 次/天，14 天为 1 个疗程，总有效率为 88%。

9. 复方丹参注射液

复方丹参注射液每毫升内含生药丹参、降香各 1g。具有降低血液黏度、提高神经传导速度等作用。将 72 例糖尿病足患者随机平分为两组，一组常规治疗，另一组加用复方丹参注射液，从 10 g 开始，增加 2～4 g/天，至 30 g/天，加入生理盐水中静脉滴注，共 1 个月。结果，与常规组相比，复方丹参注射液组的运动神经传导速度、感觉神经传导速度显著加快（$P < 0.01$）；血液黏度明显下降（$P < 0.01$）；总有效率分别为 97% 和 86%，差异有显著性（$P < 0.05$）。

10. 刺五加注射液

刺五加注射液有效成分含总黄酮、异嗪吡啶、丁香苷、刺五加苷等，具有扩张血管、抑制血小板聚集、改善血液流变等作用。对 26 例糖尿病足患者予刺五加注射液 60 ml 加入生理盐水 250 ml 中静脉滴注，1 次/天，14 天为 1 个疗程，间隔 7 天后行第 2 个疗程，2 个疗程后观察疗效。结果：总有效率为 92.0%；患肢溃疡大小、新鲜肉芽生成、麻木长度及踝肱指数均明显改善。个别患者出现皮肤瘙痒，未作特殊处理，3 天后症状消失。

11. 血塞通注射液

血塞通注射液含有多种三七皂苷，具有抑制血小板聚集和增加脑血流量等作用。对 36 例糖尿病足患者在常规治疗的基础上，予血塞通注射液 400 mg 加入生理盐水中静脉滴注，1 次/天。结果：总有效率为94.4%，高于常规疗法（$P < 0.05$）；在溃疡愈合、血液黏度下降方面亦优于常规疗法（$P < 0.01$）。

12. 路路通注射液

路路通注射液是对三七总皂苷进一步精制提纯而成的制剂。具有活血化瘀、通络止痛之功效，能扩张血管，改善血液循环，降低血液黏度，抑制血小板聚集。对 20 例糖尿病足患者在常规治疗的基础上，予路路通注射液 20 ml 加入生理盐水 250 ml 和哌拉西林 5 g 加入生理盐水 250 ml 中分别静脉滴注，1 次/天，15 天为 1 个疗程，总有效率为90%。

13. 黄芪注射液

黄芪注射液是由黄芪提取制成的灭菌水溶液。具有抗毒排脓、生肌止血的作用，还可加强毛细血管抵抗力，扩张血管，改善血液循环，使坏死组织细胞恢复活力。糖尿病足患者用黄芪注射液 20 ~ 40 ml 外敷溃疡局部，持续 2 ~ 3 h/次，1 ~ 3 次/天，能在一定程度上缩短溃疡愈合时间，提高治愈率。

14. 注射用蝮蛇抗栓酶

蝮蛇抗栓酶是从蝮蛇毒中提取、纯化的精氨酸酶制剂，具有溶栓、抗凝、扩血管和改善微循环等作用。对 33 例糖尿病足患者在与对照组相同治疗方法的基础上，予蝮蛇抗栓酶 1.0 IU 加入生理盐水 250 ml 中静脉滴注，1 次/天；山莨菪碱 10 mg 加入 5% 葡萄糖液 250 ml 中缓慢静脉滴注，1 次/天，连用 3 周。结果总有效率84.9%，高于对照组（$P <$

0.01），且无明显不良反应。

15. 玉红膏

玉红膏主要由当归、白芷、甘草、紫草等组成，具活血祛腐、解毒消肿、止痛生肌等作用。对 19 例糖尿病足患者用玉红膏局部换药，每天或隔天 1 次，并予补阳还五汤加减方煎剂口服，总有效率 94.1%。

16. 五妙水仙膏

五妙水仙膏的主要成分有黄柏、紫草、五倍子、生石灰等。具消炎解毒、祛腐生新、收敛杀菌、消除组织增生之功。对 30 例糖尿病足患者用五妙水仙膏局部清创，祛除坏死、感染组织。结果：显效 29 例，有效 1 例，总有效率 100%。

17. 龙血竭胶囊

龙血竭胶囊主要成分是龙血竭黄酮、龙血竭甾体皂苷。有降低血液黏度、抑制血小板聚集和血栓形成、改善微循环、降低毛细血管通透性等作用。对 18 例糖尿病足患者口服一定量的阿司匹林、654-2 及肌注甲基维生素 B_{12} 后，再口服龙血竭胶囊 0.3 g × 4 粒，3 次/天；另在清创后，用生理盐水清洗及用适量龙血竭胶囊内容物敷患处，1 次/天。经治 2~4 周，5 例好转，10 例痊愈，未见不良反应。

18. 六神丸

六神丸由牛黄、珍珠、麝香、冰片等制备而成。具有清凉解毒、消炎止痛之功效。对 2 例糖尿病足患者首用生理盐水清洗溃疡面，继用六神丸适量醋调成稀糊状搽患处，2 次/天。结果：1 例治疗 10 天，另一例治疗 25 天后，溃疡面均结痂、脱落而愈。

19. 速效救心丸

速效救心丸的主要成分为川芎嗪，能抑制血管收缩、改善微循环状态等。舌下含服速效救心丸 4~6 粒/次，3 次/天，能预防和治疗糖尿病足，且无毒副作用及耐药性。

总之，上述中药制剂及中成药治疗糖尿病足作用确切，效果显著，副作用小。但糖尿病足是糖尿病患者的严重并发症，病程长，病情复杂，因此临床选择治疗糖尿病足的中成药时，应充分考虑患者的具体情况以及药物之间的相互作用等因素。

第三节 病案举隅

一、分型论治

李为贵等将糖尿病足分为瘀血阻络证、阳虚寒凝证、气血亏虚证三大证型，中医辨证后分型论治，临床效果良好。

（一）瘀血阻络证

此证发病急，短期内可见患肢发凉麻木，酸楚作痛，痛有定处，痛如针刺。舌紫暗或有瘀斑，苔薄白。脉弦细涩。治法：行气活血，化瘀通络止痛。方药以血府逐瘀汤加减。

彭某，男，57岁，2012年10月4日初诊。初诊主诉：突发双下肢水肿、皮肤溃烂、色素沉着1天。既往有2型糖尿病6年余，长期服用降糖药，血糖时有波动。现患肢发凉，麻木不仁，酸楚疼痛，痛有定处，间歇性跛行，足部皮肤暗红。诊见双下肢中度水肿、双足背皮肤红赤溃烂，压痛（+）。舌质暗、有瘀斑，苔薄白，脉沉细。中医诊断为阴疽，西医诊断为糖尿病足。证属瘀血阻络证。处方：桃仁10 g，红花4 g，当归9g，生地12 g，桔梗6 g，川芎6 g，赤芍9 g，黄芪20 g，牛膝6 g，延胡索6 g。治疗后患者双下肢水肿消退，皮肤溃烂、色素沉着明显减轻，诸症状缓解。

（二）阳虚寒凝证

此证多在瘀血阻络的基础上发生。常见形寒怕冷，患肢困重冷痛，夜间尤甚，舌淡胖，苔薄白，脉沉迟细。治法：温阳补虚，温经散寒通络。方药以阳和汤加减。

殷某，女，71岁，2013年8月9日初诊。初诊主诉：反复双下肢水肿1月，复发加重3天。既往有糖尿病史8年余，一直规律服用降糖药，病情控制较为平稳。现症见患肢发凉，触之皮温降低，畏凉喜暖，皮肤苍白，遇冷则痛，得热则舒，午后患肢肿胀，且有沉重感，趾间及足底部溃烂流脓血，周围有小水疱。舌色淡胖，苔薄白，脉沉细而迟。中医诊断为脱疽，证属阳虚寒凝证。西医诊断为糖尿病足。处方：桂枝6g，麻黄6g，白芥子10g，姜黄9g，生甘草6g，桃仁6g，红花6g，川芎12g，赤芍9g，当归12g，熟地15g，鹿角胶9g。治疗后患者双下肢水肿明显减轻，趾间及足底部溃烂减轻，诸症状缓解。

（三）气血亏虚证

此证多见于糖尿病足后期，发病缓慢，临床可见：面色苍白或微黄，神疲乏力，少气懒言，心悸失眠，舌淡，苔白，脉虚弱。治法：益气补血，活血通络。方药以四君子汤合四物汤加减。

罗某，女，73岁，2014年2月17日初诊。初诊主诉：双下肢水肿3月余，右侧足大趾疼痛发黑。患2型糖尿病9年余。2014年四肢多普勒示：右下肢动脉硬化并梗阻。症见肢体麻木不仁，肢凉刺痛，以下肢为著，入夜疼痛加剧，得温痛减，遇寒加重，面色㿠白，自汗气短，神疲倦怠，夜尿多，口干喜饮，纳差。舌质淡，苔白。脉虚细无力。中医诊断为水肿、筋疽，证属气血亏虚证。西医诊断为2型糖尿病、糖尿病足。处方：人参30g，白术15g，云苓15g，当归15g，川芎12g，白芍12g，熟地15g，甘草6g。

外用药方：桂枝12g，细辛3g，桃仁9g，红花9g，川芎9g，赤芍9g，当归9g，鸡血藤9g，水蛭6g，乳香6g，没药6g。治疗后患者双下肢水肿明显减轻，趾间及足底部疼痛减轻，坏疽局部分泌物明显减少，部分肉芽新生，诸症状缓解。

二、分期论治

根据消渴三期病机辨证及其并发症的变化发展规律，岳仁宋将糖尿病足分为三期，即早期、中期和晚期，进行分期论治。

（一）早期

樊某，女，67岁，2009年3月24日初诊。糖尿病史5年，平素以优泌林70/30（精蛋白锌重组人胰岛素混合注射液）治疗，空腹血糖波动在 5.0 ~ 6.1 mmol/L，餐后血糖在 10.2 ~ 11.5 mmol/L。诉双下肢疲乏无力，踏棉感伴有肢端麻木。刻诊：形体偏瘦，双下肢皮肤菲薄、干燥，足大趾外翻畸形，舌质暗，苔白，脉弦细。诊断：2 型糖尿病，糖尿病足（0 级）。

辨证：气血亏虚，肌肤失养。治宜益气养血，活血通痹。处方：黄芪 30 g，白芍 15 g，桂枝 10 g，鸡血藤 30 g，怀牛膝 15 g，丹参 15 g，桑枝 15 g，当归 15 g，大枣 15 g，炙甘草 6 g。水煎服，日 1 剂。7 剂后诸症缓解，复查餐后 2 h 血糖 8.9 mmol/L，继用前方化裁服两周后，诸症明显好转，继服数剂以巩固疗效，定期复查血糖，随访半年，空腹血糖正常，餐后血糖 7.5 ~ 9.0 mmol/L，自觉无明显不适。

按语： 此期患者多表现为下肢末梢神经病变，患足或虫蚁感、踏棉感，或麻木不仁。针对此期气血两虚、络脉不和的病机，我们以益气通经、和血通痹为治疗大法。依据《金匮要略·血痹虚劳病脉证并治》"血痹阴阳俱微，寸口关上微，尺中小紧，外证身体不仁，如风痹状，黄芪桂枝五物汤主之"的论述，此期常以黄芪桂枝五物汤为基础方，取黄芪甘温益气补虚；桂枝散风寒而温经通痹；白芍养血和营而通血痹，诸药相协，温、补、通、调并用，共奏益气和营、活血通痹之功。

（二）中期

冯某，男，50 岁，2009 年 5 月 14 日初诊。糖尿病史 10 年，口服药物控制血糖，餐后血糖控制不佳。该患者双足趾阵发性疼痛麻木、行走不便 1 月余，双下肢多普勒血流图提示：双侧胫后动脉、足背动脉、右足第一趾动脉轻微狭窄。刻诊：神清神疲，面色萎黄，形寒肢冷，气短乏力，足背动脉搏动减弱，双足趾触之冰冷，皮色苍白，舌淡，苔薄白，脉弦细。诊断：2 型糖尿病、糖尿病足（0 级）。

辨证：血虚寒凝、经脉瘀阻。治宜温经散寒，养血通脉。处方：当归 15 g，桂枝 15 g，川芎 15 g，白芍 15 g，通草 6 g，细辛 6 g，大枣 15 g，黄芪 30 g，路路通 30 g，怀牛膝 15 g，干姜 10 g，炙甘草 6 g。共 6 剂，日 1 剂，水煎服。5 月 20 日二诊：患者诉疼痛麻木减轻，足趾稍温，原方化裁继服 3 个月后上述症状基本消失。

按语：糖尿病患者病至中期，阴津耗损，营血不能充盈血脉，阴损及阳，阳气不足，不能达于足部，加之足部位处人身最低处，阴寒之邪易侵，血虚寒凝，脉道不利。故此期多表现为肢端发凉，有针刺感，间歇性跛行，趺阳脉微细，搏动减弱。寒则温之，治疗上以温经散寒、养血通脉为基本法则。治疗时常以《伤寒论》当归四逆汤为基础方，该方温阳与散寒并用，养血与通脉兼施，温而不燥，补而不滞，全方共奏温经散寒、养血通脉之效。此期阳虚不甚，兼阴血内弱，所以不宜用辛热燥烈之品，以防灼伤阴血，使虚者更虚，加重病情。

（三）晚期

王某，女，51 岁，2009 年 3 月 11 日初诊。患者血糖升高 3 年，素用二甲双胍等口服降糖药物治疗，血糖控制不佳。8 个月前出现双下肢麻木疼痛伴右足底破溃，右足第三趾脱疽坏死。刻诊：神疲乏力，右足底破溃，右足第三趾脱疽坏死，伤口有少许灰白色分泌物，患肢皮肤紫暗，足背动脉搏动消失，痛觉、温度觉降低；舌质淡暗，舌体瘦小，苔灰黑，脉弦紧。诊断：2 型糖尿病、糖尿病足（3 级）。

辨证：阳虚寒凝，湿毒内蕴。治宜温阳散寒，除湿通滞。处方：熟地黄 15 g，鹿角胶 15 g（烊化），肉桂 10 g，炮姜 10 g，麻黄 10 g，白芥子 15 g，细辛 6 g，黄芪 30 g，薏苡仁 15 g，当归 15 g，白芷 15 g，炙甘草 10 g。共 6 剂，水煎服，每日 1 剂。外洗方：黄芪 30 g，当归 15 g，川芎 15 g，忍冬藤 30 g，鸡血藤 30 g。3 月 17 日二诊：诉知觉好转，分泌物减少，上方加桔梗 10 g，红花 10 g，谷芽 15 g（炒）。10 余剂后，分泌物减少，溃疡面颜色淡红，周围肤色较前变淡，溃疡面内有少许黄色脂肪组织生长。继用上方加减服用，半年后随访，右足第三趾坏死肢端自然脱落，溃疡面基本愈合，伤口处微红，见新鲜肉芽生长，无分泌物。

按语：此期多见患肢疼痛较剧，遇寒加重，痛处不红，触之不热，皮肤紫暗，趺阳脉搏动消失，甚则肤色紫黑，肢端溃烂坏死，属中医"阴疽"范畴。治疗阴疽，需强调阳和通腠、温补气血，反对"内托"和"清火解毒"。按此法，阳和汤可作为此期治疗的基础方。综观全方，补血与温阳之药合用，辛散与滋腻之品相伍，宣化寒凝而通经络，补养精血而扶阳气，用于阴疽，犹如离照当空，化阴凝而布阳气。另外，此期既要积极控制血糖，控制感染，改善下肢血液循环及其他对症治疗，又要加强局部护理以促进创口愈合。

三、其他验案

病案一

患者，女，52岁，患1型糖尿病32年，3年前因外伤致左足心破溃，长期于本院门诊清创换药治疗，创面迁延难愈，为求中医治疗于2012年2月24日收入本科室。

入院后刻诊：患肢麻木，偶有刺痛，夜间较重，四肢发凉，足部皮肤暗红，肉芽生长缓慢，疲乏无力，夜间盗汗，大小便正常，舌暗红苔白，脉细涩，趺阳脉弱。查体：双足皮温低，足背动脉减弱，左足心可见约3.5 cm×2 cm创面，内可见少量坏死筋膜，伴少量黄色渗出，无臭味，肉芽组织颜色灰白，伤口周围皮肤暗红，可见色素沉着。实验室检查：血常规正常，分泌物培养未见细菌生长；双下肢动脉超声示双下肢多发斑块，血流量未见异常。

西医诊断：糖尿病左足湿性坏疽（2级）。中医诊断：筋疽。辨证：气阴两虚夹瘀。治以益气养阴、活血通络。处方：生黄芪20 g，熟地黄15 g，当归10 g，赤芍15 g，白芍15 g，丹参15 g，川芎10 g，鸡血藤15 g，木瓜10 g，鹿角胶15 g，肉桂3 g，金银花15 g，野菊花15 g，生甘草5 g。共7剂，水煎服，日1剂。住院期间严格控制血糖，同时给予营养神经、抑制脱髓鞘、改善微循环等治疗，并继续足部换药。3月4日，患者体力逐渐恢复，麻木、刺痛症状减轻，换药可见左足心3 cm×2 cm创面，坏死筋膜清除，分泌物减少，食欲欠佳，原方去金银花、野菊花，加炒谷芽15 g，炒麦芽15 g，炒薏苡仁30 g，守方治疗。3月28日，换药见左足心3 cm×1.5 cm创面，创面生长，肉芽新鲜，附着良好，食欲增加，精神良好。后守方治疗，临证加减，住院治疗70天，血糖控制良好，创面完全愈合，双足麻木、刺痛好转。

按语： 糖尿病足的病机为消渴日久耗伤气阴，五脏气血阴阳俱虚，肌肤失养，或经筋失养，血脉瘀滞，日久化热，热灼肌肤和经筋，加之外邪伤害（外伤、毒邪、自损），致经筋、经脉、肌肉毁损。本病虽局部为病，治疗时仍要注重全身调理。本例患者消渴日久，气阴两虚，则见疲乏无力，夜间盗汗；气虚不能助血运行，血行不畅，瘀滞络脉，则见麻木刺痛，夜间较重，足部皮肤暗红；阴虚日久耗伤阳气，不能下达四肢，四肢失于温煦，则见四肢发凉，肉芽生长缓慢。方中生黄芪大补脾肺之气，以资气血生化之源，当归甘辛温，养血合营，二药同用，阳生阴长，气旺血生，所谓"有形之血不能自生，生于无形之气"；熟地黄滋阴补肾，填精益髓；赤芍清热凉血，祛瘀止痛；丹参凉血消痈，兼有活血之效；川芎活血化瘀，行血通络；白芍可养肝阴，缓急止痛；鸡血藤、木瓜养血润筋，舒经活络；鹿角胶、肉桂温阳补肾，益精血，强筋骨，温筋脉，托疮毒，合滋阴之药，有阳中求阴之效；金银花、野菊花、生甘草清热解毒，消痈散结，对创面渗出较多者效果明显。治疗该病应全身辨证与局部辨证相结合，若感染较重，毒邪偏盛，遵循急则治标原则，重用清热解毒之品；若病势较缓，遵循缓则治本原则，重用补虚之品，但还需辨别阴虚、气虚、阳虚，灵活用药。治疗期间，应及时复查血常规及创面分泌物，结合检查结果，及时给予抗感染治疗；全身调理同时，应及时清创换药，注重内外相合，内服外敷，利于肉芽生长，创面愈合，达到事半功倍的效果。

病案二

李某，男，67岁，2012年2月16日初诊。消渴8年，左足踇趾溃烂10天。患者间断多饮、多尿8年，双下肢冷痛2年，10天前左足踇趾溃烂。刻诊：口干舌燥，肌肤甲错，四肢厥冷，趾端溃烂疼痛，腐肉附着，肉芽不鲜，分泌物清稀。舌暗红，苔白，寸口脉沉涩，趺阳脉微细欲绝。

中医诊断：消渴脱疽。证属血瘀寒凝。治宜温阳通脉，托毒生肌。方用麻黄附子细辛汤合黄芪桂枝五物汤加减。药物组成：制附子（先煎）15 g，麻黄12 g，细辛6 g，黄芪30 g，桂枝15 g，白芍15 g，当归

30 g，甘草 10 g。服法：共 7 剂，每日 1 剂，水煎取汁 300 ml，分早、晚 2 次温服。7 剂后患者双足温暖，疼痛明显减轻，创面无继续坏死，分泌物少，舌暗红，苔薄白，脉沉细。继服上方 5 剂，创面隐约有淡红肉芽生长，清除创面附着腐肉，生肌膏外敷。上方加减治疗 1 个月，创面愈合。

按语：消渴病日久，五脏气血阴阳俱亏，阳气虚不能鼓动血液运行，血脉瘀滞，不通则痛，体虚则虚邪贼风易于侵袭，阴寒凝滞。趾端破溃后，阳气不能达于四末，而见渗液清冷。应用麻黄附子细辛汤合黄芪桂枝五物汤加减以温通血脉。方中附子配麻黄，附子大辛大热，温经助阳，麻黄鼓邪外出，祛寒邪而不伤正气，扶正而不碍邪；桂枝通行十二经，散寒祛瘀；甘草缓和附子大辛大燥之性，以防过燥伤阴；白芍入血分，补血柔肝，解痉止痛，大补真阴；细辛温经散寒止痛；黄芪、当归益气活血。诸药合用，温阳通脉，散寒止痛。

病案三

项某，男，61 岁，2014 年 5 月 2 日来诊。主诉：糖尿病史 8 年，左足溃破 1 个月。现病史：患者 8 年前不明原因出现多饮、多食、多尿、体重减轻，未予重视，亦未予处理。随后患者出现皮肤瘙痒、麻木、疼痛，遂在当地诊所服用中药调理，疗效不佳，未进一步就诊。1月前患者左足皮肤瘙痒，搔抓而致破溃，自行予酒精消毒及中药外敷，创面呈进行性加重，左足破溃出血，有大量渗出物，后来诊。刻症：少神，乏力，双下肢水肿、左肢尤重，患侧肢体皮温灼热，足背动脉搏动明显减弱，左足第 2、4 趾干性坏疽，脚掌溃疡面积 10 cm×8 cm，有大量渗出物和坏死组织及窦道形成，有腐臭味，患者疼痛难忍，伴口干，小便短赤，大便干结。舌红，苔厚腻，脉沉数。辅助检查：入院后查随机血糖 >33.3 mmol/L，糖化血红蛋白 14.8%。血常规：CRP >170 mg/L，红细胞 $2.42×10^{12}$/L，白细胞 $9.95×10^9$/L，血红蛋白 76 g/L，血浆降钙素原 0.16 μg/ml。创面分泌物培养及鉴定：彭氏变形菌、普通变形菌。左足正斜位 X 线片：未见明显骨质异常。患肢血管超声：溃疡面血供良好。

西医诊断：糖尿病足 5 级；中医诊断：脱疽，辨证为热毒内蕴证。治疗经过：患者感染重、血糖波动大、全身情况较差，故予亚胺培南西司他丁钠、盐酸去甲万古霉素积极控制感染，胰岛素多次皮下注射控制血糖，积极补充能量和营养物质。充分评估患者左足骨质破坏及下肢血供情况，在感染、血糖控制稳定情况下，请外科医师会诊，在外科医师协助下清除坏死组织，随后予持续负压吸引，每周行两次皮肤溃疡清创术，术后均予持续负压吸引；中医治疗方面采用活血化瘀、通络止痛之法，方选五味消毒饮合脉通方加减。方药如下：生黄芪 50 g，炒白术 20 g，生晒参 15 g，忍冬藤 30 g，紫花地丁 30 g，皂角刺 15 g，川芎 15 g，鸡内金 15 g，炒稻芽 30 g，地龙 15 g，三七粉 10 g，炙甘草 10 g。治疗期间注意保护患者的胃肠功能及营养平衡。经过近 4 个月的治疗，患者左足溃疡面基本愈合。

按语：根据上案，总结如下。①首先评估患者全身情况，借助 X 线片、下肢动静脉超声、血管造影评估患者溃疡是否伤及骨质。判断溃疡面血供情况，若伤及骨质和（或）血供差则需在清除坏死骨质、恢复血运下行内科保守治疗，若骨质破坏极重和（或）血供极差则需考虑截肢。②控制感染方面。糖尿病足患者感染重，需积极控制感染，初始可使用最广谱的抗菌药物"猛击"，防止患者病情迅速恶化，避免产生细菌耐药，挽救患者生命。在用药 2～3 天后，当足溃疡患者病情得到控制、临床症状缓解，再根据药敏及细菌培养结果及时调整抗生素以便更具针对性地控制感染，防止溃疡进一步发展。③关于清创及负压吸引。应待患者感染及血糖控制稳定的情况下及时行清创术，如不清除坏死组织，则溃疡不能愈合。清除坏死组织后予持续封闭式负压引流，使溃疡面处于负压环境。将创面坏死组织及渗液通过引流管排出，能有效防止污染和交叉感染，减轻创面组织水肿，促进坏死组织和细菌清除，刺激创面肉芽组织以促进其生长，为创面修复创造良好环境。中医方面，糖尿病足溃疡是由消渴日久，津液亏虚，久病入络，瘀血内停，血行不畅，脉络不通阻于足部所致，五味消毒饮合脉通方活血化瘀，通络止痛，为治疗脱疽热毒内蕴之良方。

病案四

患者，男，46岁，患糖尿病2年余，并发右足溃疡3个月。患者精神尚可，面色淡红，纳差，小便少，尿频，夜尿10余次，双小腿肿胀，腿部蚁行感，双手凉，右足背无名趾、小趾附近有一约4 cm×3 cm×2 cm的溃疡，溃疡面较深，能看到肌腱外露，部分已有烂断现象，创面周围湿润，嫩红，分泌物多且较稠。舌质红，苔润薄黄，脉缓。

中医辨病为消渴伴发痈疽，辨证属气阴两虚血行不畅，络脉瘀阻，蕴毒成脓，发为痈疽。治宜益气养阴，健脾通络，佐以化瘀。予药内外合治：黄芪30 g，麦冬15 g，五味子10 g，天花粉20 g，山茱萸15 g，山药30 g，生地12 g，丹皮10 g，知母10 g，黄柏10 g，金樱子10 g，桑螵蛸10 g，三七粉10 g（另冲），独活10 g，益母草10 g，黑蚁10 g，桑枝10 g，五加皮10 g。服法：每日1剂，凉水浸煎，煎3次，每次200～250 ml，分3次温服。外洗方：黄柏10 g，苍术10 g，薏苡仁30 g，川牛膝6 g，三七10 g，蒲公英30 g，紫花地丁30 g，地榆20 g，海螵蛸20 g，贝母20 g，枯矾10 g（另包），冰片5 g（另包），白及10 g，黄芪20 g，天麻10 g。将上药（除另包外）加水3000 ml，浸药半小时后煎成约2500 ml。将枯矾、冰片拌入药液内，趁热熏洗患足，待药液温度适中后，将患足置入药液中浸泡，直到药液冷却为止。每天3～4次，熏洗后用干净纱布块敷盖患处。用上方治疗4剂后，患者小便次数明显减少，夜尿1次或无，双小腿肿胀较前有所加重，患足溃疡边缘已结痂，略红，分泌物明显减少，舌淡红，苔湿润，脉缓。在上方内服药基础上减五味子、山茱萸、金樱子，加薏苡仁30 g，白豆蔻10 g，大腹皮15 g，鸡内金30 g。外洗方不变，再予4剂。复诊见精神好，胃口开，双小腿已无肿胀，溃疡面已收口，见红色新鲜肉芽组织生长，分泌物很少，舌淡红，苔白，脉缓。继续使用4剂，以巩固疗效。7天后，患足溃疡面愈合，触之是正常的软组织，无分泌物渗出。

按语：该验案的治则是益气养阴，以资其化源；健脾通络，佐以化瘀，以治其标。方中黄芪、山药健脾固肾，益气生津，一则使脾气升，散精达肺，使"肾气固，封藏精微以缩尿"；知母、黄柏、天花粉滋阴清热，润燥止咳。鸡内金助脾健运，运化水谷精微，"化饮食中糖质为津液也"（《医学衷中参西录》）；五味子助山药补肾固精，收敛阴津以缩尿，使精微不至于下趋；五味子、山茱萸味酸与甘味药合用，酸甘化阴，配合麦冬养阴润肺，化水生金；生地滋阴增液清燥热；桑螵蛸补肾填精，收敛缩尿；五加皮补益肝肾，强壮筋骨；益母草利水消肿；桑枝以枝达肢，合独活通经活络，引药下行；佐以三七活血化瘀，攻补兼施。诸药合用，有益气健脾固肾、养阴生津、活血化瘀之效。外用药注重了局部辨证，以四妙丸加入清热解毒、活血化瘀之药，以达清热除湿、舒筋通络、去腐生新的效果，配合内服药，则标本兼治。该验案注意调补脾肾，一补先天，一补后天，内外合治，再加上辨证精准，效如桴鼓。

病案五

李某，男，60岁，以"血糖升高12年，左侧足踝部溃烂1周"为主诉于2017年4月21日入院。入院症见：神志清，精神可，口干，口渴，乏力，双下肢水肿，右侧膝关节疼痛，纳可，眠差，大便干，小便可，舌质暗，苔少，脉沉细数，舌下脉络迂曲。查体：左下肢痛觉、温度觉、触觉丧失，局部皮肤色暗红、皮温明显升高，溃烂部有黄色分泌物，直径约3cm，深约2cm。

西医诊断：糖尿病足。中医诊断：消渴。辨证属气阴两虚、瘀血阻络证。患者入院时测随机血糖28.6mmol/L，入院后查：血常规示白细胞及中性粒细胞明显升高，空腹血糖及餐后血糖明显升高。给予赖脯胰岛素注射液胰岛素泵持续皮下输注控制血糖；头孢哌酮舒巴坦3.0g，2次/天；甲磺酸左氧氟沙星0.2g，2次/天静脉滴注，抗感染持续治疗10天，溃烂部位清创，并给予康复新液适量、纱布浸透后填充伤口。治以托毒生肌、活血化瘀，给予内托生肌散加减。具体用药如下：生黄芪30g，乳香15g，没药15g，白芍12g，天花粉20g，丹参20g，夜交藤20g，醋延胡索12g，合欢花15g，火麻仁12g，甘草6g。5剂后患者溃烂处明显好转，脓性分泌物明显减少，创口处可见新生肉芽组织，创口直径约2cm，深度约为1.5cm，局部皮温明显降低，患者触觉恢复，口干，口渴，乏力，纳眠可，二便调。调整方药：生黄芪30 g，乳香15 g，没药15 g，白芍12 g，醋延胡索12 g，天花粉20 g，丹参20 g，生地12 g，麦冬12 g，葛根15 g，甘草6 g。继续服用7剂后，患者伤口基本愈合，局部结痂、未见脓性分泌物，肤色及皮温恢复正常，创口直径约1 cm，深约0.5 cm。给予内托生肌散原方，7剂后创口愈合出院。

按语： 患者入院时血糖较高，合并感染，给予胰岛素泵持续皮下输注降糖，头孢哌酮舒巴坦、甲磺酸左氧氟沙星抗感染，并积极给予清创换药等基础治疗。内托生肌散重用黄芪，补气分以生肌肉，有丹参开通，则补而不滞；天花粉、白芍以凉润，则补而不热；乳香、没药、甘草化腐解毒，助黄芪以生肌。本例患者有口干、口渴、便干等阴津亏虚之证，加用生地、麦冬、葛根等以滋阴。

病案六

刘某，女，62岁。确诊糖尿病7年，右足第1、2趾发绀、刺痛1周。症见：神疲乏力，下肢发软，双足发凉，趾端麻木，右足第1、2趾发绀，足背动脉搏动减弱，纳眠可，舌质黯淡，苔白略腻，脉细弱。

西医诊断：糖尿病足0级。中医诊断：脉痹。辨证为血瘀脉阻，治以益气活血，化瘀通络。黄芪桂枝五物汤加减。药用：生黄芪40 g，桂枝15 g，炒白芍20 g，大枣15 g，当归15 g，川芎15 g，姜黄15 g，烫水蛭6 g，威灵仙15 g，忍冬藤30 g。水煎服，日1剂。浴足中药：生黄芪30 g，桂枝30 g，桑枝30 g，乳香20 g，没药20 g，鸡血藤30 g。浓煎泡脚，日1次。用药2周后右足发绀色泽及面积无明显变化，刺痛减轻。上方去水蛭、威灵仙，加生晒参15 g，莪术15 g，三棱10 g，浴足方同前，继用药2周，右足第1、2趾颜色变淡，疼痛减轻。前方去忍冬藤，加桑寄生15 g，川牛膝15 g，黄精15 g。守方服用近2月，右足第1、2趾肤色逐渐恢复如常，无疼痛，趾端麻木明显减轻。

按语： 糖尿病周围血管病变中下肢动脉狭窄和闭塞是导致糖尿病足的直接原因，化瘀通脉是基本治法，在临床运用中还需掌握活血与逐瘀、通行与补益、内服与外用的辨证结合，根据患者身体状况和病情差异灵活运用。

病案七

颜某，男，69岁，2013年1月初诊。主诉：间断多饮、多尿、消瘦15年，左足趾冷痛6个月、溃烂5天。患者15年前被确诊为2型糖尿病，长期口服降糖药物治疗，血糖控制欠理想。近1年来出现间歇性跛行，未做处理。6个月前自觉左足趾冷痛，热敷后可缓解。5天前患者出现左侧第1、2足趾皮肤颜色紫暗伴明显冷痛感、渗液，日轻夜重，以致难以入寐。有时痛引左膝关节，形体消瘦，手足厥寒，舌苔灰白，脉沉细。入院测空腹血糖11.7 mmol/L，餐后2 h血糖19.8 mmol/L，双下肢血管彩超提示：双下肢动脉内中膜增厚，伴斑块形成。左足趾X线片提示：骨质无破坏。入院后西药予以降血糖、扩张血管、抗凝等对症治疗，中药投以当归四逆加吴茱萸生姜汤加味：当归15 g，桂枝9 g，赤芍30 g，白芍30 g，细辛3 g，通草6 g，吴茱萸5 g，艾叶3 g，桃仁9 g，红花6 g，炙甘草9 g，大枣5枚。连服20剂，大得效验，左足趾疼痛渐除，夜间已不觉痛，能够安睡通宵。足趾渗液明显减少，足趾温度渐升，局部皮色稍暗红，无青紫，仍有麻木感。上方加地龙9 g、蜈蚣1条活血通窍，续服10剂，麻木减轻。后以原方继服20剂巩固疗效，随访至今，未见复发。

按语： 据其脉证，本案患者所患为血虚寒厥证。患者为老年慢性患者，其疾由素体血虚，复因寒邪凝滞，气血运行不畅，四肢失于温养所致。以手足厥寒、舌苔灰白、脉沉细为辨证要点。此为"血弱气尽，腠理开，邪气因入"，直犯少阴经脉，寒伤厥阴，血脉凝滞，营卫失运，真阳、气血不能温养四末所致。"手足厥寒，脉细欲绝者，当归四逆汤主之。若其人内有久寒者，宜当归四逆加吴茱萸生姜汤主之。"《素问·五脏生成篇》亦指出："故人卧血归于肝……卧出而风吹之，血凝于肤者为痹，凝于脉者为泣，凝于足者为厥。"治宜养血通经散寒。故用当归四逆加吴茱萸生姜汤温经散寒，养血通脉，使阴血通而客寒除，阳气振则手足温，经脉通而脉气复。

病案八

胡某，男，67岁。2型糖尿病病史10年。2005年7月15日初诊。

主诉：双脚恶臭伴胀痛6个月。患者于6个月前出现足部皮肤糜烂、溃疡，双脚恶臭伴胀痛，肢端感觉迟钝，有脚踩棉絮感，行动迟缓，无发热。因经济困难而自用草药（不详）捣烂外敷，未见减轻而来就诊。刻诊：体温37℃，足部皮肤紫暗，表面出现糜烂、溃疡，触痛（＋），纳差，溺黄，大便秘结，舌苔黄厚，质偏红绛，脉细数。血常规：白细胞1.6×10^9/L，中性粒细胞85%；血沉：10 mm/h；肾功能：尿酸233 μmol/L，尿素氮4.50 mmol/L；抗"O"阴性；类风湿因子阴性；空腹血糖5.0 mmol/L。

西医诊断：糖尿病足。中医诊断：脱疽。证属湿热阴虚，瘀阻经络型。以清热通络法治疗，处方：金银花、蒲公英、生黄芪、野菊花、紫背天葵各30 g，当归、黄柏、桃仁各10 g，葛根、玄参、石斛、牛膝各15 g，红花、甘草各6 g。共7剂，日1剂，水煎分2次空腹服。并嘱其以常规降糖药控制血糖。7月23日二诊，足部皮肤颜色稍变淡，恶臭少，表面可见瘢痕组织增生，溃疡面积缩小，脚踩棉絮感消失，触痛不明显。药已中病，效不更方，继以原方增损治疗20天。8月2日三诊，溃疡面基本消失，踝关节周围仍见轻微疼痛。继续原方增损服用30天，以巩固疗效。追访2年，未见复发。

按语：上方乃四妙勇安汤（《验方新编》）、补阳还五汤（《医林改错》）和五味消毒饮（《医宗金鉴》）随症加减而成。方中当归、红花、桃仁活血化瘀，既可抗血小板凝集、抗血栓，又可消炎镇痛，有抗心肌缺血、扩张血管、改善外周循环、降低血脂、抗动脉粥样硬化作用，而且对非特异性和特异性免疫功能都有增强作用。黄芪益气养血，可增强机体抵抗力，黄芪皂苷能抑制血小板聚集发挥抗血栓作用，延长动脉血栓形成时间。金银花、蒲公英、野菊花、紫背天葵、玄参凉血清热解毒消痈。其中金银花、蒲公英、野菊花、紫背天葵可抑制细菌、病毒、霉菌等多种病原微生物；玄参可扩张血管，抑制血小板凝集，防止血栓形成，促进局部血液循环。石斛滋阴养血，有一定的止痛退热作用。牛膝活血通络，引诸药通达病所，促进炎性肿胀消退。黄柏清热化湿，有抗菌、抗炎、抗溃疡作用。葛根能改善微循环，降低血管阻力，使血流量增加。甘草调和诸药兼以解毒。全方具有清热解毒、活血化瘀通络、益气养阴之功效。

病案九

将某，女，72岁。糖尿病10余年，发生足坏疽3个月余。患者曾长期服用西药降糖，发生足坏疽后，开始注射胰岛素，血糖控制尚可。西医诊断为糖尿病足，内科治疗2个月无显效。遂求中医诊治。刻下：左足坏疽，五趾俱受其累，局部黑烂，骨露于外，流水，味臭，皮肤溃烂已至足背，伴有肢体麻木，夜间疼痛甚，影响睡眠，大便数日一行。痛苦异常。诊查：肌肤甲错，双手爪甲枯萎，舌质暗红，苔腻略黄，脉象沉细而滑。

按照标本虚实辨证方法，本虚证为气阴两虚，标实证为络脉血瘀、热毒壅滞。所以治当益气养阴，活血通络，清热解毒。处方：生黄芪30 g，红花9 g，赤芍25 g，白芍25 g，川牛膝15 g，怀牛膝15 g，玄参25 g，丹参15 g，鬼箭羽15 g，仙灵脾12 g，桂枝6 g，金银花25 g，黄连6 g，生当归30 g，生甘草9 g，活络散（水蛭等）15 g（冲服），共30剂。配合中药散剂（珍珠粉、五倍子粉等）外用。二诊：肢体疼痛减轻，足背创面已缩小，大便日1次，原方加蒲公英15 g，30剂。三诊：肢体疼痛明显减轻，能正常睡眠，足背创面基本愈合，精神状态良好。继续守方，30剂。四诊：足坏疽基本控制，精神体力均佳，五趾中中趾自然脱落，其他四趾完全愈合。随访3年，病情持续稳定，足坏疽未再复发。

按语：糖尿病足坏疽乃是消渴日久，失治误治，内热伤阴耗气，或阴损及阳，久病入络，络脉瘀结，加以热毒或湿热邪毒壅结所致。未发生坏疽者，可治以益气活血通络、益气养阴活血通络、滋阴助阳活血通络，应注意搜风通络虫类药物、舒筋活络藤类药物和温通中药的应用；已发生坏疽者，当重视解毒治法，或清热解毒，或利湿解毒，处理好清热解毒药物与温通药物的关系，处理好扶正治本与祛邪治标的关系，处理好内治与外治的关系。本病例之糖尿病足坏疽患者，乃气阴两虚基础上，络脉血瘀热毒壅结所致。本虚证表现为气阴两虚，表实证表现为血瘀、热毒等。所以，本着标本同治的原则，治疗应在益气养阴基础上，活血通络、凉血解毒。处方以补阳还五汤、四妙勇安汤加味。药中芍药、甘草、牛膝，可解痉止痛、舒筋活络，更加水蛭等虫类药，有搜风通络之用。玄参、当归、金银花、甘草、蒲公英等较大剂量应用，可凉血活血、清热解毒，兼有通便之用。至于用桂枝、仙灵脾之类，所谓"血得热则行""活血不远温"也。更配合中药外治，解毒、敛疮、生肌，是治病尤当着力之处。诸药相合，标本并治，动静结合，温凉同用，内治外治相合，故取得了较好疗效，使患者免于截肢致残。

病案十

患者张某，75岁，血糖升高25年，足部破溃2年，被用轮椅推来就诊。因患者不耐受手术治疗，特来内科门诊求中药调理。刻诊：右足次趾破溃、青紫、肿胀、渗黄色脓液、麻木、疼痛较甚。右足背部连及小腿色红，肿胀，触之热。精神不振，周身乏力，口干多饮，纳眠差，小便偏黄，大便偏稀。舌暗红，苔黄腻，脉虚涩。

一诊处方：生黄芪45 g、桂枝15 g、地龙12 g、川芎18g、当归15 g、赤芍30 g、白芍30 g、桃仁12 g、红花12 g、金银花18g、蒲公英20 g、玄参20 g、丹参30 g、丹皮18 g、鸡血藤30 g、桑枝30 g、川牛膝30 g、三七粉6 g（冲）、全蝎9 g、水蛭3 g、土鳖虫12 g、炙甘草6 g。共7剂，水煎服，日1剂，分早晚2次饭后温服。同时继续服用降糖西药、皮下注射胰岛素控制血糖。局部创面按时换药。二诊：患者服上药后右足次趾肿胀、疼痛大为减轻，局部仍有渗液及热感，双下肢麻木，周身仍觉乏力感，舌脉同前。处方：上方改生黄芪60 g，加木瓜20 g、黄柏12 g、苍术20 g、白术20 g、茯苓15 g。共14剂，水煎服，日1剂，分早晚2次饭后温服。西药照前使用，按时换药。三诊：患者服上药2周后，诸症减轻，局部破溃面亦见愈合迹象。效不更方，上方改为丸剂继服，每天2~3次，每次10 g，使药力缓和而持久。西药照前使用，换药照旧。3个月后患者复诊，言足趾部溃疡已基本愈合，足部肿胀、疼痛、麻木感不甚明显，偶有乏力、口干症状。患者见症状极大改善，不欲再服中药。遵从患者意见，为其调整降糖西药及胰岛素用量，对其进行糖尿病教育，并嘱其注意保护足部。半年后随访，患者言足趾破溃未再出现，现已能轻微下地活动。

按语： 患者后天饮食起居失于调护，机体失养，久之导致正气虚弱；又年逾古稀，"阴气自半"，使得正虚进一步加重。正气虚弱，则行血无力，血脉瘀滞，瘀阻脉络，趾端失于气血荣养。患者糖尿病病史25年，脉络瘀久化热，故见口干多饮，局部色红、发热。脾虚无以化湿，湿热下注，可见破溃处渗黄色脓液。舌暗红，苔黄腻，脉虚涩亦是瘀血、湿热之象。患者正虚邪实，血脉瘀滞，筋脉失养，湿毒内生，化腐致损的病机特点明确，故处方以补阳还五汤合四妙勇安汤加减补气活血通络、清热解毒祛湿。二诊时患者气虚、湿热、瘀阻脉络之象仍较明显，故黄芪加量以大补正气，加用木瓜舒筋活络，黄柏清热燥湿，苍术、白术、茯苓健脾祛湿。三诊时诸症向愈，慢病缓图，为继续巩固疗效，减轻患者服药负担，改为丸剂，长期服用，使药效缓慢持久发挥。本则病案处方恰当，切中病机，抓住了慢性病需守方继进的特点，三诊时改为丸药长期巩固治疗，故疗效满意。

病案十一

患者，女，70岁，2014年5月8日初诊。主诉：双下肢肿胀两年，右足胫前红肿紫暗，足2、3趾间有水疱，破溃、渗液1个月余，伴局部灼热刺痛感。患者有2型糖尿病病史10余年，平素血糖控制不佳，1个月前因鞋子摩擦，足2、3趾间水泡破溃至今，足部暗红肿胀，伴有腥臭味渗出液，多家医院诊断为糖尿病足，对症治疗均未见明显缓解。患者形体消瘦，神疲乏力，五心烦热，纳少，眠差，尿黄、频数，大便可，舌质暗红或红绛，苔薄花剥，脉弦细无力而数。

中医诊断为脱疽。证属热毒阴伤，湿瘀耗伤气血。治以清热解毒利湿、活血化瘀通络，兼以益气养血。方选顾步汤加减。药物组成：黄芪30 g，当归15 g，金银花15 g，蒲公英15 g，党参15 g，石斛15 g，川牛膝15 g，胡黄连10 g，地骨皮20 g，苍术15 g，生地30 g，麦冬15 g，丹皮15 g，红花10 g，甘草10 g。共10剂，日1剂，煎取汁分4次温服。药后诸症俱减，患足局部红肿渐退，疼痛缓解，渗液明显减少。续上方加减治疗1个月余，患者炎症基本控制，但因久病致虚，需适当补益气血兼活血，托毒外出。以上方顾步汤为基础，减胡黄连、地骨皮、苍术，加丹参、川芎、鸡血藤等继续治疗 1 个月余，患者未再复诊，在家连续使用上药。10 个月后，电话告愈，且已能下地干活。

按语：本案患者为本虚标实之证，虚、瘀贯穿始终，治疗组方精而不繁，标本兼治，有显著的局部抗炎、抗氧化和调节免疫、溶解血栓等作用，有利于促进溃疡面修复和组织再生，尽显扶正祛邪之精要。

病案十二

武某，男，63 岁，2014 年 1 月 9 日初诊。诉间歇性跛行 1 个月余。患者口干多饮 6 年，近 1 个月来自觉双下肢麻木、酸胀，渐有刺痛，夜间明显，伴皮温降低，皮色紫暗，足趾甲增厚、变形，足背动脉搏动减弱，舌质暗淡，舌下瘀筋，脉弦涩。

辨证：寒凝血瘀。治法：温经通络，活血化瘀。方用温经汤加减。处方：吴茱萸 3 g，当归、赤芍各 12 g，川芎 9 g，黄芪 15 g，桂枝、炮姜各 6 g，生地、牛膝各 12 g，甘草 3 g。水煎分 2 次内服。中药足浴方：红花 15 g，乳香、丹参、鸡血藤、没药、虎杖根、鬼箭羽各 30 g，丁香 9 g。水煎热浴，温度控制在 36.5 ~ 37.5 ℃，60 分钟，每天 1 次，14 天为 1 个疗程。二诊（2014 年 1 月 23 日）：上方服 14 剂后，双下肢麻木、酸胀、刺痛较前明显好转，足背动脉搏动增强，舌质软，脉象弦滑。效不更方，继原方基础上酌加舒经活络之味，服药 14 剂。拟方：吴茱萸 3 g，当归、赤芍各 12 g，川芎 9 g，黄芪 15 g，桂枝、炮姜各 6 g，生地 12 g，鸡血藤 30 g，威灵仙 6 g，牛膝 12 g，甘草 3 g。水煎分 2 次内服。中药足浴方：乳香、没药、丹参、大血藤、附子、当归、红花各 30 g，冰片 15 g。水煎热浴，温度控制在 36.5 ~ 37.5 ℃，60 分钟，每天 1 次，14 天为 1 个疗程。三诊（2014 年 2 月 10 日）：上方服 14 剂后诸症减，已可正常行走。继服 14 剂及足浴，嘱饮食清淡以善后。之后坚持足浴 3 个月，定期复查，均无明显异常，诸症亦改善显效。

按语：该案主方原主治疮疡久溃不愈之证，现加减用于寒凝血瘀之糖尿病足。方中吴茱萸、桂枝温经散寒，通利血脉为君；当归、赤芍养血祛瘀，通脉止痛，敛疮生肌为臣；川芎为"血中气药"，活血养血，托毒生肌，与上药同用为佐；牛膝活血通经，滋补肝肾，引血下行，为引经药，使药味直达下肢；黄芪补气升阳、益气固表、托毒生肌，生地清热凉血、养阴生津，黄芪与生地在方中同为佐，两药同用益气养阴，使气充帅血有力，阴足脉道得养，血液得气助以畅行，使瘀血得散，肢端得以濡养而愈。另外，生地可防止方中温阳行气之药伤阴。诸药同用，共奏活血通脉、益气养阴之功。

病案十三

胡某，女，55岁，2015年4月13日初诊。诉糖尿病病史5年，近半年自觉双下肢寒热不定，时如刀割、时如火灼。血糖控制尚可。诊见：口干、乏力、双下肢寒热不定，时如刀割、时如火灼，形体消瘦，舌暗少苔，脉细。双下肢血管彩超提示血管动脉硬化；神经检查未见传导及感觉异常。

中医诊断：消渴痹证，气阴两虚挟瘀证；西医诊断：2型糖尿病伴周围神经血管病变。治以益气养阴，活血通痹。药用：生黄芪30g，桂枝15g，当归15g，天花粉15g，生地15g，麦冬15g，葛根15g，地龙15g，桑枝30g，鸡血藤30g，鸡内金15g。服药15天后下肢疼痛较前缓解，继续用药1个月。随访疼痛未再反复。

按语： 该案虚夹瘀而作痹，自觉症状明显，治以益气养阴、化瘀通脉。患者糖尿病日久，形体消瘦，素体气阴两虚，气虚无以行血，血瘀脉络不利，不通则痛，故见下肢疼痛；脉络不通，肌肤失养以自觉症状明显。此方黄芪、桂枝二药合用来益气通络，当归、鸡血藤补气养血活血，天花粉、生地、麦冬、葛根养阴生津濡络，地龙、桑枝祛风通络。以益气养阴、化瘀通脉为法对因虚致瘀的早期麻木、疼痛、肢体发凉、间歇性跛行有明显改善作用，对糖尿病足后期足背动脉搏动减弱和静息痛者也有一定作用。

第四节　临证体会

一、临证感悟

医家对于糖尿病足的病因病机探讨层出不穷，概括来说，主要责之于"阴虚燥热，瘀血阻滞"。赵斌认为糖尿病足属消渴日久，阴虚燥热，燥热日久伤阴耗气，致气阴两虚，甚至阴阳两虚。气虚血运无力，阳虚血脉失煦，均可形成血瘀，血瘀一旦形成，痹阻血脉，可致肢端失养而形成痈疽；或由于过食肥甘厚腻，损伤脾胃，痰浊内生，如《素问·生气通天论》说："膏粱之变，足生大丁，受如持虚。"或病程日久，脾失健运，湿浊内生，痰湿阻滞脉络，郁久化热，热胜则肉腐，肉腐则成脓。如《灵枢·痈疽》说："营气稽留于经脉之中，则血泣而不行，不行则卫气从之而不通，壅遏而不得行，故热。大热不止，热胜则肉腐，肉腐则为脓。"

中医学无"糖尿病足"病名，糖尿病足属于中医"脱疽"范畴，对其病因病机的认识基本上集中于阴虚燥热内结，脉络阻滞。唐代孙思邈《千金要方》有"消渴之人愈与未愈，常须思虑有大痈，何者？消渴之人，必于大骨节间发痈疽而卒，所以戒之在大痈也"的记载。隋代巢元方《诸病源候论》记载消渴病有八候，其中包括"痈疽"。唐代王焘《外台秘要》记载"消渴病……多发痈疽"。元代朱瑞章《卫生宝鉴》记载"消渴者足膝发恶疮，至死不救"。元代朱震亨《丹溪心法》详细记载了糖尿病脱疽的临床症状："脱疽生于足趾之间，手指生者间或有之，盖手足十指乃脏腑肢干，未发疽前先烦躁发热，颇类消渴，日久始发此患。初生如粟黄泡一点，皮色紫暗，犹如煮熟红枣，黑气蔓延，腐烂延开，五指相传，甚则攻于脚面，犹如汤泼火燃。"明代汪机《外科理例》记载了比较典型的消渴伴发脱疽者："一膏粱年逾五十亦患此，色紫黑，脚焮痛……喜其饮食如故，动息自宁，为疮善症……次年忽发渴，服生津等药愈盛，用八味丸而愈。"明代陈实功

《外科正宗》曰："夫脱疽者，外腐而内坏也。此因平昔厚味膏粱熏蒸脏腑，丹石补药消烁肾水，房劳过度，气竭精伤……未疮先渴，喜冷无度，昏睡舌干，小便频数……已成疮形枯瘪，内黑皮焦，痛如刀剜，毒传好指者逆。"清代魏之琇《续名医类案》载有："一男，因服药后做渴，左足大趾患疽，色紫不痛，若黑若紫即不治。"以上描述说明古代医家早已认识到糖尿病可以并发肢体坏疽，对症状的描述及预后的判定与现代医学已非常相近。消渴病之脱疽为本虚标实、虚实夹杂之证，本虚盖因久病消渴、耗伤气阴，甚而阴损及阳，阳气不能输布温煦四末，阳气虚，血行不畅，瘀血内生；或阴虚燥热，热灼津血，血黏成瘀，瘀血阻络，肌肤失养。复因外伤毒邪侵入，败坏经络，腐烂肌肤筋骨，导致肢端红肿溃烂，甚则变黑坏死。其治疗的关键在于改善下肢血供，并通过内治与外治，达到事半功倍的效果。《诸病源候论·消渴诸候》指出："津液竭则经络涩，经络涩则荣卫不行，荣卫不行，则热气留滞。"糖尿病患者长期阴虚燥热，燥热内结，脉络瘀阻，外受火毒、风热、湿邪影响，使热毒与血热相搏，郁于皮肤经络，邪毒壅聚，气血凝滞，瘀滞脉道，阻塞不通。叶天士在《临证指南医案》中提出"久病入络"，并将络病理论运用到内伤杂病中。仝小林将糖尿病络脉的病理改变分为四个阶段：络滞→络瘀→络闭→络损，提倡活血通络贯穿治疗全程。糖尿病慢性并发症种类较多，表现各异，但基于络病的发病机制一致。

现代医学认为糖尿病足坏疽主要由血管闭塞缺血、神经病变及感染三大因素引起，病灶局部血液供应的存在与否是影响糖尿病足溃疡预后的关键因素，因此，在控制血糖、营养神经、抗感染等治疗的基础上，促进及增加局部血液供应是治疗的重要环节。然而在长期的临床实践中发现，单纯的西医疗法并不能有效地阻止及治愈糖尿病足。在临床中采用分期论治糖尿病足可以缩短病程，提高治愈率。急性发作期可以西医治疗为主，根据病情采取抗感染、胰岛素强化治疗、控制饮食、扩张血管、抗凝、改善微循环等措施。慢性缓解期的治疗以提高机体免疫力为主，即以温经补虚为主。后期由于心、脾、肾俱虚，津血运行不畅，津停为痰，血聚为瘀。故也应兼顾痰、瘀的治疗。有研究认为，感染贯穿糖尿病足的始终，有效降低血糖有助于坏疽局部得到恰当的处理。

辨证可从"虚、瘀、毒"三方面考虑，中医认为消渴以阴虚为本，燥热为标。消渴日久，病久入络，扰及血气，初而虚，再而瘀，久化毒。"虚、瘀、毒"三者的病机变化，为辨证论治提供了理论基础。①虚、瘀。消渴病机为阴津亏损，燥热偏盛。消渴日久，一则久病耗气伤阴，气阴两亏，津亏血少，气血不达四末，筋脉失濡；二则阴虚日久，病久及阳，阳气不旺，筋脉失煦；三则久病耗气，气虚血行无力致瘀，瘀而不通则痛；四则阴虚燥热内盛，炼液成痰，痰瘀互阻，脉络不通。以上四方面可归为"不荣"与"不通"。病久则虚，脉络失养，久病入络，扰及血气亦见瘀，故虚多伴瘀，其治疗应"血实宜决之"（《素问·阴阳应象大论》），此对瘀而言；又因"凡人之气血犹源泉也，盛者流畅，少者壅滞。故气血不虚不滞，虚者无有不滞者"，此言虚而致瘀之理，故其治疗当益气、活血、行瘀；兼燥热偏盛，当滋阴凉血活血；兼加痰瘀，当祛痰活血通络；兼阳虚失煦，当温通阳气，行气活血。总以益气养阴以治其本，"通"法以兼之。②毒。消渴日久，久病气血不活，气滞津亏而血瘀，脉络瘀阻，瘀久化热，热毒内蕴，气血不通，肌肉筋骨失养，瘀血化热生毒而伤血络筋脉，热毒内灼而腐肉蚀骨，致使发生"坏疽、疮疡、痈疽"。"毒"是糖尿病周围血管病之重症所见，多见于糖尿病足，辨证多为湿热瘀毒，以毒盛为主，治疗以清热化湿、祛瘀解毒为法。③虚、瘀、毒的关系。虚、瘀、毒遵循病机变化，三者也多兼见。虚多夹瘀，日久病重气血不活则易生毒。中医药治疗糖尿病足以滋养气阴、理气养血以治本，活血化瘀、清热解毒以治标。使气血调和，经脉通畅，肢体得养。

对于糖尿病足，可以从早、中、晚三期出发进行分期论治。在糖尿病足早期，由于消渴日久，耗气伤阴，营卫气血俱虚，筋脉失养，不荣则痛，而致身体麻木不仁、疼痛，此时病位尚浅。至中期，在原有糖尿病足病的基础上复感六淫外邪，寒湿之邪侵袭气血不畅，甚至闭阻不通，使血脉凝滞、肢体筋脉肌肉失于濡养，瘀久化热，热毒内侵，发为脱疽。发展至后期，阴损及阳，阴阳俱虚，变为缠绵难愈之阴证，预后不良。故本病以气阴两虚为本，寒湿、瘀阻、湿热火毒为标，瘀血贯穿病程始终。中医的精髓在于辨证论治，基础方以益气养阴、活血化瘀为治则，根据糖尿病足发展的不同阶段分期论治，可以达到扶正祛邪、标本兼治的目的。分期论治糖尿病足时，联合西医清创、换药等治疗，既吸取中医辨证施治之精华，又结合西医理论，可发挥中医及西医的综合优势，标本兼治，不仅临床疗效显著，还可缩短病程。

在治疗糖尿病并发症时，主要着重以下5个方面。①病证结合，标本兼顾：糖尿病并发症由糖尿病日久发展而来，多本虚为病，或虚实夹杂，故在辨证上既有消渴病的基本病机，又有其并发症的病机特点，需将全身辨证与局部辨证相结合，治疗时方能标本兼顾。②守方灵动，中病即止：糖尿病并发症，病势缠绵难愈，治疗时间较长，切忌急功近利，须守方治疗；但在疾病的不同时期，因临床表现不同，用药须灵活，随症加减；对于某些功能较峻猛的药物，如虫类等破血药，症状好转后须立即停药，以防耗损正气。③中西并重，合参指标：糖尿病并发症的治疗中，将西医的达标治疗与中医的全身调理相结合，在改善症状的同时注重客观指标的恢复，两者结合相得益彰。④内治外治并举：坏疽、皮损作为糖尿病并发症某一时期的表现，常处于主导地位，注重内外治结合，可加速疾病恢复。⑤已病防变，注重调护：对于糖尿病并发症，应将重点放在"防"上，注重对糖尿病患者的健康教育。在糖尿病早期，防止并发症发生；在发病期，防止并发症进一步进展，从而提高患者生活质量，减轻患者痛苦。糖尿病并发症病程较长，病势多凶险，会给患者带来严重的精神负担，应及时开导及鼓励，适时健康教育。

在辨证治疗过程中应先辨清标本虚实，在糖尿病足的治疗中，要谨记此病是糖尿病的并发症之一，要抓住糖尿病的病因病机这个"本"，不要只见局部溃疡这个"标"，动辄清热解毒、活血化瘀。不重视局部与整体之间的联系，往往疗效不佳，甚则损伤脾胃，加重病情，如《外科正宗·痈疽治法总论》说"凡疮溃脓之后，五脏亏损，气血大虚。外形虽似有余，而内脏真实不足……而误用寒凉，谓之真气虚而益虚，邪气实而益实。"此病是糖尿病的并发症，糖尿病是以气阴两虚为本，燥热、瘀血、痰湿为标。《灵枢·五变》说："五脏皆柔弱者，善病消瘅。"糖尿病病变的脏腑主要在肺、脾、胃、肾，而以脾、肾为关键，在具体辨证时，要精确到脏腑，抓住脾、肾这两个关键。糖尿病足虽看似一派实相，但纯实者少，多是本虚标实之证，要重视局部辨证与全身整体辨证相结合。

除药物治疗以外，更要特别注意患者的日常生活起居，嘱其平素应注意患肢保暖，少食肥甘厚味、辛辣刺激之品，饮食应低糖、低热量、低脂肪，平时参加体育锻炼，增强体质。对于血糖过高的患者，要使血糖平稳地降至正常，在中医中药降糖的过程中，对于顽固性血糖升高者，可辅以西医西药降糖，要中西医互相配合，取长补短，不要互相排斥。在治疗的过程中，要重视患者情绪的变化。人体的情志变化与内脏气血有着密切的关系，如《临证指南医案·三消》说："心境愁郁，内火自燃，乃消症大病。"此病顽固难治，患者多有恐惧、焦虑、紧张等情绪，在治疗的过程中，要多开导患者，和患者多交流，若不重视心理疏导，可能导致患者病情反复，影响疗效。

要重视现代科技对中医中药的研究。现代药理研究发现具有降糖作用的中药有人参、山药、山茱萸、丹皮、黄芪、麦冬、玄参、麦芽、苍术、知母等，在临床治疗过程中可参考使用。但是辨证论治用药的大法不能丢，若见体温升高就用清热药、见血红蛋白值低就用补血药，这般施治，是属彻头彻尾的中药西药化和机械唯物论，其关键失误就在于抛弃了辨证论治这个中医学的精髓。

二、中药方剂治疗糖尿病足临床体会

中医辨证治疗糖尿病足具有以下优势：标本兼顾，注重改善全身机能，可作用于多个病理环节；根据辨证论治原则，可以依据患者具体情况施行个体化治疗；糖尿病足并感染具有难治性，感染难以控制，溃疡愈合时间慢，西药长期抗感染治疗极易产生细菌耐药，而中药长期应用副作用较小，中西医联合应用可以缩短西药治疗时间，减少西药带来的副作用。中医辨证治疗能明显改善患者临床症状，加快糖尿病足愈合时间，显著提高患者生活质量，减少截肢率，值得推广。下面具体介绍几个经典方剂。

（一）黄芪桂枝五物汤

黄芪桂枝五物汤既能通络又可荣络，且以通为主。方中黄芪、桂枝、生姜三者益气温通，白芍、大枣养血荣络。临床运用中黄芪用量宜大，以30～50 g为佳，宜用生品，生黄芪其气滑利善走而行血通脉，不同于炙黄芪之浑厚沉稳而实五脏；白芍生用或麸炒其性有别，炒白芍善养血敛阴，生白芍可行血、散瘀、止痛、解毒，《神农本草经》曰其"除血痹，破坚积，止痛"，《名医别录》曰其"主通顺血脉，缓中，散恶血，逐贼血"，患者麻木、疼痛、瘙痒症状较重或以血瘀邪实为主时宜用生白芍，治疗后期瘀毒实邪不甚或气血亏虚者可用炒白芍；桂枝寓络脉之形，使治有所往，又可温通经脉；生姜、大枣不可妄去，患者久用活血逐瘀之品，辛香耗散，易伤胃气，二者有益胃和中之效。

（二）当归四逆加吴茱萸生姜汤

本方出自于张仲景《伤寒论》，为桂枝汤加当归、细辛、通草、吴茱萸而成，具有温经散寒、养血通脉之功，用于治疗血虚寒凝、手足冷痛、脉微欲绝等证。方以当归为君，佐细辛能达三阴，外温经，内温脏；通草善通关节，内通窍而外通营；吴茱萸暖肝温胃，散寒开郁，并借酒力以行药势，所以有温经散寒养血通脉之功。足厥阴肝经属于肝络于胆，绕外阴，凡属肝经循环部位由阴寒凝结之气滞血瘀而出现的病证，均可用当归四逆加吴茱萸生姜汤加减治之。现代研究证明，该方具有降低血黏度、扩张小血管、改善末梢循环和抗炎止痛的作用。

（三）当归拈痛汤

当归拈痛汤出自《医学启源》，功能利湿清热、疏风止痛。方中羌活祛风胜湿，止周身痹痛；茵陈清热利湿、通利关节，二者共为君药。臣以猪苓、泽泻利水渗湿；黄芩、苦参清热渗湿；防风、升麻、葛根解表疏风，升发脾胃以化湿。佐以白术、苍术健脾祛湿，使湿邪得以运化；党参、当归益气养血、扶正祛邪，防诸药燥利伤及气血；知母清热润燥，兼能制辛散之品而不耗阴津。使以甘草调和诸药。加用黄芪、陈皮、川芎等药行气活血，托里排毒。全方具有清热、利水渗湿、托里排毒、解毒生肌之效。诸药合用，活血化瘀、解毒生肌之力甚大，切合糖尿病足中医病因病机。

（四）防己黄芪汤

防己黄芪汤出自东汉张仲景《金匮要略》，在方剂学中分属祛湿剂。首见于《金匮要略·痉湿暍病脉证并治第二》："风湿脉浮，身重汗出恶风者，防己黄芪汤主之。"身重，即身体沉重，活动不利，难以转侧，是患者的自觉症状，主要与水湿泛溢及气虚不运有关。防己黄芪汤组成：黄芪一两一分（15 g）、防己一两（12 g）、白术七钱半（9 g）、甘草半两（6 g）。具有益气祛风、健脾利水之功效。主治风水和湿痹而属表虚湿重之证。原方中黄芪、白术有益气健脾，托毒排脓、鼓邪外出之力，用治阴证疮疡等证。历代医家对其多有发展，多根据原方既益气健脾，又祛风利水，邪正兼顾之配伍大法，或增减祛邪药或变化扶正药，扩大治疗范围，适应病情需要。如《类聚方广义》就用该方治"风毒肿毒、附骨疽、穿踝疽等"。

糖尿病足病机复杂，有虚实之别。绝非一方一法所能独全。故临证之时并非单独应用一方一法，而是相互配合，相互补充，或一法为主，多法联用，如清热利湿合理脾和胃，和营活血兼温补托毒等。另外，在糖尿病足的治疗过程中，控制血糖是重要的一环，只有血糖趋于正常，才能使糖尿病足早日痊愈。在总的治疗原则指导下，针对患者的不同病情，制订出适当的个体化治疗方案，对症下药，患者可早日康复。

第九章　糖尿病足的中医外治法

第一节　概　　述

中医治疗糖尿病的方法多种多样，而中医外治法尤能体现中医治病的特色。在糖尿病高发的今天，改善其并发症尤其是糖尿病足尤为迫切。在口服降糖药、合理运动与膳食、接受糖尿病教育的综合治疗下，在控制血糖稳定的同时，针对局部症状，中医外治法能起到更直接、更显著的改善作用。

中医外治法源远流长，《理瀹骈文·续增略言》说："外治非谓能见脏腑也，皮肤隔而毛窍通，不见脏腑恰直达脏腑也。"对于糖尿病足的局部治疗，中医外治法有着自己的特色和优势，治疗手段多种多样，有熏洗法、外敷法、针灸疗法等；可供选择的剂型丰富，有洗剂、膏剂、散剂、丹剂等。中医外治需要在中医理论的指导下，进行局部辨证以确定治则，常用的治则有清热解毒、活血化瘀、益气养阴、理气止痛、温通经脉等。

一、治则

从糖尿病足患者的局部表现及中医外治法采取的治疗原则来看，清热解毒法、活血化瘀法、温经通脉法、托里透脓法及祛腐生肌法应用较多。

（一）清热解毒法

该法在临床应用最为广泛，多用于有较多脓性分泌物的患者。所用方剂大多以大黄、黄连、黄柏等清热解毒燥湿的药物组成。在治疗糖尿病足中见局部溃破、疮口大量流脓、气味恶臭、疼痛剧烈者，可选用清热解毒药物治疗，如以桉叶地丁合剂（大叶桉叶、金银花、紫花地丁、蒲公英各50 g，延胡索20 g，赤芍、牡丹皮各15 g，加水煎药汁500 ml）清洗创面。于秀辰在糖尿病足局部治疗中根据局部情况选择不同药物进行治疗，如热毒炽盛，局部红肿，以金黄膏箍围，以利炎症局限，脓液形成；湿热证明显，以二妙散调敷；未破溃者以生大黄30 g、土茯苓15 g、野菊花15 g煎水泡洗。黄友陆等取鸡矢藤鲜药200～250 g洗净（干药用100 g，先浸泡30分钟），加水3000 ml煮沸，改用文火煮30分钟，去渣加少许盐，待水温降为37～40 ℃时，将患足浸泡于药液中，浸泡10～15分钟后将患足自然晾干，用无菌纱布覆盖溃疡面，每日浸泡2次，4周为1个疗程。

（二）活血化瘀法

该法主要用于局部辨证属寒湿内蕴、血瘀内阻型糖尿病足。吴学苏等采用透骨散（透骨草、伸筋草、桑枝、刘寄奴、赤芍、牡丹皮、艾叶各10 g）熏洗患足及患肢，2～3次/天，2天1剂，疗程1个月，结果显示空腹血糖及餐后血糖治疗后较治疗前有显著性差异。

（三）温经通脉法

该法主要用于患肢严重缺血，肤温低，怕冷，肤色苍白者。薄静在中医辨证论治内服法的基础上采用中药进行药浴治疗，其方法为将肉桂12 g、川芎12 g、当归9 g、丁香6 g、冰片6 g先后煎两次，共取药液400 ml，然后倒入盛有适量温水的足浴盆，进行足浴，在治疗患者足部冷感及疼痛方面取得了较好的效果。

（四）托里透脓法

该法主要用于糖尿病足中后期正气已虚、脓腐未尽者。张月霞用中药扶正消毒散（黄芪、皂角刺、白芷、当归、茯苓、白术等）熏洗治疗糖尿病足患者52例，1～3个疗程后总有效率为86%。王军等用丹黄消炎液（黄芪、丹参、当归、皂角刺等）湿敷治疗糖尿病足溃疡患者30例，与甲硝唑湿敷对照，治疗7～10天后以脓培养、创面情况判断疗效，结果显示治疗组显效率为 46.7%，对照组显效率为 20.0%。

（五）祛腐生肌法

该法主要用于溃疡后期，创面脓腐已尽、久不收口者。郑学梅对气阴亏虚型糖尿病足溃疡患者以生肌玉红膏或生肌象皮膏外敷以生肌敛口。陈敬涛应用生肌象皮膏解毒抑菌，祛腐生肌活血，抑制创面细菌的生长，腐蚀坏死组织，使创面形成一个清洁的局部环境，同时保持创面湿润，克服了传统换药使创面干燥、脱水结痂的弊病。

二、治法

中医外用药物的使用方法较多，有熏洗法、外敷法、箍围法、清创法等，外敷法在剂型上又有药纱、膏剂、散剂的不同。在临床中可以灵活搭配应用。将药物治则和使用方法、剂型灵活搭配应用，可以克服外用抗生素可能会引起耐药的弊端。

糖尿病足溃疡的外治方法，根据局部的表现不同，采取的方法各异。

（一）熏洗法

该法将中药煎汤熏洗、浸泡患足，借助热力，可使药力直达病所。因所选药物多具有活血化瘀、舒筋活络、消肿止痛、益气养阴的功效，故能扩张足部血管，改善血供，促进侧支循环建立，促进代谢。此法直接针对糖尿病足的病机关键——血脉瘀阻，能较好地控制局部症状。

（二）外敷法

外敷法可选择的剂型很多，最常用的是药纱、膏剂及散剂。药纱和膏剂，无论患足皮肤是否破溃，均可应用；散剂多用于患足皮肤已经破溃且脓水较多者。常用方法如下。

（1）药纱。倪淑红等用自行配制的补阳还五汤煎剂（黄芪、当归尾、赤芍、川芎、桃仁、地龙、红花），浸透纱布，湿敷患处，1小时/次，每日3次。胡清等先消毒创面及周围皮肤，再用浸透复方紫草油（紫草、黄柏、白芷、地榆、冰片、青黛、香油）的无菌纱布充分覆盖创面，最后用无菌敷料包扎。

（2）膏剂。李延春等对糖尿病足部溃疡局部常规清创后用黄芪膏外敷创面，覆盖单层油纱后包扎，治疗 30 例，总有效率 93.3%。付留俊等用生肌象皮膏（象皮、龟板、当归、石膏、生地等）治疗糖尿病足溃疡 34 例，治愈 24 例，显效 5 例，好转 1 例，无效 4 例，总有效率 88.24%。

（3）散剂。魏国赋等用冰雄散（冰片：雄黄：炉甘石 =1:1:1，共研细末）适量外敷溃疡局部，覆盖无菌纱块，绷带包裹，每天换药 1～2 次。治疗 53 例，治愈 20 例，显效 26 例，有效 4 例，无效 3 例，总有效率 94.34%，故其认为冰雄散能抑制疮面炎症反应，促进渗液吸收及坏死细胞重新生长。白崇峣用一效散（滑石粉 250 g，炙炉甘石 150 g，片栗粉 100 g，冰片、朱砂、乳香、没药各 50 g，血竭 25 g）治疗糖尿病足溃疡 103 例，临床痊愈 88 例，显效 9 例，好转 5 例，无效 1 例，总有效率 99.03%。

（三）箍围法

于秀辰等将清热解毒药物（大黄、黄柏）粉碎（200 目），消毒备用。在应用时，用外用生理盐水将适量药物调至糊状，均匀地箍在创面周围。于秀辰等采取局部辨证法，将 50 例患者分为湿热内蕴证、热毒壅盛证、寒湿流注证三型，均采用此法进行治疗。结果：痊愈 15 例，显效 16 例，有效 11 例，无效 8 例，总有效率 84%。无效的 8 例中，有 7 例辨证为寒湿流注。提示清热解毒箍围法主要适应于湿热内蕴、热毒壅盛证型，对寒湿流注证型效果较差。

（四）清创法

（1）分型清创法。奚九一教授将糖尿病足分为肌腱变性、感染为主的湿性坏疽——"筋疽"和以缺血性病变为主的干性坏疽——"脱疽"两种类型。对于筋疽，其主张及早清除变性坏死的肌腱以防止感染沿肌腱向近端发展，保持伤口开放，均匀涂抹祛腐生肌膏（当归、白芷、白蜡、轻粉、甘草、紫草、血竭、麻油等），加压弹力绷带包扎 1 周。对于脱疽，其则主张宜迟不宜早，宜待血供改善，坏死分界清楚，再行清创。清创后保持伤口开放，均匀涂抹生肌长皮膏（黄芪、珍珠、牛黄、水牛皮、琥珀、麻油等），轻压包扎 1 周。

（2）蚕食清创法。于秀辰主张分次逐步清除坏死组织，即蚕食清创。于秀辰认为，如果将坏死组织清除过度，不仅不能起到较好的治疗作用，反而会导致创面扩大。清创时，切口要选择脓腔最低点、张力最高点切开，创面要外面大里面小，否则坏死组织不易清除，且易导致厌氧菌感染。分泌物多者，需每天换药 2 次，必要时可采用洗浴的办法，以利于引流；分泌物少且处于肉芽生长阶段者，应 2 天换药 1 次，减少对创面的刺激。

第二节　中药熏洗法

一、中药熏洗法概述

中药熏洗法是以中医药基本理论为指导，将中药煎煮后，先用蒸汽熏蒸，再用药液淋洗、浸浴全身或局部患处的一种治疗疾病的方法，是中医学外治法的重要组成部分。熏洗疗法具有温经散寒、疏风通络、行气活血、祛风除湿、清热解毒的作用，是治疗骨伤科疾病行之有效的治疗手段，临床效果显著，为临床医生所常用。

熏洗疗法是中国传统医学外治法之一，在外治法中占有很重要的地位，在治疗周围血管疾病方面有独特优势。本方法无痛苦、无危险，药物直接作用于病变局部，有药到病除的特殊治疗效果，是治疗周围血管疾病的独特疗法。对于慢性周围血管疾病患者因长期打针、服药而胃脏欠佳的患者尤为适用。

中药熏洗法适用于血栓闭塞性脉管炎、闭塞性动脉硬化症、糖尿病肢体血管病变、雷诺综合征、血栓性浅静脉炎、下肢深静脉血栓形成稳定期及后遗症、静脉性溃疡、血管炎、淋巴水肿等多种周围血管疾病。

目前，糖尿病足的治疗常选用此方法，效果甚好。用中药煎汤熏洗、浸泡患足，可以借助热力，使药力直达病所。因所选药物多具有活血化瘀、舒筋活络、消肿止痛、益气养阴的功效，故用此方法能扩张足部血管，改善血供，促进侧支循环建立，促进代谢。此法是直接针对糖尿病足的病机关键——血脉瘀阻而采取的治疗手段，能较好地控制局部症状。

二、中药熏洗法的分类

中药熏洗法可分为全身熏洗法、局部熏洗法两种。治疗糖尿病足常用局部熏洗法。局部熏洗法常用部位包括手部、足部、眼部、臀部等。下面对局部熏洗法进行介绍。

（一）手部熏洗法

（1）根据病证先选定用药处方，准备好脸盆、毛巾、布单。

（2）将煎好的药物趁热倾入脸盆，患者先把手臂搁于盆口上，上覆布单不使热气外泄。待药液不烫手时，把患手浸于药液中洗浴。

（3）熏洗完毕后用干毛巾轻轻擦干，避风。

（二）足部熏洗法

（1）按照病证先选定用药处方。准备好水桶或铁桶、小木凳、布单、毛巾。

（2）将煎好的药汤趁热倾入木桶或铁桶中，桶内置 1 只小木凳，略高出药汤面。患者坐在椅子上，将患足搁在桶内小木凳上，用布单将桶口及腿盖严，进行熏疗。待药汤不烫足时，取出小木凳，将患足没于药汤中泡洗。根据病情需要，药汤可浸至踝关节或膝关节部位。

（3）熏洗完毕后，用干毛巾擦干患处皮肤，注意避风。

（三）眼部熏洗法

（1）按照病证先选定用药处方，准备好脸盆或保温瓶，消毒棉球或消毒纱布、布单、毛巾。

（2）将煎好的药汤趁热倾入盆内，患者取端坐姿势，向前微微弯腰，面向药汤，两眼紧闭，然后用布单将脸盆口盖严，勿使热气外泄；或将煎好的药汤趁热注入保温瓶内，患者将患眼对准瓶口先熏，待药液温度降至不烫手时，用消毒棉球或消毒纱布蘸药液频频热洗患眼；也可用洗眼杯盛温热药汤（约为全杯容积的2/3），患者先低头，使洗眼杯口紧扣在患眼上，接着紧持洗眼杯随同抬头，不断开合眼睑，转动眼球，使眼部与药汤接触。如患眼分泌物过多，应用新鲜药液多洗几次。

（3）熏洗完毕后，用干毛巾轻轻擦干眼部，然后闭目休息 5～10 分钟。

（四）臀部熏洗法

（1）按照病证先定好用药处方，准备好脸盆、横木架或坐浴椅、毛巾。

（2）将煎好的药汤趁热倾入盆内，在盆上放置横木架，患者暴露臀部，坐在横木架上进行熏疗；或用坐浴椅，把盆放在椅子下熏疗。待药汤不烫手时，把臀部浸入盆中泡洗。

（3）熏洗完毕后，用干毛巾擦干，更换干净的内裤。

一般每天熏洗 1～3 次，每次 20～30 分钟。其疗程据疾病情况而定，以病愈为准。

三、中药熏洗法的作用原理

中药熏洗疗法是中医外治法中常用的一种疗法。《外科真诠·脱疽》云："脱疽之生，止四余之末，气血不能周到。"由于本病肢端血运较差，单纯依靠内服或静滴药物治疗效果不理想时，可用中药熏洗的方法。本法通过温热作用，使腠理疏松，药力直达病所，且能够刺激神经系统，调节心血管系统和周围神经系统等，调和气血，疏通经络，扩张血管，促进血液循环。

四、中药熏洗法的治则及组方

在用中药熏洗法治疗糖尿病足时，可根据患者病情及局部情况进行辨证施治，其治疗原则可分为益气活血、温通经脉、清热解毒、活血化瘀、通络止痛等。

（一）益气活血、温通经脉

郑仲华等治疗糖尿病足 50 例，用益气温阳活血方煎汤熏洗患肢。药物组成：黄芪 60 g，归尾 10 g，川芎 10 g，桃仁 10 g，地龙 10 g，赤芍

10 g，红花 10 g，葛根 10 g，川牛膝 10 g，鸡血藤 30 g，金银花 30 g，连翘 30 g，玄参 30 g，延胡索 10 g，威灵仙 15 g，水蛭 10 g。总有效率 96%。

胡钢等治疗早期糖尿病足 38 例，用黄芪桂枝五物汤加减熏洗患足。药物组成：黄芪 30 g，桂枝 15 g，白芍 15 g，当归 15 g，透骨草 15 g，独活 15 g，豨莶草 15 g，路路通 15 g。总有效率 94.8%。

姚沛雨等用糖痛熏洗方治疗糖尿病足发病初期者。药物组成：生川乌、生草乌、鸡血藤、苏木、当归、透骨草各 30 g，罂粟壳、皂角刺、土鳖虫、水蛭、赤芍、细辛各 15 g，川芎 12 g，花椒 10 g，白芥子 6 g。一般熏洗 10~15 天即有明显疗效。

王荣乐用中药熏洗法治疗糖尿病足 60 例。方药：黄芪 30 g，当归 18 g，赤芍 12 g，红花 12 g，桂枝 12 g，桃仁 12 g，川楝子 12 g，牛膝 12 g，茯苓 15 g，延胡索 15 g，车前子 12 g，猪苓 12 g，玄参 15 g，麦冬 12 g，葛根 15 g。总有效率 93.3%。

杨正庆用中药熏洗法治疗糖尿病足 30 例。方药：黄芪 30 g，当归 20 g，乳香 10 g，没药 10 g，桃仁 10 g，红花 10 g，川牛膝 15 g，甘草 10 g。总有效率 93.3%。

管玉香等用中药熏洗法联合足底穴位按摩治疗糖尿病足 50 例。方药：红花 20 g，川芎 20 g，艾叶 10 g，细辛 10 g，透骨草 30 g，刘寄奴 20 g，苍耳子 30 g，川牛膝 20 g，皂角刺 20 g。总有效率 86.27%。

张高锋等用足疗一号方熏洗患肢治疗糖尿病足 31 例。药物组成：苏木、细辛、艾叶各 15 g，当归、桃仁、红花、川牛膝、赤芍各 30 g，桂枝、黄芪、制马钱子各 20 g。总有效率 93.55%。

（二）活血化瘀、通络止痛

吴学苏等用透骨散熏洗患足治疗糖尿病高危足 64 例。药物组成：透骨草、寻骨风、乌梢蛇、补骨脂、桂枝、艾叶各 10 g。疗效显著。

姜煊华等用中药熏洗法治疗糖尿病肢端坏疽 24 例。方药：黄芪 30 g，生地、当归、桃仁、丹参各 15 g，红花、枳壳、赤芍、柴胡、牛膝各 10 g，大枣 5 枚，甘草 6 g。痊愈 19 例，好转 4 例。

华贵新用中药熏洗法治疗糖尿病足 40 例。方药：没药、乳香各 20 g，甘草、五灵脂各 15 g，黄连、红花、当归、黄柏、桂枝各 10 g。总有效率 95%。

李运芝等用天红液浴足治疗糖尿病足 50 例。药物组成：天麻 15 g，红花 20 g，川牛膝 30 g，桂枝 15 g，黄芪 20 g，丹参 30 g，川芎 20 g，葛根 30 g。总有效率 82%。

周江用中药浴足治疗糖尿病足 48 例。方药：当归 15 g，川芎 10 g，红花 10 g，赤芍 10 g，地龙 10 g，络石藤 15 g，海风藤 15 g，青风藤 15 g，丝瓜络 10 g，牛膝 30 g，鸡血藤 15 g，路路通 10 g，伸筋草 10 g，木瓜 10 g，骨碎补 10 g，透骨草 10 g。总有效率 93.75%。

谢荣鑫等用中药浴足治疗糖尿病足 60 例。方药：川芎 30 g，桂枝 15 g，红花 25 g，肉桂 20 g，木瓜 20 g，当归 20 g，桃仁 20 g，苍术 20 g，土茯苓 15 g，黄柏 10 g。总有效率 96.7%。

（三）清热解毒、活血化瘀

姜华用中药外治局部脓疡形成或破溃伴感染者 42 例。方药：忍冬藤 40 g，制乳香 10 g，制没药 10 g，红花 10 g，虎杖 15 g，大黄 15 g，川牛膝 15 g，黄连 10 g。治愈 41 例，治愈率 98%。

王自辉等治疗糖尿病肢端坏疽 20 例。用中药（忍冬藤、鸡血藤、络石藤、蒲公英、苦参、黄柏、大黄、虎杖、红花、水蛭、地龙等）煎汤熏洗患足。总有效率 95%。

王永辉等用糖尿病足外洗方治疗糖尿病足 24 例。药物组成：大黄 30 g，黄柏 20 g，黄芩 20 g，蛇床子 10 g，苦参 15 g，五倍子 15 g，路路通 15 g，防风 15 g，独活 15 g，王不留行 15 g，宽筋藤 50 g。总有效率 91.67%。

严志登等用中药溻渍法结合蚕食法清创治疗糖尿病足溃疡 34 例。溻渍方用加味四黄汤，药物组成：大黄 30 g，黄芩 30 g，黄连 30 g，黄柏 30 g，赤芍 30 g，苦参 30 g，土茯苓 30 g，芒硝（冲）20 g。总有效率 100%。

陈玉翠用中药熏洗联合红外线照射治疗糖尿病足溃疡 42 例。方药：

金银花30 g，黄柏30 g，苦参20 g，蒲公英20 g，大黄15 g，紫花地丁15 g，乳香15 g，没药15 g，当归30 g，川芎20 g，赤芍20 g，牛膝15 g，连翘15 g，生地15 g，桃仁15 g，红花15 g，甘草10 g，苍术15 g。总有效率90.48%。

四、熏洗注意事项及禁忌证

（一）注意事项

熏洗时应注意水温不宜过高，以防烫伤患肢，或加重肢端相对缺血情况，或产生不良刺激。如患者在熏洗时出现头晕或过敏等不适现象，应停止熏洗。

（二）禁忌证

感染性病灶化脓破溃时，禁止使用局部熏洗疗法。

第三节　中药溻渍法

中药溻渍法是通过湿敷、淋洗、浸泡对溃疡创面的物理作用，以及各种中药对溃疡创面的药理作用而达到治疗目的的一种方法。该疗法多用于四肢远端的疾患，具有疏导腠理、通调血脉等作用。《玉篇·水部》释："溻，湿也。"《辞海》释："渍，浸、泡。"溻渍法又称湿敷法，首见于《刘涓子鬼遗方》。溻渍疗法是溻疗和渍疗的组合，溻是将饱含药液的纱布或棉絮敷于患处，渍是将患处浸泡于药液之中，如《医宗金鉴》曰："软帛叠七、八重，蘸汤勿令太干，复于疮上，两手轻按片时，帛温再换，如此再按四、五次。"溻渍疗法多用于外科，但有时也被用来治疗一些内科疾病。

一、溻渍法的含义及发展源流

（一）溻法

溻法，不同于普通的敷药法。敷药法多用膏药、软膏或散剂，最早如东晋医家陈延之所著《小品方》即记述了升麻膏、黄芪膏外敷治疗缓疽。《刘涓子鬼遗方》记述续断生肌膏、止痛生肌甘菊膏外敷治疗金疮痈疽等。后世的外敷膏药疗法，不胜枚举。而最早记述以中药药液湿敷（即后世所言"渍法"）的为《刘涓子鬼遗方》，其《相痈知有脓可破法（卷四）》中记载"治痈疽，升麻薄极冷方：升麻（一两）、大黄（一两）、白敛（六分）……右十味筛，和以猪胆，调涂布敷之痈上，燥易之"，用以治疗痈已成脓可破之时。但此时的用药，尚不是真正意义上的中药汤剂。

（二）渍法

渍法，相当于泡洗和浸渍，最早记述见于南朝龚庆宣《刘涓子鬼遗方》中所述"猪蹄汤"治疗痈疽："夫痈坏后有恶肉当者，以猪蹄汤洗其秽……。"唐代孙思邈《千金翼方》和王焘《外台秘要》对猪蹄汤外洗治疗疮疡亦有记载。唐代孙思邈《华佗神方·华佗治内外臁疮神方》中记载："臁疮……内服：人参二钱……临用时先以葱二条，将疮口洗净，再将内服药滓用水煎之，洗疮口一次……数日可愈。"南梁姚僧垣《集验方》载"治恶疮方"治疗恶疮；宋代时期日本丹波康赖《医心方》载"甘草汤"治疗附骨疽。宋代王怀隐《太平圣惠方》载"乌金散方""白及方""槐枝汤""柏叶散方"治疗恶疮等。以上记载所用之法皆为渍法。

北宋以前，外洗汤剂被作为针石、膏药，甚至内治法等治法的辅助方法，其中最有代表性的，如宋代王璆《是斋百一选方·专治脚疽（卷十二）》记载："宣黄连（碾细）、密陀僧（别研），上二味等分，和匀，每用时，先以葱、盐煎汤洗疮上，然后敷药。"此前的大部分记载，均把外洗法作为敷药之前的准备工作。

至北宋末年及金元之际，汤剂外洗始成独立的疮疡治疗方法，如宋代赵佶《圣济总录》记载"乱发汤"治疗附骨疽："乱发灰（半两），杏仁（椎碎二十一粒）、甘草（锉五寸）、盐花（半两）、上四味，以浆水五升，煎至三升，滤去滓，通手洗疽上，若有脓血，洗取净后，以绢帛缚定，每日三两遍洗。"金元以后，尤其明清时期，由于有"渍"法与"渍"法的配合应用，才使中药汤剂外洗的优势真正发挥出来。

（三）溻渍法

前人敷药，或研末为散，或调油为膏，敷于患处，直至元代齐德之《外科精义·辨疮肿浅深法》云"夫疮候多端，欲辨浅深，直须得法……恶疮初生，其头如米粟，微似有痛痒，误触破之，即焮展觉有深意，速服犀角汤及漏芦汤、通气丸等，取通利疏畅，兼用浴毒汤溻渍之类"，《外科精义·针烙疮肿法》又云"如有未成脓以前，不可以诸药贴熁溻渍救疗，以待自消；久久不消，内溃成脓，即当弃药，从其针烙"，而《外科精义·内消法》云"初觉气血郁滞，皮肉结聚，肿而未溃，特可疏涤风热，通利脏腑，一、二行，徐次诸汤溻渍，即得内消矣。不然，则治之稍慢，毒热不散，反攻其内，致令脓血之聚也"，始有系统地论述用中药药液（如"浴毒汤"）溻渍患处的治疗方法。至此时，溻法与渍法合为统一的复合治疗方法——溻渍法。溻渍法不仅外洗清洁创口，更与湿敷配合，将中药汤剂的药效持久作用于疮疡，集合外洗与湿敷的优势。当时的溻渍法，主要用于肿疡初起未溃而气血凝滞、毒邪壅盛之时，也可用于脓成针烙之后，总之，是取其消散、疏解、涤荡之功，相当于中医外科内治法中"消"的阶段。

金元以后，尤其是明清时期，溻渍逐渐成为中医外治法中不可或缺的门类，如明代申斗垣《外科启玄》云"故先贤所立补泄汗下针灸淋溻敷贴灸烙等法治之，盖取其合宜之用也"，其列举的外科内外主要治法中，包含淋、溻之法。清代顾世澄《疡医大全》总结前人成就，将中医外治法分为艾灸、针烙、刀针、砭石、敷药、神灯照、溻渍、熏消、汤洗九大门类，其中，溻渍法作为重要的方法，独立于汤洗与敷药之外，有"溻渍法"及"溻渍门主方"两卷专门论述。

二、溻渍法作用机制

（一）中医对溻渍机制的认识

《素问·阴阳应象大论》中"其有邪者，渍形以为汗"，是利用热汤沐浴发汗的先例。《外科精义·溻渍疮肿法》言"塌渍疮肿之法，宜通行表，发散邪气，使疮内消也"。《理瀹骈文》载渍渍法"熏蒸渫洗之能汗，凡病之宜发表者，皆可以此法"，其基本作用是"枢也，在中兼表里者也，可以转运阴阳之气也""可以折五郁之气而资化源""可以升降变化，分清浊而理阴阳。营卫气通，五脏肠胃既和，而九窍皆顺，并达于腠理，行于四肢也"。杨芳娥认为，渍渍法可使药物经肌腠毛窍而入脏腑，通经贯络，以作用全身，且可疏汗孔、宣导外邪。李治军等认为，渍渍法可使药物经肌腠毛窍、脏腑，通经贯络，作用全身，通过疏通气血、软坚散结、祛风止痒等达到治疗目的。

（二）渍渍机制的现代研究

渍渍的机制是通过低浓度组织液向高浓度药液的流动，使皮损渗液减少或停止渗出，炎症得以消退。湿敷与渗透压作用结合，还可使皮肤末梢血管收缩，促使皮损充血减轻，渗出减少。湿敷的传导与辐射作用，可以使局部因炎症而引起的灼热感得以减轻，并抑制末梢神经的病理性冲动，减轻患者自觉症状，发挥消炎、镇痛、止痒和抑制渗出的作用。在湿敷过程中，表皮角化层膨胀，有利于药物透入皮内，取得活血通络之效。湿敷垫可吸收皮损表面的浆液和脓汁，软化并清除皮损表面的痂皮或其他附着物，湿敷的同时，也起到了洗涤清洁和保护皮肤的作用。现代研究表明，中药渍渍法可使药液直接作用于病变部位，通过湿热理疗作用，调节自主神经，改变局部血流和血管、淋巴管的通透性，同时还可作用于免疫系统，提高机体的免疫力，达到扶正祛邪的目的。

三、渍渍法的应用时机及操作要点

金元明清的医家，在总结前人经验的基础上，结合痈疽疮疡的发病机制、特点、证候，对渍渍法的治疗对象、使用时机、操作方法及注意事项等，有详细的阐述。

明代《东垣十书》载："夫渍法者，宣通行表，发散邪气，使疮内消也。盖汤水有荡涤之功。古人有论，疮肿初生一、二日不退，即须用汤水淋射之。其在四肢者，渍渍之；其在腰背者，淋射之：其在下部委曲者，浴渍之，此谓疏导腠理，通调血脉，使之无凝滞也。"该书对渍溃法在肿疡未溃创面的使用，有较系统的论述。

明代陈文治《疡科选萃》云："考刘涓子治痈疽法，痈之初起也……惟疏涤风热，通其脏腑，外用溻渍之法。"说明溻渍法的使用时机是痈疽邪气已聚之时。

清代秋田散人《医学说约》云："古人用药汤淋射，盖气血凝滞则为痈肿，得热则腠理通，经络畅，诚至理也。其法以药煎浓汤，疮在四肢者，则溻渍之；在腰腹者，则淋射之；下部者，则浴渍之。仍以净布蘸水，溻其患处，水凉再换，必数易而热始透也。"清代祁坤《外科大成》曰："如用药二两，以水二升煎升半，用布帛或棉蘸洗，稍凉再易之。日用三、五次，甚者日夜不住，以肿消痛止为度。如已溃时及拔筒后，先去旧药，用方盘靠身于疮下放定，随用猪蹄汤以软绢淋洗疮上，并入孔内，轻手捺净内脓。庶败腐宿脓随汤而出，以净为度。再以软帛叠七、八重，勿令太干，带汤覆于疮上。两手轻盈旋按片时。帛温再换。如此洗按四、五次。流通气血，解毒止疼，去瘀脱腐。此手功之要法，大疮不可缺也。"详细描述了溻渍法在痈疽已溃期和未溃期的操作要点。

四、溻渍法的经典方剂

溻渍法的经典方剂主要分为两类，一是治疗痈疽已经成形而未溃者，寒者热之、热者寒之，用以促进痈疽局限或消散；二是治疗痈疽已经溃破者，促进脓腐脱出，新肉生长。前者的代表方剂如溻肿升麻汤，后者的代表方剂如猪蹄汤。常用中药：清热解毒类，如连翘、黄芩、大黄、黄柏、金银花等；芳香化浊类，如檀香、麝香等；活血化瘀行气类，如当归、全蝎、蜈蚣、木香等；敛肌收口类，如白敛、甘草、猪蹄等。溻渍法适用于痈疽初起、溃脓、收口各阶段。如《刘涓子鬼遗方》及《太平圣惠方》记载的猪蹄汤，"升麻、甘草、芍药、蒴藋（以上各等分），每用药四两，水一斗，猪蹄一对，煮蹄软取出，次下药，再煎十沸，帛蘸淋溻之"；《圣济总录》记载的溻肿升麻汤，"升麻、芒硝、黄芩、漏芦、栀子仁、蒴藋，每用药二两，水三升，煎十沸，帛蘸药溻渍肿处"；《医宗金鉴》记载的葱归溻肿汤和艾茸汤，"肿与将溃者，俱用葱归溻肿汤烫洗。如阴证不起者，俱用艾茸汤敷法。如溃后，俱用猪蹄汤烫洗。用猪蹄汤者，以助肉之气而逐腐也。此涤洗之法，乃疡科之要药也"；《疡医大全》记载的木香溻肿汤，治痈疽始发肿焮，憎寒热痛，"地黄汁五合（如无，用生地五两以代之）、犀角、木香、升麻、射干、栀子仁、大黄、黄柏、黄芩、黄连、白敛、炙甘草、朴硝、紫檀、羚羊角（各一两），切碎和匀，每用药五两，水一斗，煎七升，入麝香五分，净帛蘸药，热溻肿上，日两三度，冷即更换"，等等。

五、溻渍法的应用研究展望

随着疾病谱的改变，现代疮疡学科的治疗重点是各类慢性、难愈性创面，如糖尿病足（脱疽及筋疽）、压疮、血管相关性溃疡（如臁疮）等。中药汤剂，尤其是外用汤剂，具有多靶点干预、个体化辨证、使用方便等优势。中药溻渍法今后的研究方向主要包括以下几方面。①规范溻渍法的标准化操作流程。古籍中对溻渍法操作过程中药液的配比、温度、频次等有描述，但不够精准，细节直接影响疗效，使推广使用受限，故需对此进行细致的分组对照研究。②开发中药外用药液品种。目前市售的中药外用药液品种匮乏，可以参考古籍中对使用溻渍法所需配方的记载，结合现代疾病特点，进行辨证分型研究，产业化生产。方便推广的同时，也符合目前转化研究成果的要求。③研究中药溻渍法作用机制。慢性难愈性创面治疗是目前临床和基础研究的热点，中药溻渍法作为慢性难愈性创面的有效治疗方法，其作用机制尚不完全清晰，故研究其机制势在必行。中药溻渍法的机制可从局部微环境、湿性愈合、自溶性清创、细菌生物膜的干预、炎症反应通道的干预等方面进行研究。

六、溻渍注意事项、禁忌证及术中观察

（一）注意事项

（1）溻渍时要保持药袋的温度，冷却后应及时更换或再加热。

（2）溻渍过程中要及时观察患者病情变化，若患者感到疼痛或皮肤出现水疱时，须立即停止操作，对症处理。

（3）溻渍温度要因人制宜，尤其对老年人、婴幼儿实施中药溻渍治疗时，温度不宜过高，以避免灼伤。布袋用后须经消毒、清洗、晒干、高压灭菌才可备用。

（二）禁忌证

忌用于皮肤破损处、身体大血管处、局部无知觉处、孕妇的腹部和骶部。

（三）术中观察

用药后观察局部皮肤，如有丘疹、瘙痒或局部肿胀等过敏现象时，停止用药，并将药物擦拭或清洗干净，内服或外用抗过敏药物。

第四节　中药外敷法

一、中药外敷法概念

中药外敷法是将新鲜中草药切碎、捣烂，或将中药末加辅料均匀调成糊状，敷于患处或穴位的方法。该疗法具有疏通经络、祛腐生新、消肿止痛、清热解毒、拔毒生肌等作用，所用药物有散、膏、丹、丸、糊等剂型。外敷剂能够在患处形成较为固定、持久的药物薄膜，可单纯外敷，或用无菌纱布包扎，每日换药 1~2 次，或根据分泌物多少增减换药次数。该法适用于已有开放性病灶的糖尿病足。此期糖尿病足病程日久，在长期气虚血瘀的基础上，血瘀生热，热毒极盛。故在一般治疗以及彻底清创的基础上，运用具有活血止痛、解毒消肿、敛疮生肌功效的中药外敷患足，可加速坏死组织的清除和肉芽组织的生成，促进创口愈合，降低截肢率。该法是糖尿病足外治法中常用的有效方法之一。需要注意的是，换药时须将创面的药膏及液化物擦拭干净。

二、中药外敷法治疗糖尿病足的适应证及机制研究

在糖尿病足的治疗中，降糖、活血、改善神经功能、抗炎、保持全

身代谢平衡、局部处理六个治疗环节缺一不可。不论用中、西医的何种方法做局部处理，都必须建立在患者血糖水平稳定、全身状况逐渐改善的前提下，否则局部处理只是无源之水。

外治与内治一样，均是以中医基本理论为指导的。《理瀹骈文》中提出"外治之理，即内治之理，所异者法耳"的原则，分析古今治验名方，外治方剂的组方均是在该原则的指导下进行的。中医治疗糖尿病足时，不论中药熏洗还是外敷药物，都是根据创面情况辨证用药，疗效显著。

中药外敷法在糖尿病足局部处理的保守治疗中是独树一帜的。临床经验证明，在常规消毒、清创、引流后，应用中药外敷可以解决糖尿病足局部红肿、溃疡、化脓、腐烂等诸多问题，减少截肢率，帮助患肢形体、功能恢复。而且局部用药不受雷夫奴尔、抗生素、胰岛素等西药限制。中药外敷剂型丰富，可以根据糖尿病足各期情况灵活处方用药，使糖尿病足的局部治疗取得较好的疗效。

三、中药外敷法治疗糖尿病足的典型应用

银翘三黄膏（由金银花、连翘、黄连、黄芩、黄柏、冰片、黄蜡等药物组成）抑菌作用明显，能显著缩短糖尿病足溃疡创面愈合时间，且不良反应较少。

金黄膏（由大黄、黄柏、姜黄、白芷、天南星、陈皮、苍术、厚朴、甘草、天花粉等药物组成）可以清热除湿、散瘀化痰、止痛消肿，外敷患处，具有明显的促进糖尿病足溃疡创面愈合的作用。

生肌象皮膏（主要成分为炉甘石、生血余、生地、当归、龟甲、生石膏等）可液化、排出创面坏死组织，改善创面血液循环，促进肉芽组织生长，最大限度地再生、修复创面，促进创面早期愈合，降低致残率及残疾等级。

李瑞将112例糖尿病足溃疡患者随机分为两组，治疗组（56例）给予冰矾炉甘散外用治疗，对照组（56例）给予生理盐水加胰岛素混合液外敷治疗，每天换药 1~2 次，连续治疗 15 天（1 个疗程）。经统计学分析，两组患者的治疗总有效率差异具有统计学意义（$P < 0.01$），

说明冰矾炉甘散外用治疗糖尿病足溃疡的疗效较好。

　　有研究者运用中药外敷法治疗糖尿病足时采用分期外敷法，即据糖尿病足溃疡的不同时期外用不同的中药制剂。红肿期用伤科黄水纱（抗炎消肿、活血化瘀）做深处引流及湿敷，每天换药 2 次；成腐期上午用伤科黄水纱外敷，晚上用玉红纱外敷；长肉期用玉红纱外敷，每天换药 1 次；皮肤生长期以黄油纱外敷，隔天换药 1 次。也可将糖尿病足根据创面情况分为初、中、后三期进行熏洗治疗，熏洗中药方均以生地、黄芩、葛根、丹参加减。初期表现为未溃或溃破表浅，红肿热痛明显者，加忍冬藤、苦参、黄柏、赤芍、丹皮等以清热解毒、活血凉血；中期表现为有脓形成，酌加忍冬藤、苦参、百部、土茯苓、皂角刺等以清热解毒燥湿；后期表现为创面色黑者，加忍冬藤、桂枝、细辛、当归等以温经活血，加五倍子、白及以收敛生肌；经治迁延难愈者，重用生黄芪。还可以将活血生肌膏外敷应用于糖尿病足的祛腐、生肌、长皮各个治疗阶段，活血生肌膏药物组成为白芷、黄连、延胡索、血竭、紫草、轻粉、白蜡、麻油等。

　　糖尿病足溃疡患者用药方案大多数为控制饮食和运动疗法的基础上配合胰岛素或口服降糖药治疗。在血糖控制基本理想的情况下，可以应用蚓黄散外敷治疗糖尿病足溃疡。蚓黄散主要成分为川黄柏、地龙、血竭，川黄柏、地龙、血竭以 3:2:1 比例混合研粉后使用，总有效率达 73.33%。或先以三黄汤（大黄、黄芩、黄柏各 30 g）水煎取汁熏患足，待药汁温度降为 35~36 ℃时，泡足 30 分钟，自然晾干后外敷薄层生肌玉红膏，每日 1 次。

　　根据不同辨证分型应用祛腐生肌药治疗重症糖尿病足脓腐热盛证时，应以清热解毒祛腐为主，药用金银花、蒲公英、夏枯草、苦参、虎杖、蚤休、大黄、黄柏、地龙等；腐去后以活血益气生肌为主，药用黄芪、桂枝、鸡血藤、红花、川椒、虎杖、干地龙等。局部治疗采用中医外治法，可综合运用敷贴、箍围、切开、引流、灌注、湿敷、拖线、垫棉缠缚、蚕食等法治疗。

第五节　针灸疗法

针灸是针法和灸法的总称。针法是指在中医理论的指导下把针具（通常指毫针）按照一定的角度刺入患者体内，运用捻转与提插等针刺手法对人体特定部位进行刺激从而达到治疗疾病目的的一种治疗方法。灸法是指在中医理论的指导下，以艾绒为主要材料，点燃后直接或间接熏灼体表穴位的一种治疗方法。针灸是中国特有的治疗疾病的手段。它是一种"内病外治"的医术，通过经络、腧穴的传导作用，应用一定的操作方法，来治疗全身疾病。在临床上，使用针灸治疗疾病时，需按中医的诊疗方法诊断病因病机，辨别病变脏腑及经络，辨证表里、寒热、虚实，然后进行相应的配穴处方，通过针灸的调气血、通经脉作用，使阴阳归于平衡，脏腑功能趋于调和，达到治病防病的目的。

一、针灸治疗糖尿病的方法与疗效机制

（一）治疗方法

针灸治疗糖尿病的方法种类繁多，有针刺、艾灸、耳穴及针药并用、穴位贴敷等。

1. 针刺治疗

针刺治疗是应用最为广泛，报道量最大的一种方法。杨氏针刺48例糖尿病患者并进行临床观察。经过3个疗程的治疗，患者多饮、多食、多尿的症状基本消失，其他症状有不同程度的好转，尤以乏力、精神疲惫、头晕自汗等症状好转明显。

2. 针刺配艾灸治疗

朱氏用针刺加灸法治疗糖尿病患者246例，显效154例，有效83例，无效9例，总有效率96.3%。

3. 耳穴疗法

赵氏用耳针和耳穴贴压交替进行法治疗糖尿病患者30例，1个月

为 1 个疗程，总有效率 94%。陈氏用耳穴贴压治疗 26 例，2~4 个疗程后，总有效率 73%，血糖水平较治疗前有显著改善。

4. 其他疗法

有报道用针刺配合中药治疗糖尿病患者 114 例，治愈 66 例，好转率 41 例，无效 7 例，总有效率 93.8%。谭氏按上、中、下三消分取不同穴位，配合不同方剂治疗糖尿病，总有效率 98%。另外有报道用雷火神针、穴位贴敷、嵌针等方法治疗糖尿病，均取得较好疗效，总有效率均高于 90%。

（二）疗效机制

针灸治疗糖尿病作用机制的研究较多，主要结论有以下几种。①穴位的双向调节作用。研究发现，采用不同穴位针刺可使低血糖患者血糖升高，高血糖患者血糖下降，这一作用必须在神经系统完整的条件下，通过迷走神经—胰岛素系统发挥作用。②调节神经系统，影响胰岛分泌。此功能可通过针灸对周围神经和中枢神经系统产生作用而实现。③作用于胰岛。改善胰岛素拮抗，刺激末梢组织利用葡萄糖。④改善血液流变及血脂代谢，改善组织和器官的血液供应。总之，针灸作用机制非某系统的单一效应，而是涉及神经—血管—体液多方面的作用。

二、针灸治疗糖尿病足的思路与尝试

当糖尿病发展到糖尿病足阶段，一般病程较久，存在着以本虚为主兼有瘀、痰、湿、热、寒等标实证的病机特点，虚实夹杂，病势较重，故单纯采用针刺方法可能达不到理想的效果。基于此，我们想到了"针所不为，灸之所宜"（《灵枢·官能》）的古训，采用针加灸的方法治疗该病。

灸法以其弥补针药之不足，擅起沉疴痼疾而备受古人青睐，《医学入门》也说："凡病药治不及，针之不到，必须灸之。"关于灸法的作用机制，目前国际上主要流行四种看法：①温热刺激效应；②非特异性自体蛋白疗法学说；③非特异性应激反应；④芳香疗法。

祖国医学认为，灸作为一种刺激，作用于腧穴，通过经络系统的传导而调节机体脏腑功能，具有温通经络、消瘀散结、祛散阴寒、益气升陷、回阳救逆、保健强身、预防疾病的作用，因而我们遵循"标本兼治"的原则，确定了"益气养阴，活血化瘀，温阳散寒、清热除湿"的治则，取穴关元、气海、阳陵泉、阴陵泉、足三里、丰隆、悬钟、三阴交、太溪，以温针灸为治疗手段治疗糖尿病足。

研究发现，温针灸治疗可明显改善患者血脂、血流变状态，降低血黏度，改善动脉血管弹性，改善血管的功能状态及微循环功能，从而使下肢血流灌注量提高，下肢缺血部位供血得到改善。

结果显示，温针灸治疗早期、中期糖尿病足患者，总有效率达90.7%，明显优于中、西药治疗组。其疗效的获得，既是关元、气海、足三里、阳陵泉、阴陵泉、丰隆、太溪等穴位对脏腑功能的调整结果，也是针加灸双重治疗作用相配合的结果。

本疗法具有益气养阴、活血化瘀、温阳散寒及清热除湿等多重功效，且无副作用，易推广，是临床治疗糖尿病足的一种较为有效的方法。

第六节　化腐清创法

一、糖尿病足化腐清创法概述

中医认为糖尿病足溃疡的病机是"消渴日久，气阴两伤，阴损阳长，热灼津亏，瘀血阻滞，下肢失养，加之脾失健运，湿热内蕴，湿热下注，湿热、热毒、瘀血相互搏结而成腐化脓"。由于湿热下注，糖尿病患者足部受侵害，热毒和瘀血相互搏结导致"成腐化脓"。

糖尿病足是糖尿病的一种严重并发症。该病患者足部由于神经血管病变而导致创面不易愈合，一旦足部皮肤损伤破溃，易继发细菌感染，而高血糖状态下，感染难以控制，如得不到及时有效医治，则易出现溃疡处组织坏死，严重者甚至需要截肢。因此，该病是糖尿病患者致残的主要原因，不仅会给患者造成身体和心理上的痛苦，还会加重其经济负担。

临床上，糖尿病足溃疡创面坏死组织与健康组织界限不清以及长期应用抗生素引起的创面局部菌群耐药等问题，给医生治疗此病增加了难度。因此，找出一种更好的治疗慢性感染性创面的方法在我国乃至世界卫生领域都有很重要的意义。

《外科大成》云："腐不尽不可以言生肌，骤用生肌反增溃烂。"《灵枢·痈疽》云："肉腐则为脓，脓不泻则烂筋，筋烂则伤骨，骨伤则髓消。"糖尿病足多由湿热瘀毒化腐成疽，局部邪存是其难愈的关键。邪分为有形之脓腐及无形之瘀毒，脓腐不祛，瘀毒不解，新肉难生。"引邪外出，祛腐生新"是疮疡病的外治原则。及时敞开脓腔、祛除坏死肌腱与骨质，给邪以出路已成为专家共识。而对于难以一次祛尽之腐肉，多用蚕食清创之法，外敷中药油膏加掺药，祛腐生新。在疮周无红肿期选用一效膏（滑石粉、片栗粉、冰片、朱砂等麻油调），有腐肉者可掺九一丹、八二丹以引邪外出，提脓祛腐；无腐肉时可掺生肌散以引新外长，煨脓长肉。另外，"有脓宜破，已破应畅，久不愈者疑有余毒。"意为糖尿病足有脓时应及时切开，注意引流通畅，给邪以出路。《疡科心得集》中说："凡开刀刀口不嫌阔大，以取脓易尽亦妙。"主张足部引流深切口为"T"形，避免使用容易闭合、不利引流的线形切口。久不愈合且严重缺血的创面，应注意观察是否伴有局部肿胀、疼痛、肉芽色暗水肿、分泌物灰绿臭秽，此种情况常提示余毒残留，多为深部死骨、肌腱坏死、关节腔感染、窦道形成，应积极检查，扩创祛腐。"阳疽宜早破，阴疽宜晚切"，对于切开排脓的时机，现代医学认为脓肿形成，出现波动感，应立即切开；同时强调在感染尚未形成脓肿和局限化以前，一般不宜切开，以免感染扩散。中医学同样主张适时排脓。《外科精义》认为："夫痈疽既作，毒热聚攻，蚀其膏膜，肌肉腐烂，若不针烙，毒气无从而解，脓瘀无从而泄；过时不烙，反攻其内。内既消败，欲望其生，岂可得乎！"《外科正宗》也认为："脓未熟而遽针，则气血泄而脓反难成。"正如《外科精义》所述："然忌太早，亦忌稍迟。"但在临床中，糖尿病足湿热毒盛证（阳疽）多表现为深部肌腱的变性感染，初期常无皮肤坏死及明显波动感，穿刺亦可能未见脓，如等待肿势局限，波动明显，表皮脱落，则有可能已丧失保肢时机。倘患者全身中毒症状较重，可于局部肿痛明显之处或溃口附近早期切开，探查深部肌腱。而对于阴寒瘀血证（阴疽），只要局部肿胀不重，疼痛可忍，应待皮温回升，静息痛消失，坏疽凹陷，分泌物增多，可见新生肉芽时再行清创，如此则可减少损伤，增加愈合概率。另外，阴寒瘀血证早期坏疽蔓延不清，周边肿重，可考虑于近坏死处小切口引流减压，以泄邪毒，防肿胀致微循环障碍，加重局部缺血坏死。

传统中药材"五谷虫"，又名蛆虫，为丝光绿蝇、大头金蝇或其他与其近缘昆虫的幼虫。千百年来，人类一直致力于从自然界获取治疗自身疾病的药物。人们观察到，蛆虫在肮脏的环境生存，以腐败的组织为食，而自身不受影响，因而设想可否利用蛆虫自身所具有的强大的抗细菌病毒能力来治疗人类外伤感染。利用蛆虫生物清创疗法对创伤进行治疗的历史可以追溯到人类文明的伊始。几百年前，印第安人就用蛆虫治疗感染性伤口。19世纪，欧洲的军医就用蛆虫治疗受伤的士兵，并将这种治疗伤口的方法越洋传到美国。到了20世纪30年代，在美国人Bear用蛆虫疗法治好了几名骨髓炎患者后，这种方法在全世界范围内流行，被应用于治疗慢性感染性伤口。抗生素发明与应用后，由于相比之下五谷虫疗法显得粗糙简陋，这种有效的治疗方法渐渐地被人们遗忘了。但是到了20世纪90年代，由于抗生素的滥用，细菌的耐药性增强，蛆虫生物清创疗法因其有效、价格低等原因又重新回到人们的视线中。尽管受到社会上一些人的轻视以及大众心理上对这种治疗方法接受度低的影响而发展缓慢，但蛆虫疗法仍因其独有的安全性、有效性和简便性，在全世界范围内推广开来。

五谷虫（蛆虫）具有专食坏死腐烂的组织及脓血但不吞食健康组织的特性，五谷虫生物清创就是利用蛆虫的这个特性清理难治性创面。近年来，国内外学者利用活体五谷虫对人类感染性创面进行生物清创治疗，取得了较好的疗效。但国内少有关于利用活体五谷虫对糖尿病足溃疡进行生物清创的报道。

中医认为"五谷虫，性寒，无毒，清热解毒，归脾、胃经"。作为中药材，因其"性寒"可"清热解毒"，所以对于临床表现为"红、肿、热、痛",具有阳证特征的疮疡具有治疗作用。《本草求原》《本草便读》均记载,"该虫经干燥研磨后,供搽敷外用,可治臁疮,唇疔",即用五谷虫外敷的方法治疗外科感染。又因其"归脾经",具有"健脾"的特性,而五脏六腑中,脾主运化,运化水谷精微,只有脾气健运,机体方能保持消化吸收功能正常,故《本草蒙筌》记载其"治小儿疳胀",《本草纲目》记载其"治小儿诸疳积、疳疮"。以上均为将五谷虫干燥后,研磨口服,用来治疗消化系统疾病的记载。我国传统医学主要是将蛆虫作为一种昆虫类药材,研究其性味、归经、作用,对其进行干燥、研磨等加工,利用中医独有的阴阳五行理论及经络脏腑理论对疾病辨证施治,用口服干品五谷虫或外敷五谷虫粉的方式治疗疾病。而西医则是将活体五谷虫,即蛆虫,放置于患者伤口来清创。目的是让其吃掉腐烂坏死的组织,清理创面脓血,促进肉芽组织生长,但又不吞食和攻击周围健康组织。

二、五谷虫的药理作用

五谷虫可用于治疗小儿厌食症、牙疳、口疮以及感染性创面等疾病。五谷虫活体及其分泌物可以改善胃肠道功能。陆彪等用五谷虫粉治疗小儿厌食症30例,用药2周后患儿食欲增进、食量增加,总有效率达90%。王玉娇等在五谷虫可以治疗疳积的基础上探讨五谷虫粉对小鼠肠道中双歧杆菌、乳杆菌、肠球菌、大肠埃希菌的调节作用,结果表明五谷虫粉对小鼠肠道菌群有一定的调节作用,可以改善肠道环境。

五谷虫具有抗菌、抗感染作用。五谷虫分泌物的抗菌因子被认为是一种低分子质量、高度稳定的抗菌肽,是生物体特定基因编码的一类具有广谱抗菌活性的小分子多肽,具有高效性、高稳定性等特点,其本身不易产生耐药性。同时,五谷虫分泌物可通过抑制或破坏生物膜来促进其杀菌作用。Bohova J 等的研究证实五谷虫分泌物能有效减少生物膜的形成,对创面病原体大肠埃希菌和金黄色葡萄球菌生物膜的形成有较强的抑制作用,这种抑制生物膜的作用主要是通过蛋白酶来调节的。余小辉等采用针刺或超声波诱导五谷虫产生抗菌物质,抑菌活力峰在诱导48 h 后出现,所产生的抗菌物质活性强,并具有广谱抗菌作用。Margolin L 等用活体五谷虫对病原体铜绿假单胞菌、金黄色葡萄球菌、白色念珠菌和耐万古霉素的肠道菌群（如肠球菌）的抑菌试验研究，证实了五谷虫具有抗菌活性。

五谷虫具有促进创面愈合作用。建立大鼠背部急性创面模型，外敷五谷虫幼虫干燥品，观察其对创面的愈合作用，结果表明，五谷虫能显著提高创面的愈合率及愈合质量。应用活体五谷虫对脊髓损伤后截瘫患者的压疮创面进行生物清创治疗，发现感染创面愈合较快。将五谷虫以油炙脆，配以冰片 0.3 g，研细末，备用；患者用温水漱口，棉签拭干，将药粉撒于牙龈腐烂处或口疮溃疡面，结果牙龈肿痛等症状明显减轻，用药 24～48 h 后腐烂处或口腔溃疡面均愈合。对近年相关文献进行综合分析可以得出，五谷虫能通过多种作用机制协同作用促进创面愈合。

五谷虫具有抗糖尿病溃疡的作用。糖尿病足溃疡是糖尿病患者主要的并发症之一，容易出现足溃烂、破损，继而发生细菌感染，若不及时治疗，局部创面组织会坏死，严重者需要进行截肢。对临床上糖尿病足溃疡患者用活体五谷虫平均治疗半个月后发现，创面坏死组织均被清除干净，新鲜的肉芽组织生长，创面培养无细菌生长。同时，将从糖尿病足溃疡创面上分离培养出的金黄色葡萄球菌接种于平板培养基上，提取五谷虫分泌物，做抑菌试验测其抑菌圈大小，结果显示，五谷虫分泌物组抑菌圈大于阳性药头孢哌酮组，表明五谷虫分泌物对金黄色葡萄球菌有较强的抑菌活性。王寿宇等通过建立糖尿病溃疡大鼠模型，研究五谷虫分泌物对溃疡组织碱性成纤维细胞生长因子（bFGF）和结缔组织生长因子（CTGF）表达的影响，结果表明五谷虫分泌物能增强溃疡组织 bFGF 和 CTGF 的表达，促进胶原纤维合成，加速肉芽组织生长，能有效促进糖尿病溃疡创面的愈合。用活体无菌五谷虫治疗糖尿病足溃疡患者，发现创面内坏死组织均被清除并伴有新的组织生长，在控制好血糖的情况下 12 天内溃疡创面均愈合。

三、蛆虫生物清创法的现代应用

相比于传统的治疗方法，蛆虫生物清创疗法在治疗压力性溃疡方面更有效。研究表明，在应用蛆虫生物清创疗法治疗慢性感染性伤口和局部感染性伤口时，没有出现明显的诸如医源性感染或全身过敏反应等不良反应。国内医案记载，王江宁等人应用蛆虫生物清创法治疗严重感染创面的患者，取得良好的效果。平均用时一周，患者感染处坏死组织被清除干净，可见大量肉芽组织，且创面菌培养结果为阴性。王寿宇等则将蛆虫清创法应用于治疗脊髓损伤截瘫压疮，在接受蛆虫清创患者中，所有压疮创面均愈合，创面分泌物菌培养结果全转为阴性，之后 3 个月的随访中，无压疮创面破溃和再感染的病例。

关于蛆虫生物清创法的最新临床应用是将消毒后的蛆虫用特制的透气材料包裹，制成"蛆包"即生物清创袋，应用于骨髓炎、烧伤等以及感染创面植皮前准备，结果表明，使用"蛆包"的患者伤口恢复快，瘢痕轻。

四、蛆虫生物清创法的机制

蛆虫生物清创法的机制主要与虫体对伤口的清创、抗感染和增强伤口愈合能力有关。

Thomas 等人观察到蛆虫能有效清除创面的坏死组织及其脓性分泌物，但又不破坏创面周围的健康组织。他们认为，在蛆虫生物清创法中，蛆好比是创面上的清道夫，它们聚集在患者坏死组织周围，用它们的口器吞噬坏死组织，形成清创的效果。这种机制被称为蛆虫治疗的物理治疗机制。

蛆虫还能分泌一些蛋白分解酶来有效降解细胞外基质。这种抗菌物质具有抗菌、增强创面恢复的能力，这种抗菌物质即抗菌肽。抗菌肽是生物防御体系产生的、保护自身免受外界病原体侵害的碱性肽类物质。它是生物体先天具有的、非特异性免疫防御系统的重要组成部分。之前，已有科学家从蚕类、蝇类、蚊类等诸多昆虫体内分离出抗菌肽。现在，人们从大自然的很多物种包括植物和人体中获得了抗菌肽，并建立了抗菌肽数据库。抗菌肽是一类具有抗菌活性的生物短肽，且具有分子量小、水溶性佳、耐热性强和抗菌谱广等特点，更重要的一点是细菌不易对其产生耐药性。最近国内外研究人员正致力于通过分离、纯化获得单一的具有切实抗菌能力的物质，即纯化出抗菌肽，并在医用蛆虫的分泌物中发现了两种抗菌肽。研究表明，蛆虫分泌物对革兰氏阴性菌和革兰氏阳性菌均具有抑制、杀灭作用。具体来说蛆虫分泌物可抑制、杀灭的细菌有：甲氧西林敏感性金黄色葡萄球菌、耐甲氧西林金黄色葡萄球菌、大肠埃希菌、绿脓杆菌。Bonn 的研究指出，蛆虫虫体能杀灭和抑制某些特定种属的病原菌，对金黄色葡萄球菌和 A 组、B 组链球菌，甚至是对假单胞菌种属也表现出一定的抗菌活性。张振等研究者用电镜观察到，蛆虫抗菌物质可以提高细菌细胞膜的通透性，破坏细菌细胞膜的完整性，导致细菌内容物外泄，最终杀灭细菌。王寿宇等人将经无菌处理的成熟蛆虫虫体滤干，加入无菌水后摇床培养，得到无菌培养液体。然后离心蛆虫培养液，取上清液，即蛆虫分泌物提取液。然后用提取液对大肠埃希菌、金黄色葡萄球菌做抑菌实验，结果显示蛆虫分泌物对以上两种细菌均有较好的抑菌效果。

因为抗菌肽的分子结构存在差异，其相对应的功能和作用方式也不尽相同，所以其抗菌机制也并存各种学说。有部分学者认为抗菌肽的抗菌机制主要有细胞膜损伤机制和胞内损伤机制。支持细胞膜损伤学说的研究者认为，抗菌肽破坏细菌细胞壁后，插入细菌细胞膜，提高了其通透性，导致细菌内容物渗出，最终导致细菌死亡。支持胞内损伤机制的学者认为某些抗菌肽并没有改变细胞膜的通透性，而是在穿过细胞膜后作用于细胞内靶点产生抑菌杀菌的作用。具体来说，一类抗菌肽可以结合细菌的 DNA 和 RNA 干扰细菌的复制、转录等过程；还有一类抗菌肽能抑制胞内酶的活性，影响蛋白质后期加工，引起大量无活性蛋白质在细菌细胞内积聚，导致细菌死亡。还有的抗菌肽可以抑制肽聚糖生物合成，从而阻断细菌细胞壁的生成，造成细菌死亡。

蛆虫分泌物具有抗感染效果，即蛆虫可以消毒伤口。蛆虫虫体能够促进创面愈合，可能是通过以下机制起作用的：①促进成纤维细胞的运动；②加速细胞外基质的重塑；③协同组织细胞起免疫作用。有学者利用 MTT 法检测蛆虫分泌物对内皮细胞活力的影响，确定了在分泌物 10 μg/ml 这个浓度时，内皮细胞的活力最强，并利用 Western-blot 技术，揭示了蛆虫分泌物可以通过激活 AKT1 通路诱导血管内皮细胞发生迁移。以上研究结果表明，蛆虫疗法能促进创口愈合。

明代申斗垣在《外科启玄》中有水蛭吮毒的记载，亦有用水蛭吮疮顶之毒血的记载，文曰："虽是良法，近人多恶之，今录之以备其便用也。"

由此可见，传统中药五谷虫以及水蛭等可以解决临床上由糖尿病足溃疡创面坏死组织与健康组织界限不清以及长期应用抗生素引起的创面局部菌群耐药等问题，给医生治疗此病带来了福音。

第七节　病案举隅

病案一

黄某，女，49岁。临床诊断：右足糖尿病足3级；2型糖尿病。患者因口干、多饮、多尿1年余入院，入院时随机血糖为34.2 mmol/L，遂给予门冬胰岛素皮下注射降血糖，后因右足跟部出现红肿、疼痛、流脓，于2013年11月19日转入外科，继续进行降糖治疗。患者右足明显肿胀，右足外踝处可见褐色瘀块，压痛明显，足底可见一面积约8 cm×5 cm的脓疱，无明显波动感，脓疱中央有一皮肤破口，可见黄白色脓液渗出，探查示脓腔深及右足跟骨，面积约10 cm×6 cm，双足背动脉搏动尚可。溃疡深度判断的客观指标：糖尿病足3级。

于2013年11月23日行右足外侧切开排脓减压，并用过氧化氢及生理盐水冲洗脓腔，而后用湿润烧伤膏药纱填塞脓腔，引流脓液，并用湿润烧伤膏药纱包扎治疗，每日换药1次，50天后创面愈合。

病案二

李某，男，45岁。临床诊断：右足糖尿病足3级并感染；2型糖尿病；糖尿病视网膜病变；右足周围神经炎。患者于入院前3周无明显诱因出现右足红肿、疼痛，随后足底溃烂，在外院住院治疗，发现有糖尿病，应用胰岛素控制血糖，但效果并不理想；创面清创后应用负压封闭引流技术治疗，但效果不佳，红肿向全足扩展，足底溃烂逐渐扩大，肿胀加重，遂转入本院治疗。患者既往有手足皮肤麻木等周围神经炎症状；下肢伤口通常愈合较慢；视物模糊，经眼科检查发现有糖尿病视网膜病变。入院时血糖高达 26 mmol/L；右足高度肿胀，足底可见一面积约 13 cm×15 cm 的溃疡创面，溃疡深达肌腱、深筋膜，并有大量黄绿色及黑色坏死筋膜及韧带，伴恶臭，治疗中发现右足深部有多个脓肿，并穿透至足背，创面正中可见一发黄坏死的纵向韧带；患足感觉迟钝、麻木。

局部治疗：入院后，立即予以手术清创，将创面坏死组织彻底清除，清创后，创腔涂抹湿润烧伤膏，并用湿润烧伤膏制成的药纱填塞、引流、包扎，每日换药 1 次。每次换药时仅用拧干水分的生理盐水棉球擦拭创面，将液化坏死组织及残留药液清理干净后涂抹新鲜药膏。治疗过程中探查创面，发现右足深部有多个脓肿，并穿透至足背，遂予以开放、引流，并用湿润烧伤膏制成的药纱填塞、引流治疗。经治疗，新生肉芽组织逐渐填充创腔，肉芽组织平皮后，创面周围上皮组织逐渐向创面中心爬行，4 个月后创面愈合。

全身治疗：应用胰岛素控制血糖，密切监测血糖变化，并根据每日三餐前后血糖值及时调整胰岛素用量，同时严格进行糖尿病饮食；应用头孢类广谱抗生素及抗厌氧菌抗生素进行抗感染治疗。经过综合治疗，血糖基本控制在 10 mmol/L 以下，胰岛素用量从第 3 周开始逐渐减量，出院时血糖基本正常。

病案三

孙某，女，70 岁。临床诊断：左足糖尿病足 3 级并感染；2 型糖尿病；糖尿病视网膜病变；糖尿病周围神经炎；右足胼胝。患者于入院前 4 周无明显诱因出现左足蹞趾红肿、疼痛，随后溃烂，在外院住院治疗时发现患有糖尿病，应用胰岛素控制血糖，但控制效果不理想；局部创面切开清创后换药治疗效果不佳，局部红肿向足背部扩展，左足蹞趾腹侧软组织溃烂，组织缺损超过 1/2。随后转入另一家三甲医院就诊，被告知患者需截肢治疗，后转入本院住院治疗。患者常有手足皮肤麻木感等周围神经炎症状，且合并有右足胼胝；视物模糊，经眼科检查发现有糖尿病视网膜病变。入院时血糖高达 21 mmol/L，左足肿胀，左足蹞趾第1趾骨处红肿，左足跗趾内侧有一长约0.5 cm的创口，跗趾腹侧溃烂，缺损面积约3 cm×3 cm，呈不规则状，经跗趾贯通，左足跗趾内肌腱、深筋膜等组织发黑、恶臭，清创时可见骨膜外露及恶臭脓液流出。X线示：未见骨质异常。

局部治疗：入院后，立即予以手术清创，沿左足跗趾内侧中线处纵向切开，切口长约4 cm，充分暴露创面，将创腔内坏死组织彻底清除；清创后，左足跗趾内形成贯通性空腔，充分止血后，创面均匀涂抹湿润烧伤膏，然后应用湿润烧伤膏药纱填塞、引流、外敷及包扎，每日换药1次。1周左右左足红肿完全消退，创腔经清创、填塞湿润烧伤膏药纱治疗后，肉芽组织生长良好；4周时空腔完全闭合。跗趾腹侧缺损处经湿润烧伤膏药纱外敷后，肉芽组织生长良好，上皮爬行，逐渐将缺损部位填充，4周时创面基本愈合。

全身治疗：应用胰岛素控制血糖，密切监测血糖变化，并根据每日三餐前后血糖值及时调整胰岛素用量，同时严格糖尿病饮食；应用头孢类广谱抗生素及抗厌氧菌抗生素进行抗感染治疗。经过综合治疗，患者血糖基本控制在10 mmol/L以下，胰岛素用量从第3周开始逐渐减量，出院时血糖基本正常。

病案四

许某，男，69岁。临床诊断：右足糖尿病足4级；下肢动脉硬化闭塞症；2型糖尿病；冠心病；急性左心衰；高血压病2级。患者因右足破溃、乌黑10天入院。患者于10余天前无明显诱因出现右足第3、4趾溃烂，并逐渐延伸至足背，有流脓，无出血，1周前曾在外院治疗，但效果不佳，右足第4趾发黑脱落，医生建议截肢，但患者不接受，为求进一步治疗，遂来本院就诊。患者既往有2型糖尿病病史6年，应用胰岛素控制血糖，但效果并不理想。入院后血糖波动于15.3～27.0 mmol/L。右足背远端可见面积约5 cm×5 cm的溃疡创面，边缘不规则，表面有黑色坏死组织附着；右足第4趾缺如，第3趾及其足背皮肤发黑，溃破流脓，有黑色坏死组织及黄白色脓性分泌物，质地浓稠，可闻及恶臭味，有败絮状物，周围皮肤暗紫，肉芽组织苍白，触之不易出血；足背动脉、腘动脉未扪及搏动。右足 MRI 平扫示：右足第 4 趾骨质及软组织缺损，残端不平整，第 4 趾骨质信号中断，断端轻度分离，断端周围骨质信号异常，T1WI 呈低信号，T2WI 脂肪抑制呈高信号；第 2～4 跖骨骨髓信号异常，T1WI 呈较低信号，T2WI 脂肪抑制呈高信号；第 2～4 跖骨远端背侧软组织信号异常，T1WI 呈低信号，T2WI 脂肪抑制呈不均匀高信号，局部见不规则小斑片状低信号，相应足背皮肤不完整。右足坏疽并第 4 趾缺失，第 4 跖骨颈病理性骨折。双下肢动脉造影（CTA）示：腹主动脉粥样硬化，伴双侧股动脉管腔节段性重度狭窄，双侧腘动脉节段性重度狭窄、闭塞，右小腿肿胀。入院后完善相关检查，评估病情，给予调控血糖、扩张血管、防治感染等对症处理，并行右足清创＋坏死组织剜除术＋慢性溃疡修复术，术后创面均匀涂抹湿润烧伤膏，并用湿润烧伤膏药纱包扎治疗，每日换药 2 次，治疗 3 个月后创面愈合。

病案五

患者，女性，63 岁。临床诊断：2 型糖尿病；左足糖尿病足 4 级；左足第 2 趾截除术后；糖尿病周围神经病变；糖尿病周围血管病变。主诉：口干、多饮、多尿 20 年余，左足溃烂 3 月余。现病史：患者自诉 20 年前无明显诱因出现口干、多饮、多尿症状，每日饮水量大于 3000 ml，尿量明显增加，以夜尿增多为主，每晚五六次，伴有多食易饥，无肢端麻木、皮肤瘙痒等症状，到当地医院就诊，发现血糖升高，具体血糖不详，诊断为糖尿病，予口服降糖药物治疗（具体不详），未监测血糖，曾到当地医院住院治疗，出院后一直规律使用胰岛素治疗，未定期监测血糖。3 个月前因左足热水烫伤后足背局部皮肤红肿水疱，继发左足多处溃烂，伴脓性分泌物，遂到当地医院住院治疗，诊断为糖尿病、左糖尿病足感染坏疽，予抗感染治疗、胰岛素降糖、伤口护理等处理，并于 2015 年 3 月 19 日行左足第 2 趾截除术，但术后创面不愈合，当地医院建议二次截肢，患者不同意，遂转我院进一步治疗。患者病后精神、食欲、睡眠尚可，小便如上述，大便正常，体重无明显变化。既往史无特殊。入院后相关检查如下。体格检查：生命体征平稳，心、肺、腹无特殊，左足背皮肤瘀黑肿胀，周边红肿，左足第2趾缺如，左足大蹬趾可见一溃疡面，大小约2 cm×1.5 cm，并形成一窦口贯通至足底，第3趾见一溃烂面，大小约1.5 cm×1.5 cm，窦口与蹬趾趾根相通，表面无脓，有少量分泌物。双足背动脉搏动减弱。实验室检查结果如下。血常规：白细胞7.86×10⁹/L，粒细胞比率58.8%，血红蛋白100 g/L；空腹血糖10.9 mmol/L，早餐后2小时血糖9.2 mmol/L，糖化血红蛋白8.5%；肝功能：白蛋白35.4 g/L；肾功能：肌酐64 μmol/L；血沉119 mm/h；血脂：正常；尿常规：尿糖（＋＋）；电解质、凝血功能、甲状腺功能、大便常规未见明显异常。影像学及相关检查结果如下，心电图：窦性心律，ST－T波改变；腹部彩超：双肾结石，轻度脂肪肝，胆囊、胰腺、输尿管、脾脏未见异常；胸片：心影增大；左足正斜片：左足组成诸骨普遍骨质疏松，第2趾骨缺如，其周围软组织萎缩，第4、5趾骨及跖骨均可见多发不规则骨质破坏吸收，第4、5跖骨伴骨膜层状增生，周围软组织肿胀，左足病变，符合糖尿病足改变；下肢CTA：两侧髂总动脉、髂内动脉、股动脉、腘动脉及各小腿动脉管壁多发混合斑块形成，局部管腔不规则轻微狭窄。下肢周围血管神经检查结果如下。感觉振动阈值测定：左右足重度感觉神经病变；踝臂指数测定：左胫后动脉中度血管病变；经皮氧分压测定：左足重度缺氧，右足轻度缺氧，左足局部灌注指数差。

治疗经过：①全身及创面评估；②抗感染治疗；③营养支持及对症治疗；④血糖控制；⑤改善神经及周围血供；⑥创面清创处理；⑦创面负压治疗；⑧随访，出院后继续降糖、抗感染（骨髓炎）等综合治疗，观察创面肉芽组织和表皮组织生长情况，出院后6周复查足部X线片了解骨髓炎变化。病情稳定停用抗生素。

病案讨论。①全身及创面评估。糖尿病足病是多种危险因素共同作用的结果，其主要原因为周围血管病、周围神经病和感染，因此，评估必须包括全身和创面两个部分。全身评估也是基础评估，包括年龄、病程、预期寿命、经济条件、血糖、血压、血脂、营养状况（包括血白蛋白、血红蛋白、体重）、并发病和并发症（心血管、肾脏、呼吸系统等）以及吸烟史。创面评估包括溃疡位置、大小、深度、创面颜色、分泌物、异味等，根据局部 X 线检查和组织细菌培养最后做出分类、分级评估（Texas 分类或 Wagner 分级）。②抗感染治疗原则：根据细菌培养和药敏试验用药。对创面感染严重伴有中毒症状、血炎性指标明显增高患者，在细菌培养和药敏试验结果未报告前，原则上应用广谱抗生素或联合使用针对革兰氏阴性菌和革兰氏阳性菌的抗生素。对在当地医院已经使用过抗生素而感染控制不满意的患者需要使用针对耐酶菌株的抗生素。抗生素使用需注意坚持足量、足够的疗程，对骨髓炎治疗需要 6~8 周。合并真菌感染的患者需要进行抗真菌治疗。③营养支持及对症治疗。对低蛋白血症、贫血等营养不良或全身状况差的患者需要加强营养支持治疗，尽可能将白蛋白提升至 30 g/L，血红蛋白提升至 90 g/L，食欲较好的患者可增加摄入量，其他患者可考虑辅助胃肠外营养治疗。④血糖控制。注射胰岛素是控制血糖的主要治疗方法，住院患者可选用胰岛素泵、一长三短或预混胰岛素等方法控制血糖，目标血糖控制在空腹小于 7 mmol/L，餐后 2 小时小于 10 mmol/L。⑤改善神经及周围血供。对于尚不需要血管介入治疗的患者，在局部急性感染控制后可使用血管扩张药物改善肢端血供，周围神经病变患者可联合神经营养药物治疗。⑥创面清创处理。本例患者左足第 2 趾截除后仍有死骨及坏死组织残留，故转入骨科进行较为彻底的坏死组织清除和死骨刮除术。术后第三天转回内分泌科。⑦创面负压治疗。清创后形成一"V"字形创面，不能缝合，在患者转回内分泌科病房后第二天（术后第四天）开始伤口辅助闭合治疗（VAC），这一治疗方法的优势在于通过清除富含蛋白质的创面分泌物和坏死组织，同时引流创面及周围组织水肿，减少有害物质如乳酸的堆积，增加创面基底血流，提高局部氧分压，改善细菌对抗生素的敏感性，刺激新生血管的形成，加速肉芽组织生成。经过 4 周治疗后，创面肉芽组织生长良好，创面缩小闭合。

第八节　临证体会

糖尿病足是糖尿病患者发生足部疼痛、畸形、炎症、感染、溃疡及组织破坏的一种临床综合征，其发病主要与血管病变、神经病变和感染三大因素相关。该病具有治疗困难、易复发、治疗费用高等特点，越来越受到临床医生们的重视。感染是糖尿病足患者常见的问题，除糖尿病神经病变外，血管闭塞性缺血是导致该疾病发病和进展的一个重要因素，而且是影响该病预后的最重要因素。创面治疗一向都是困扰临床工作者的难题之首。就世界范围来看，超过一百万的糖尿病足患者最终被执行下肢截肢术。因此积极探索糖尿病足及其下肢动脉血管病变的治疗方法，对减少截肢率有着重要的意义。

在中医典籍中，糖尿病足被记载为"脱疽"。孙思邈《千金要方》记载："消渴之人，必于大骨节间发痈疽而卒。"《灵枢·痈疽》记载："发于足趾，名脱痈，其状赤黑，死之治；不赤黑，不死。治之不衰，急斩之，不则死矣。"糖尿病足的病机主要是阴虚燥热，病久阴阳俱损，往往虚实夹杂，中医治疗应审因立法，辨证论治。中药治疗可以调节患者的糖脂代谢紊乱，也能够改善凝血、血流变、血浆内皮四项、踝肱指数等，可缓解或消除临床不适症状。中医的"未病先防，既病防变"理论对于该病的治疗有重要指导意义。

外治法是将药物直接作用于患足，药力可直达病所。"外治之理，即内治之理，外治之药，即内治之药，所异者法耳。"在外治基础上，可联合内治，内治以口服汤药为主，外治则可外敷、外洗以及针灸同施。在常规西医治疗基础上，中医内、外治疗联合使用可快速改善患者炎性指标、糖脂代谢紊乱、凝血和踝肱指数，缩短患足肿胀消退时间、术后抗生素使用时间和住院天数。

在临床中，也可以酌情使用血管腔内治疗、动脉旁路术及杂交手术、VSD 技术。

血管腔内治疗。该治疗方法具体包括经皮经腔内的溶栓术、球囊成形术、选择性支架置入血管成形术、激光血管成形术等，是一种可行性高、安全、高效的治疗方法。近年来，随着腔内器械发展和治疗理念的不断进步，过去被认定为传统旁路手术适应证的一些血管腔内治疗禁忌证已经不再被禁忌，且越来越多的文献对之更倾向于腔内治疗。但该方法尚需要进一步的随访和更多的数据来支持。

动脉旁路术及杂交手术。动脉旁路术主要手术方式包括腋－股动脉人工血管旁路术、髂－股动脉人工血管旁路术、股－胫后动脉人工血管旁路术等。首选以自体大隐静脉作为股动脉闭塞行旁路术的材料，5年通畅率平均为82.5%（人工血管5年平均通畅率表现在膝上为75.0%，膝下为65.0%）。此外还可行动脉内膜剥脱术和股深动脉成形术。但因肢体远端动脉流出道直径较细且距心脏远，动脉压力低，膝下动脉旁路术成功率较低。杂交手术即血管旁路与腔内治疗的结合，可有效避免传统开放式手术的多切口和大创伤的不足，且可提高腔内治疗效果，有着手术创伤较小和风险较低的优势，不但可保证手术效果，也可最大程度减少手术创伤和围手术期的并发症。现杂交手术已成为治疗多节段、复杂性下肢动脉病变的首选手段。

VSD技术。负压封闭引流是保全肢体的一个较为新颖的良好方法，可通过促使毛细血管扩张和增生而提高组织氧分压、及时引出创面渗液、促进修复细胞增生和肉芽组织生成，因此有利于提高创口微循环的血流，增加创口血供，促进创口愈合。该项治疗手段无明显的不良反应及并发症，具有较好的疗效与安全性，可使糖尿病足患者免于早期高位截肢，对病患生存质量的提高具有重大意义。

糖尿病足病机复杂，发展迅速，治疗必须重视整体辨证与局部施治相结合，分清原发病与并发症的关系。首先从整体层面观察脏腑气血的虚实情况，同时注意分析局部病灶的危害及其对全身情况的影响程度；然后根据气血阴阳虚损和寒湿热毒瘀的轻重缓急，从多靶点、多方面、多层次明辨标本，审证求因，把握疾病的动态变化特点，兼顾整体平衡原则；最后确定病性及证型，制订治疗法则。对于先期血糖控制不佳、有明显感染者，要及时强化原发病和局部病灶治疗，控制病势后，跟进整合治疗。要注重调节患者的免疫功能，提高机体抵抗力，并结合局部治疗，促使循环通畅，达到消除坏死组织、溃疡的目的。

根据糖尿病足虚损的病机特点，治疗应首重扶正，补益气血，使正气得以恢复，其邪易去；又因"瘀湿阻络"是贯穿本病各阶段的基本病机，故适当配伍活血除湿通络之品，祛邪与扶正并举，针对性强，效果更佳。如《辨证录》之顾步汤加减（黄芪、党参、当归、石斛、金银花、鸡血藤、牛膝等）治疗糖尿病足，可适当配伍桃仁、红花、丹参、地龙等活血化瘀通络之品，蒲公英、紫花地丁、玄参、茵陈、薏苡仁、败酱草等清热祛湿、凉血解毒之品。现代研究表明，黄芪对糖尿病的作用机制为调节免疫，保护胰岛 B 细胞，改善胰岛素抵抗，增强胰岛素敏感性，并能局部抗炎、抗感染、抗氧化等。当归有降低血小板聚集、抗血栓形成、抗炎镇痛等作用。金银花分离出的成分具有广谱抗菌作用，并有清热抗炎、抗氧化、止血化脓及增强机体免疫力等功效。有大量研究表明石斛具有降糖、抗菌、抗氧化、降脂及提高人体免疫力等药理作用。现代药理研究表明，牛膝具有抗炎、镇痛及提高免疫功能等作用。鸡血藤有抗炎、抗氧化、镇静催眠、双向调节免疫系统等作用。诸药合用可改善溃疡局部组织血运，有利于新鲜肉芽组织生长，促进创面修复。

在糖尿病足的治疗中，降血糖、活血、改善神经功能、抗炎、保持全身代谢平衡、局部处理六环节缺一不可。不论用中西医何种方法做局部处理，都必须建立在患者血糖水平稳定、全身状况逐渐改善的前提下，否则局部处理只是无源之水。

中医外治法在糖尿病足的局部处理保守治疗中是独树一帜的。临床经验证明，在常规消毒、清创、引流后，应用中医外治方药可以解决糖尿病足局部红肿、溃疡、化脓、腐烂等诸多问题，减少截肢率，帮助患肢形体、功能恢复。局部用药不受雷夫奴尔、抗生素、胰岛素等西药限制。中医外治有丰富剂型可供选择，根据糖尿病足各期症状特点灵活处方用药，可使糖尿病足的局部治疗取得较好的疗效。一般而言，外洗剂、散剂在糖尿病足清创期较常用，湿敷剂、膏剂则对肉芽生长较有利，其能为伤口提供较适合的平衡湿润的环境。成熟的肉芽组织及温暖湿润光滑的创面是最终形成上皮的必要条件，因此，外用药物及敷料必须尽量保持创面适宜的湿润环境。中药外治药物及剂型的多样性和良好效果，使中药外治药物在局部处理这一环节上比西医外治药物更具有优越性。

从中医外治各种剂型选择看，外洗浴足的运用较为普遍，尤其是对糖尿病足 0～2 级患者，较为适用。只要控制好水温，防止烫伤，借助热力，熏洗局部创面和患肢情况的疗效都很好。散剂、膏剂也是临床常用的剂型，膏剂以软膏居多。散剂、膏剂局部敷药保持时间长，药力能直达病所，对创面的修复功效独特。一般说来，创面渗出液较多时，可采用散剂，因其吸附功能较好；创面渗出液少时，湿敷剂、膏剂较适合；湿性坏疽，洗剂、散剂等剂型较适合；无破溃或干性坏疽，熏洗、湿敷剂、膏剂较好。总体而言，中医外治法对湿性坏疽的疗效要优于干性坏疽。

目前糖尿病足的中医治疗研究仍以经验积累为主，尚缺乏大样本对照，研究结果也缺乏重复性，对各剂型外治的临床适应证和副作用研究较少。今后，还应继续发掘中医古籍中有关"消渴""疮疡""痈疽"等病证的治疗经验，深化对糖尿病足中医辨证施治的认识，筛选出更有效的方药、剂型，进一步发扬中医外治法在糖尿病足治疗中的优势。

【下篇】

如何预防糖尿病足

第十章 糖尿病患者的血糖控制

第一节 饮 食

未病先防，已病防变。想要预防糖尿病足，就需要在患糖尿病后控制糖尿病发展，防止其进一步恶化。饮食是所有糖尿病治疗的基础，也是整个糖尿病自然病程中任何阶段预防和控制都不可缺少的措施之一。

糖尿病饮食原则是：合理控制总热量，热量摄入以达到或维持理想体重为宜；平衡膳食，选择多样化、营养合理的食物，合理安排各种营养物质在膳食中所占的比例；放宽对主食类食物的限制，减少单糖及双糖食物；限制脂肪摄入量；适量选择优质蛋白质；增加膳食纤维摄入，多选择粗粮、蔬菜等，增加维生素、矿物质摄入；少食多餐，定时定量进餐。

一、饮食量

合理安排饮食摄入总热量。原则是既要充分考虑减轻胰岛 B 细胞负担，又要保证机体正常生长发育的需要，使体重保持在标准体重范围内。

二、饮食结构

选择多样化、营养合理的食物，合理安排各种营养物质在膳食中所占的比例。大致比例为：碳水化合物占总热量的 60%，脂肪少于总热量的 30%，蛋白质占总热量的 10%～20%。饮食中要含有丰富的膳食纤维。

三、进食方法

每天至少进食 3 餐，且定时定量。用胰岛素治疗的患者和易发生低血糖的患者，应在正餐之间加餐，加餐量应从原 3 餐定量中分出，不可另外加量。3 餐饮食应均匀搭配。早、中、晚餐膳食可以按 1/5、2/5、2/5 分配或 1/3、1/3、1/3 分配。

四、总热量计算

摄入食物总热量的计算，应依据标准体重和机体状态（休息或活动）两个因素决定。40 岁以下者标准体重（kg）= 身高（cm）－105；40 岁以上者标准体重（kg）= 身高（cm）－100。实际体重超过标准体重的 10% 为超重，超过 20% 为肥胖，实际体重低于标准体重的 10% 为体重不足，低于 20% 为消瘦。总热量以能维持或略低于理想体重为宜。

成年人休息状态下每日每千克理想体重给予热量 25～30 kcal，轻体力劳动者 30～35 kcal，中度体力劳动者 35～40 kcal，重体力劳动者 40 kcal 以上。儿童、孕妇、乳母、营养不良和消瘦以及伴有消耗性疾病者应酌情增加，肥胖者酌减，使糖尿病患者体重逐渐恢复至理想体重的 ±5% 左右。

五、具体应用

（一）食、药搭配

糖尿病患者选择食物的基本原则是，尽量少吃可快速提升血糖的食物，如淀粉、脂肪含量高的食物等，因为这些食物在人体内很容易转化为葡萄糖。

那糖尿病患者吃什么好呢？是不是吃促进降低血糖的食物就好呢？也不全是。在确诊糖尿病以后，患者一般都开始用药物来降低血糖，如二甲双胍类药，由于该类药会影响维生素 B_{12} 的吸收，故吃该类药的患者就应多补充一些维生素 B_{12}；如阿卡波糖片，由于该药是通过延迟葡萄糖在肠道吸收而达到降糖目的的，故吃该药的患者就不能只吃碳水化合物，还要补充一定的蛋白质；磺脲类药物主要是通过刺激胰岛素分泌起作用，会增加胰岛的负担，建议改药。用胰岛素的患者应注意随身带几粒糖，以防出现低血糖。

鉴于糖尿病以及糖尿病引起的并发症都跟"氧化应激"有密切的关系，无论哪一期的糖尿病患者，都应多吃一些抗氧化能力强的食物，比如维生素 C、维生素 E 含量高的食物，抗氧化能力越强效果越好。

（二）饮食宜忌

对糖尿病人来说，米饭不能吃饱，水果不能吃多，甜品基本不碰。那他们到底能吃什么？要对哪些食物忌口？营养专家为糖尿病患者开出了"三宜三不宜"的健康食谱。

1. 三宜

五谷杂粮。五谷杂粮如莜麦面、荞麦面、燕麦片、玉米面、山药等富含维生素 B、微量元素及膳食纤维。饮食中宜以低糖、低淀粉的五谷杂粮及蔬菜等作主食。

豆类及豆制品。豆类食品富含蛋白质、无机盐和维生素，豆油含不饱和脂肪酸，能降低血清胆固醇及甘油三酯。

苦瓜、桑叶、洋葱、香菇、柚子、南瓜可降低血糖，是糖尿病人最理想的食物，如能长期食用，降血糖和预防并发症的效果会更好。

2. 三不宜

不宜吃糖、蜜饯、水果罐头、汽水、果汁、果酱、冰激凌、甜饼干、甜面包、糖制糕点及无糖饼干之类的食物，此类食物基本都含大量淀粉或糖，食用后易出现高血糖。

不宜吃含高胆固醇的食物，如动物的脑、肝、心、肺、肠、蛋黄、肥肉、黄油、猪牛羊油等，这些食物易使血脂升高，易导致动脉粥样硬化。

不宜饮酒。酒精能使血糖发生波动，空腹大量饮酒时，可发生严重的低血糖，而且醉酒往往能掩盖低血糖的表现，使低血糖不易被发现，非常危险。

（三）科学控制

俗话说，"民以食为天"，对糖尿病患者而言，正确地吃饭是调治糖尿病的关键环节，饮食控制的好坏直接影响病情发展。

制订饮食方案。每个患者情况不同，可以请营养师综合膳食结构、患者主观症状、客观化验结果，制订饮食方案。但这并不是一劳永逸的，应每个月至少复诊一次，及时调整方案。另外，患者日常应根据就餐情况、体力活动、血糖监测情况、胃肠道功能等及时调整饮食。

合理控制总热量。合理控制总热量是糖尿病营养治疗的主要原则。总热量以能维持或略低于理想体重为宜。蛋白质要占到每日总热量的10%以上，每日脂肪摄入量不能超过30%。

三餐分配要合理。病情稳定的患者，至少保证一日3餐；血糖波动大、易出现低血糖的患者需要适当加餐，每日进餐5~6次，将正常三餐同等重量的食物分成5~6份，既保证了一天总摄入量，又避免在一餐摄入过多食物导致血糖升高。

饮食控盐有讲究。很多患者经常说自己盐摄入量控制得很好，比如每次做饭都用限盐勺等，但却忽视了很多隐形的"含盐大户"，比如味精、鸡精、酱油、酱豆腐、酱菜、咸菜、泡菜、膨化食品等。所以，避免吃盐过多，应从两方面考虑：一是少吃看得见的盐，二是少吃隐形盐。

（四）饮食误区

很多人认为吃主食容易升高血糖，所以少吃或不吃主食。这种认识存在误区。首先，主食是复杂的碳水化合物，食用后血糖不会迅速上升。其次，主食可以提供人体活动的热量，是最经济的人体营养来源，少吃或不吃，可能导致脂肪和蛋白质超标，而总热量却不够，从而令体内脂肪、蛋白质过量分解、身体消瘦、营养不良，甚至产生饥饿性酮症。

建议每天足量饮水，可常饮用些有降糖效果的茶饮，不仅可起到较好的防治糖尿病的效果，还可增加身体需要的水分。此外，平时吃饭要细嚼慢咽，每餐只吃七、八分饱；不吸烟、不酗酒、不熬夜；多休息、多运动；定期检查；控制好血糖，争取五六个月就有一个阶段性的效果。

（五）饮食原则

糖尿病患者饮食的第一个原则是控制饮食。降低血糖其实就是少吃或不吃那些容易导致血糖上升的食物。比如加糖的食物，像糖果、汽水、可乐、蜜饯、蜂蜜、加糖饮料以及各种甜点等；若是嗜食甜食的人，则建议以糖精或阿斯巴甜等代替糖来调味。此外，淀粉含量高的食物也要限量，像红薯、土豆、芋头、玉米、菱角，以及烧饼、烧卖、萝卜糕等；各种年节食品，如粽子、月饼、年糕，更是糖尿病患者特别需要忌口的。

糖尿病饮食的第二个原则是少吃或不吃、太油的食物。肥胖是心血管病的"敌人"，而糖尿病患者罹患心血管疾病的概率比一般人高，因此控制油脂的摄入量非常重要。除了少吃油炸、油煎、油酥及高油脂类的食品，譬如肥肉、猪皮、松子、核桃、花生等，还要节制肉类食物，减少动物性脂肪的摄取量，改用植物油来烹调食物。此外，一些胆固醇含量高的食物，如动物内脏、蛋黄、海鲜类等，也要少吃。在烹调上，应尽量采用清淡少油的方式，如炖、烤、卤、红烧、清蒸、水煮、凉拌等。

（六）饮食治疗

饮食治疗是所有糖尿病患者需要坚持的治疗方法。轻型患者以食疗为主即可收到好的效果，中、重型患者也必须在食疗的基础上合理应用药物。只有饮食控制得好，口服降糖药或使用胰岛素才能发挥好疗效。一味依赖所谓新药、良药而忽略食疗，临床很难取得好的效果。

饮食方案应根据病情随时调整、灵活掌握。消瘦患者可适当放宽进食量要求，保证总热量。肥胖患者必须严格控制饮食，以低热量、低脂肪饮食为主，减轻体重。对于使用胰岛素的患者，应注意酌情在上午9～10点、下午3～4点或睡前加餐，防止发生低血糖。体力劳动或活动多时也应注意适当增加主食或加餐。

糖尿病患者饮食要科学地安排好主食与副食，不可只注意主食而轻视副食。虽然主食是血糖的主要来源，应予以控制，但是副食中的蛋白质、脂肪进入体内也可变成糖，成为血糖的来源。这类副食过多，也可使体重增加，对病情不利，因此，除合理控制主食外，副食也应合理搭配，否则也不能取得预期效果。

（七）注意事项

1. 定时定量和化整为零

定时定量是指正餐。正常情况下，推荐患者一日三餐，规律进食，每顿饭进食量基本保持平稳。这样做的目的是与降糖药更好地匹配，不至于出现血糖忽高忽低的状况。

化整为零是指零食。在血糖控制良好的情况下，允许患者吃水果以补充维生素。但吃法与正常人不同，一般不要饭后立即进食，可以选择饭后 2 小时食用水果。吃的时候将水果分餐，如一个苹果分 2～4 次吃完，而不一口气吃完。分餐次数越多，对血糖影响越小。

2. 吃干不吃稀

建议糖尿病患者尽量吃"干"的粮食，如馒头、米饭、饼等，而不要吃面糊糊、粥、泡饭、面片汤、面条等。原因是越稀的饮食，经过烹饪的时间越长，食物越软越烂，越好消化升糖越快，所以无论什么粥都不宜吃。

3. 吃硬不吃软

糖尿病患者饮食中，同样是"干"的粮食，更推荐"硬一点"而不是"软一点"。道理与"吃干不吃稀"相同。

4. 吃绿不吃红

一般绿色的食物，多是含有叶绿素的植物，如青菜。而红色的食物含糖量相对较高，不宜食用。如吃同样重量的黄瓜和西红柿，西红柿可以明显升糖。所以，在不能确定食物含糖量的情况下，吃绿色食物一般比较保险。

（八）相关问题

1. 糖尿病与硒

硒作为人体必不可少的微量元素，对糖尿病有着极其重要的治疗作用。硒最重要的生物学功能是抗氧化、消除自由基，补充适量的硒有助于改善胰岛素自由基防御系统和内分泌细胞的代谢功能，这为预防糖尿病并发症的发生提供了帮助。另外，硒也可以通过改善糖尿病血液黏滞性增高状态延缓糖尿病并发症的发生，改善糖尿病预后。

硒是构成谷胱甘肽过氧化物酶的活性成分，它能防止胰岛 B 细胞氧化破坏，使其功能正常，促进糖代谢、降低血糖和尿糖。

此外，硒除了产生胰岛素样作用以外，还有与胰岛素协同的作用，这使得硒在糖尿病发病机制中的作用更为引人注目。

因此，糖尿病患者日常可以多吃一些富含硒的食物，如鱼、香菇、芝麻、大蒜、芥菜等。

2. 糖尿病与苦荞

现代临床医学观察表明，苦荞麦面具有降血糖、降血脂、增强人体免疫力、疗胃疾、除湿解毒、治肾炎的功效，对糖尿病、高血压、高血脂、冠心病、中风、胃病患者都有辅助治疗作用。这些作用都与苦荞中含有的营养成分有关。

苦荞将七大营养素完全集于一身，是能当饭吃的食品，却有着卓越的营养保健价值和非凡的食疗功效。它不属禾本科，而属蓼科，与人们所熟悉的何首乌、大黄等是"亲兄弟"，是国际粮农组织公认的优秀粮药兼用粮种，是我国药食同源文化的典型体现。苦荞被誉为"五谷之王"，"三降"食品（降血压、降血糖、降血脂）。苦荞出产于高寒山区，绿色天然，纯净无染，含有大量、均衡、全面的人体必需的营养成分（生物类黄酮、蛋白质、脂肪、淀粉、维生素、矿物质、膳食纤维），被称为植物黄金。

苦荞的独特活性成分——苦荞黄酮，是一种具有多样生物活性的复合性物质，主要成分有槲皮素、芦丁、坎菲醇、桑色素，其中芦丁占80%，这种天然组合的比例有协同效应，更易被人体吸收。它具有清热解毒、活血化瘀、抗栓塞、改善微循环的功能，能有效降低微血管脆性和渗透性，有预防大脑微血管出血的作用。

苦荞黄酮具有以下四大生理功能。

（1）活血化瘀、降低胆固醇。苦荞黄酮对冠心病、心脑血管和周围血管病均有良好的治疗作用。其活血化瘀、改善微循环的有效率达88%。

（2）杀菌、抑菌。苦荞黄酮可杀灭体内有害细菌，可预防调节肠胃炎症。浓度为0.08%的苦荞溶液可在8小时内杀灭大肠埃希菌、枯草杆菌、金黄色葡萄球菌，杀灭率达85%。

（3）抗氧化、防癌。苦荞黄酮可防止油脂自动氧化，并可通过抑制癌细胞激活防止肿瘤的发生，起到防癌的作用。

（4）抗胰岛素抵抗。苦荞黄酮可有效对抗胰岛素抵抗因子，提高细胞、组织对胰岛素的敏感性，加强细胞组织的自我修复能力，从而达到对糖尿病的双向调节作用，即能使高的血糖降低，低的血糖升高，正常的血糖不变。故其能安全地预防和控制糖尿病及其并发症，是天然的植物胰岛素。

3. 糖尿病与桑叶

现代临床医学研究表明，桑叶中含有丰富的氨基酸、纤维素、维生素、矿物质以及多种活性物质，具有降血糖、降血压、降血脂、延缓衰老等多种保健功效，对糖尿病、高血压、高血脂都有辅助治疗作用。这些作用都与桑叶中含有的活性成分有关。

桑叶是药食两用原料。《本草纲目》记载桑叶"汁煎代茗，能止消渴"。1963年，Shart等首次报道了桑叶水提取液的降血糖作用。桑叶黄酮类和多糖类化合物对 α - 葡萄糖苷酶及猪胰液 α - 淀粉酶均有抑制作用，其抑制作用显著高于黄酮类和多糖类化合物单独作用时的抑制作用，说明二者结合使用在降血糖方面具有协同作用。

《中国药典》要求桑叶原料要经霜，近代名医张山雷亦认为桑叶以老而经霜者为佳。有人曾对不同生长期的桑叶进行研究，发现晚秋和霜后入冬时的桑叶有效成分含量明显较高。采摘新鲜桑叶通过传统煎煮方法或家庭煲药法食用，在一定程度上会破坏桑叶中降糖成分的活性，并且味道苦涩。因此，现代研究采用冻干工艺加工桑叶——将桑叶在低温状态下进行干燥加工，桑叶的体积、形状几乎不变，可以保持原来的生物结构，减少对桑叶降糖成分的破坏。

桑叶中含有丰富的降糖成分（多糖、黄酮和生物碱类成分），可以清除自由基，保持胰岛 B 细胞的结构完整，维持生理功能，降低糖尿病患者的血糖水平，阻止并发症的发生，并且其降低血糖、血脂和升高胰岛素水平的作用机制，可以促进胰岛素分泌和修复胰岛 B 细胞。

桑叶中的多糖、黄酮和生物碱类成分能够抑制血糖上升，使血糖指数维持一种平稳状态。在血糖维持正常且稳定的情况下，可在医生的指导下根据具体情况酌情减少降糖药的剂量，以减少药物不良反应。

桑叶中的总黄酮有护肝作用，长期饮用可减轻口服降糖药对肝脏产生的损害。

4. 不同病情糖尿病患者的健康饮食

（1）一般病情。一般情况下，此类患者可以食用一些具有预防和治疗糖尿病功效的食物，如蜂胶、富含虾青素食品、南瓜子油等。

蜂胶具有很好的预防和治疗糖尿病的效果，可以增强体力和免疫力，能对抗糖尿病引起的伤口不易愈合和溃疡症状。不过据报道，中国蜂胶年产量只有 300 吨，但每年卖出的蜂胶有 1000 吨，多出的 700 吨其实是树胶，因此患者要仔细辨别选择。

虾青素作为一种抗氧化剂，可以有效地抑制胰岛素抵抗并促进胰岛恢复正常，同时能够防止低密度脂蛋白的氧化，促进高密度脂蛋白的升高，可较好地防止中等和微小动脉的硬化，所以对防治糖尿病的并发症有较好的效果。

德国营养学家研究发现，南瓜子油有独特的营养和功效，它含有多种不饱和脂肪酸，主要是 B - Sitostesin 和亚麻油酸等，能有效清除人体内的脂肪、胆固醇，对防止动脉硬化、糖尿病有很好的疗效。

所有天然抗氧化的保健品长期服用对糖尿病都有好处。

（2）肾脏损害后。绝大部分药物以及代谢产物都是经过肾脏代谢排出的，而植物蛋白过多会加重肾脏代谢的负担，因此，如果出现了肾脏的严重损害，就要控制富含植物蛋白食物的摄入。此类患者饮食原则是少量优质蛋白＋低盐饮食。

（3）肝脏损伤后。临床常用的一些化学药物可能会导致肝脏损伤，如果出现了肝脏的损伤，就尽量停止服用经肝脏代谢的药物。可以服用一些抗氧化的保健品或者食品，以保护肝脏的细胞膜、线粒体以及

DNA 不受损害。

5. 降糖茶

（1）菊楂茶。菊花 15 g，山楂 20 g。水煎或沸水冲泡 10 分钟即可饮用。常饮菊楂茶，不仅能扩张冠状动脉、舒张血管、降低血压，还能降血脂，适用于糖尿病伴冠心病、高血压、高血脂、心功能不全等。

（2）菊槐茶。菊花、槐花各 10 g。用沸水冲泡 10 分钟即可饮用，冲泡不宜超过 3 次。此茶可平肝降压，软化血管。主治各种高血压疾病、糖尿病，对老年高血压伴有动脉硬化者尤为适宜。

（3）菊红茶。菊花 10 g，红花 5 g，丹参 5 g。用沸水冲泡 10 分钟即可饮用，冲泡不宜超过 3 次。菊红茶能降低冠状动脉阻力、改善心肌微循环，坚持服用可降低冠心病、心绞痛的发作次数，减轻发作程度，改善糖尿病症状。

（4）石榴茶。用适量碎石榴籽或干石榴花泡入茶中。石榴中含有铬元素，它在糖和脂肪的新陈代谢中起着重要作用。补充铬元素可以帮助糖尿病患者改善葡萄糖耐量，起到降低血糖、血脂，增强胰岛素敏感性的作用。轻度糖尿病患者可以通过喝石榴茶稳定血糖，而重度患者可以通过食疗与药物相结合的方法控制血糖。

六、外出就餐的注意事项

喜欢外出就餐的糖尿病患者怎么办呢？以下是外出就餐时对糖尿病患者营养健康的建议。

（1）限制食量。很多餐馆具有一定的饮食特色，但是糖尿病患者的营养是建立在适度的基础之上的，如果餐馆提供的三餐分量大小不同，要选择最小的分量，或者重新定做。有时候可以点一份儿童餐作为晚餐，也可以和一块就餐的同伴分享自己的食物或打包，甚至也可以在食用之前让服务员把一半的食物打包。

（2）食物替换。不要用汉堡、薯条之类作为正餐的主食，相反，应该多选择对糖尿病有益的蔬菜或水果拼盘。还有，用无脂肪或低脂肪的食物来替换常规的高脂肪食物。同时还要注意少食附加的调料，比如咸肉酱、果酱，它们可破坏糖尿病患者营养的平衡，因为它们能迅速地增加一餐的热量和碳水化合物的摄入量。

（3）和厨师商量食物的配制。食物的配制有时候是可以商量的，比如要求蒸煮而不是油炸，也可以建议厨师使用低胆固醇的鸡蛋、全麦面包或无皮鸡肉，或者要求小份饼、面和大量的蔬菜。如果采用的是低盐饮食计划，也可以要求在食物中不添加食盐。如果想要自己身体健康，就要坚持自己制订的饮食计划，不要随意地更改或变换。

（4）减少碳酸饮料，严控酒水。碳酸饮料含有很高的热量，因此应减少饮用碳酸饮料，而用矿泉水或淡茶替代。饮酒也应该注意。如果糖尿病病情已经得到控制，经过医生同意后，偶尔可以少量饮酒，但是必须在吃过食物后饮用。因为酒精能增加空腹热量的消耗，容易引起低血糖反应，而且过量饮酒会增加糖尿病并发症发生的风险，如神经系统和眼底的损害。因此，糖尿病患者应注意，饮酒时一定要选择含酒精较低的啤酒或葡萄酒。

（5）按时吃饭。每天按时吃饭有助于平稳控制血糖水平，尤其是服用糖尿病药品或胰岛素的患者。和其他人聚会时，应尽量把时间安排在自己平时就餐的时间，并避免等待过长的时间。如果不能在规定的时间吃饭，可以在该时间食用一些水果或淀粉类食物。

（6）储存甜点。当应用胰岛素时，甜点就显得不可或缺。甜点含有的碳水化合物应该计算在食谱内。喜欢甜点的糖尿病患者，可以在用餐时补偿性地减少其他碳水化合物的量，如面包、米粥或土豆等。

（7）牢记规则。无论是在家还是外出用餐，一定要记住糖尿病饮食营养的规则。尽量吃多种健康食品，避免食用不健康的食品。限制脂肪和食盐的摄入量，对食物做些适当的调整。

近年来，国内医院越来越重视糖尿病教育工作，然而与国外糖尿病教育相比，国内医院在糖尿病的管理、运转、评价等方面均存在滞后现象，缺乏统一、规范的糖尿病教育模式，教育质量参差不齐。饮食治疗位居糖尿病治疗原则之首，故建立糖尿病饮食标准化的教育模式尤其重要。例如：可以通过德尔菲专家咨询法，构建糖尿病饮食宣教模式，以统一、规范、标准的内容对临床患者进行宣教，使患者在不同的病区接受相同的信息，掌握饮食治疗方法。

目前，糖尿病饮食教育的施教者人力或能力欠缺，如营养师队伍人力不足、护士缺乏系统的营养知识及膳食调控技能；同时，患者接受、执行能力有限，导致患者在实际操作中很难遵循并正确实施，加上其他一些原因，导致饮食治疗一直是糖尿病综合治疗中的瓶颈。故探讨糖尿病饮食宣教的模式、组建宣教团队，对患者实施简单易操作的方法，应该是该领域未来研究的方向和切入点。

第二节　运　　动

运动治疗的疗效与运动方法的合理性和可行性有关，应因人而异，根据每个糖尿病患者具体情况设计具体方案，最好是根据患者的年龄、性别、体形、饮食习惯、工作性质及劳动强度、病情、所用药物治疗方案、是否有并发症等制订具体运动项目、运动频率、运动强度和运动量。

一、糖尿病患者运动的六大好处

运动和饮食控制是糖尿病防治的两大基石，不论是行走还是剧烈运动，均能降低糖尿病风险，并且，在合理运动范围内，运动强度越大，发生糖尿病的相对风险就越低。总的来说，运动对糖尿病患者有以下六大好处。

改善胰岛素敏感性。在整体水平上，运动可以通过增加能量消耗，减少脂肪在体内堆积，增加骨骼肌细胞摄取葡萄糖和胰腺细胞分泌胰岛素的能力，从而改善糖尿病患者的胰岛素敏感性。

改善骨骼肌功能。运动能够使糖尿病患者骨骼肌体积增大，肌肉力量增加，从而改善骨骼肌的收缩功能。此外，运动还能够通过改善糖尿病患者骨骼肌的胰岛素敏感性，改善骨骼肌细胞摄取、利用葡萄糖能力及脂质代谢能力。

改善脂肪和蛋白质代谢。中等强度运动可以使脂肪氧化速度增加10倍，从而减轻脂肪组织、骨骼肌细胞内的脂质沉积。运动还可以促进骨骼肌内蛋白质的合成、代谢。

防治糖尿病并发症。通常认为，平时没有运动习惯的糖尿病患者一旦进行大量运动，很容易引起应激损伤。但长期规律运动能增强机体抗氧化酶的活性，提升机体抗氧化应激的能力，最终预防和治疗糖尿病的并发症。

改善心理状态。运动可以从心理和生理两个方面来改善糖尿病患者的心理状态。心理方面包括自我控制能力增加、注意力集中等；生理方面，运动可以使机体产生中枢神经系统去甲肾上腺素传递增加、下丘脑肾上腺皮质系统 5 – 羟色胺合成等的变化，这些激素的变化均会改善糖尿病患者的心理状态。

降低糖尿病的发病。糖尿病的发病危险因素因糖尿病类型不同而不同，1 型糖尿病的易感因素主要有遗传易感性、自身免疫、病毒感染、药物及化学物；2 型糖尿病的易感因素主要有遗传易感性、体力活动减少及热量摄入增多、肥胖病、胎儿及新生儿期营养不良、吸烟、药物及氧化应激。糖尿病的易感因素有些是可以通过运动来进行干预的，如体力活动减少、肥胖及氧化应激等。

二、运动强度

运动疗法中运动强度决定运动的效果，运动强度太低只能起到安慰作用，但如果运动强度过大，无氧代谢增加，则易引起心血管负荷过度或运动器官损伤，不利于治疗。

适当的运动强度为最大运动强度的 60% ~ 70%。运动时心率加快，可以根据心率的快慢来判定运动强度的大小。男子最大运动强度时的心率（次/分钟）= 220 – 年龄，女子最大运动强度时的心率为男子的90%。如一个 50 岁的男性，达到最大运动强度时，心率为 220 – 50 = 170 次/分钟，他运动强度适当时的心率 = 170 × （60% ~ 70%） = （102 ~ 119）次/分钟。

对于没有运动习惯、全身状况较差的患者，可以开始时运动强度小些，以后逐渐加大。最重要的是必须坚持。

三、运动持续时间

运动时间长短是保证运动疗效和安全的关键。运动时间太短达不到体内代谢效果；运动时间过长，如再加上运动强度过大，易产生疲劳，诱发酮症，加重病情。一般主张每次 10 ~ 20 分钟，体力较好的可持续 0.5 ~ 1 小时，每日 1 ~ 2 次，或每周 3 ~ 6 次，每次训练达到适宜心率的时间须在 5 分钟以上。要做好运动前准备工作。

四、运动频率

如果病情允许，糖尿病患者最好每天锻炼，每天的运动量可分 2 次或 3 次完成。一般安排在早、中、晚餐后 1 ~ 2 小时进行。这样既有利于更好更平稳地控制血糖，又有利于预防低血糖的发生。

五、运动方案

（一）制订最佳运动方案

很多糖尿病患者都会用运动的方式来控制自己的血糖，但是有些糖尿病患者只知道运动，而不知道如何科学地运动。比如有些人自从查出糖尿病后，医生建议他每天至少运动半个小时，但他每天慢跑 100 分钟，结果过度的运动导致他经常发生低血糖。后来在医生的建议下，他每天运动 40 分钟，控糖效果很好。所以，只有制订个性化的运动方案，才能控好血糖。制订运动方案时要考虑到以下几个方面。

运动形式。糖尿病患者应选择有氧耐力运动，以中低强度的节律性运动为好，如散步、慢跑、骑自行车、游泳，以及全身肌肉都参与活动的中等强度有氧体操，如木兰拳、太极拳等。还可适当选择球类运动，如保龄球、羽毛球等。

安全性。糖尿病患者应咨询医生，根据自己的血糖控制情况、体能、用药和并发症筛查状况，制订运动方案，以避免运动不当诱发冠状动脉疾病等急性事件或加速并发症的进展。

个体化。运动处方必须体现个体化原则，即根据糖尿病患者的病程、严重程度、并发症等情况，综合考虑患者的年龄、个人条件、社会家庭状况、运动环境等多种因素制订运动方案。运动训练计划还要遵循以下五个原则：由少到多，由轻到重，由稀到繁，周期性，适度恢复。

必要装备。穿戴便于活动的运动服装、手表或计时器、计步器、饮用水以及擦汗用手帕或毛巾等；运动装备可选择自行车、小哑铃、乒乓球及球拍、羽毛球及球拍，传统运动用具毽子等；医疗装备包括急救卡、心率/血压检测仪、便携式血糖仪、计时器，以及葡萄糖块、急救用药等。

（二）执行运动方案

运动治疗包括三部分：热身运动、锻炼部分和放松活动。

热身运动是指每次运动开始后前 5~10 分钟的四肢和全身活动，如步行、太极拳和各种保健操等，其作用在于逐步增加运动强度，以使心血管适应，并提高和改善关节肌肉的活动效应。中断一段时间后运动或在寒冷天气下进行运动时，准备活动的时间相应延长。

每次运动结束后应有放松活动 5~10 分钟，可以慢走、自我按摩或做其他低强度运动。主要通过放松活动促进血液回流，防止突然停止运动造成的肢体瘀血及回心血量下降引起昏厥或心律失常。放松运动最好是将心率控制在安静心率 ±（10~15）次/分钟，并维持 5~10 分钟。对于老年患者，每次运动结束的放松活动更显得重要，应给予重视，在长期的运动治疗中坚持执行。

运动锻炼是治疗糖尿病的重要方法之一。一般主张用于治疗糖尿病的最佳运动是有氧运动（即耐力运动），此时机体大肌群参加持续的运动，能量代谢以有氧运动为主，无氧酵解提供能量所占比重很小。一般所采用的运动强度以最大耗氧量 40%~60%，或达到靶心率为宜；运动持续时间以 20~30 分钟为宜。这样的运动对增加心血管功能和呼吸功能，改善血糖、血脂代谢都有明显作用。常用的运动如步行、慢跑、游泳、划船、骑自行车、做广播体操及各类健身操、打球、跳舞、上下楼梯、打太极拳、跳绳、滑雪等，都是有氧运动锻炼方法，可根据个人的爱好和环境条件加以选择。一项好的运动方式应该是：强度因人制宜，有利于全身肌肉运动，不受时间、地点、设备等条件限制，符合自己的兴趣爱好，便于长期坚持。

下面简单介绍几种运动治疗的具体方法。

1. 步行

步行是一种简便易行、经济、有效的运动疗法，它不受时间、地点、条件限制，可因地制宜，结合平时生活、工作习惯随时进行。同时步行运动强度较小，老少皆宜，比较安全，特别适合年龄较大、体弱的糖尿病患者。步行可结合工作和生活的具体情况灵活实施，可选择上下班路上，也可选择在公园、花园、林荫道路等环境幽雅处进行，当然也可以选择住家附近、逛街途中，把运动治疗融入平时工作、娱乐中，在不知不觉的平时生活中获得有益的治疗效果。

步行的缺点是运动强度较小，所以要想取得运动治疗的效果，步行的运动量就要达到一定的强度。步行的运动量由步行速度与步行时间决定。步行速度分快速步行、中速步行和慢速步行。步行速度每分钟 90～100 m 为快速步行，每分钟 70～90 m 为中速步行，每分钟 40～70 m 为慢性步行。刚开始步行锻炼宜以慢速步行开始，适应后逐渐提高步行速度。步行的时间也可以从开始的 10 分钟，渐延长至 30～60 分钟，中间可以穿插一些爬坡或登台阶等，可根据个人实际运动能力，调整运动量。根据步行或慢跑等的速度和时间推测其消耗能量，即可推算出其运动量。慢速步行 30 分钟约耗能 100 kcal，快速步行 1 小时可耗能 300 kcal，骑自行车与快速步行耗能相当，跳舞 1 小时耗能 330 kcal，球类运动 1 小时耗能 400～500 kcal，快速划船 1 小时耗能 1000 kcal。

2. 慢跑

慢跑是一种简单易行、较为轻松、不会出现明显气喘的锻炼方法。它也不受时间地点等条件限制，不需任何器械。其运动强度大于步行，属中等强度，运动效果较为明显，适合较年轻、身体条件较好、有一定锻炼基础的糖尿病患者。

慢跑的缺点是下肢关节受力较大，易引起膝关节或踝关节疼痛。对于缺乏锻炼基础的糖尿病患者，宜先步行，再过渡到走跑交替，使身体慢慢适应，最后进行慢跑锻炼。慢跑所消耗的能量可根据运动中心率计算：能耗（kcal/分钟）＝（0.2×心率－11.3）÷2。

慢跑可分为间歇跑和常规慢跑。

间歇跑是慢跑和步行相交替的一种过渡性练习。跑30秒，步行30~60秒，渐渐延长跑步时间，重复进行10次左右，总时间10~30分钟，并根据体力情况逐渐增加运动量。

常规慢跑从50 m开始，渐渐增至100 m、200 m、400 m，速度一般为100 m/30秒，每5~7天增加1次，距离达1000 m时不再增加，而以加快跑速来增加运动强度。上述慢跑宜每天或隔日进行1次，若间歇4天以上应从低一级重新开始。

3. 登楼梯

登楼梯也是一种有氧运动，在任何住处和工作场所均可进行。登楼梯运动可锻炼心肺功能，提高机体耐力，减少心血管疾病的发生。有人做过一项研究，发现每天登5层楼梯，坚持不懈，持之以恒，可使心脏病发生率比乘电梯的人少25%；每天登6层楼梯3次，其病死率比不运动者减少1/4~1/3。

登楼梯的方法有走楼梯、跑楼梯和跳台阶三种形式，可根据患者体力选用。开始时先选走楼梯，当能在1分钟内走完5~6层楼梯时或能连续进行6~7分钟时，即可进行跑楼梯训练，但需以不感到明显劳累为度。登楼梯的能量消耗比静坐多10倍，比步行多1.7倍，下楼的能量消耗为上楼的1/3。

运动治疗时运动类型应选择有节奏的有氧运动，如上述慢跑、登楼梯等。抗力运动如举重等虽也能改善葡萄糖的利用和血浆脂蛋白，但因其可能引起髋关节和肌肉损害，以及具有潜在的对血管的不良反应，故不予推荐。进行运动治疗时应选择合适的锻炼时间，通常以餐后30分钟至1.5小时为宜。正在应用胰岛素或口服降糖药治疗的患者应避开药物作用的高峰时间进行运动。当然，要想取得运动治疗成效，必须是长期、有规律地进行，三天打鱼两天晒网是很难取得效果的。因此，依从性是个重要问题，在制订运动方案前应考虑患者的依从性，应选择患者感兴趣的运动类型，并选择出几项运动类型可供更换调整。当然也应选择便利的场地进行运动，如尽量选择住所或工作地附近，更易于长期坚持;同时患者的行动应得到家庭及相关医务人员支持，一个人参加运动易感孤单，易中断，如组建数人一组的运动小组则更有利于患者长期坚持运动。为鼓励患者感受到运动带来的好处，可选用一些能反映运动带给机体好处的定量指标，如测心率、体重等，尽量不要设定难以达到的目标值。

六、合并症患者怎么运动

运动对合并症的缓解起到了重要作用。然而，不同合并症患者在运动时的注意事项也有所差别。

糖尿病合并心脏病患者。锻炼时要采用低强度运动。注意运动前2小时内不饱餐或饮用兴奋性饮料；每次运动开始时应进行准备活动，结束时不应骤然而止；避免突然增加运动量；建议慢跑、太极拳、步行、骑车等有氧运动。

糖尿病合并高血压患者。建议在专业人员的监督下进行放松训练和有氧运动训练，如步行、慢跑等；运动强度应为低至中等，避免憋气动作或高强度的运动，防止血压过度增高；每周4次，每次30分钟。

糖尿病合并下肢动脉硬化闭塞症者。有研究表明，进行监督下的平板训练和下肢抗阻训练，能增加患者的最大运动时间和距离，提高患者的运动功能。建议每天1次，每次至少30分钟，可做上肢运动。

糖尿病合并周围神经病变者。患者应避免如打篮球等剧烈运动，还应避免负重和足部的反复运动，如举重和长跑、快走等。

糖尿病合并足病者。运动前一定要注意仔细检查鞋子内有无坚硬异物，同时应该穿合适的鞋子，每天检查足部有无损伤。

糖尿病合并肾病者。运动应从低强度、低运动量开始，以中、低强度运动为主，避免憋气动作或高强度的运动，防止血压过度增高，注意监测血压，定期尿检，关注肾功能、电解质和酸碱平衡。

糖尿病合并慢性阻塞性肺病者。由医生确定运动强度，通常每周2～5次，每次不少于30分钟；运动与休息交替进行，减轻运动时的呼吸困难；同时应配合呼吸体操，减轻症状。

七、运动并发症的处理

不恰当的运动可能会带来不良运动反应，最常发生的是低血糖事件，以下急救和预防措施要牢记。

现场处理：运动中发生低血糖和迟发性低血糖时，均应立即进食含 10~15 g 糖类的食物，15 分钟后血糖如果仍 <3.9 mmol/L，再予含同等量食物。进食后未能纠正的严重低血糖应送医疗中心抢救。

预防措施：进行糖尿病和运动相关教育，告知低血糖的紧急处理方式，运动前药物未减量者，运动中需注意补充糖分（如糖水或甜饮料等），胰岛素注射部位原则上以腹壁脐周为佳，尽量避开运动肌群。长时间运动者，可以在运动过程中进食缓慢吸收的糖类。

低血糖的发生与运动前的血糖水平有关，若运动前血糖 <5.6 mmol/L，应进食糖类后再运动；睡前血糖 <7.0 mmol/L，预示夜间可能会发生低血糖，建议睡前进食一定量的糖类。

八、运动注意事项

（一）防止不适当运动的不良反应

运动要注意掌握适应证，讲究科学的方式方法，适当的运动对于防治糖尿病、改善生活质量具有积极作用；而不适当的运动锻炼却只会适得其反。据美国糖尿病协会分析，糖尿病患者如果运动方式方法不当，可能会带来以下几种不良反应。

血压波动。表现为运动时血压升高，运动后又发生体位性低血压。

血糖波动。如低血糖症，采用胰岛素或磺脲类药物治疗的患者，在运动量过大又没有及时加餐的时候，容易发生低血糖，有时还可能发生应激性血糖升高。

心脏缺血加重。由于运动加重心脏负担，因此可能使心脏缺血加重，引起心脏功能不全或心律不齐，甚至诱发心绞痛、心肌梗死。

微血管并发症加重。视网膜病变患者，运动可使视网膜出血的风险加大；糖尿病肾病患者，运动会减少肾血流量，使尿蛋白排出增加，加重肾脏病变。

尿酮体增多。部分糖尿病患者，尤其是 1 型糖尿病患者，在未控制好血糖的情况下，运动会使血糖上升，出现尿酮体，甚至酮症酸中毒。

运动器官病变加重。如退行性关节病以及下肢溃疡的发生或加重等。

（二）适当运动，有效控制血糖

快走有益于控制血糖，然而对本来没有运动习惯的患者来说，如何开始锻炼是门学问。美国糖尿病协会就提出了四点建议。

1. 把握速度

很多患者急于通过运动降低血糖，却因无法忍受过大的运动量而失去热情。如果不能适应连续半小时快步走的运动量，不妨从小运动量开始。圣地亚哥竞走教练说："不必担心运动强度太低，研究表明，每天步行 10 分钟对健康也是有益的。"因此，可以每天步行 3 次，每次步行 10 分钟，直到可以连续步行 30 分钟。

如果患者以前没有锻炼身体的习惯，短时间内很难适应高强度运动。不妨建议他每天多走半小时，通过加长步行距离来积累运动量。还有个好方法是，可以在一次锻炼中采用不同的强度，快走 10 分钟再放慢速度走 10 分钟，对提高心肺功能很有好处。

2. 挑战难度

坚持运动一段时间后，如果想增加难度，除了提高步行的速度，还可以选择爬坡或增加跑步机的倾斜度，这样做除了有助于稳定血糖，还能塑造臀部曲线。不过，对于有膝关节、踝关节等关节疾病的患者而言，选择时需要慎重。

3. 增加新鲜感

选择多种运动方式要比单一的方式更好。理想的一周健身计划应该包括一天的快步走、一天长距离的耐力训练以及一天有助于增加肌肉强度的爬山训练。可以通过力量训练以及灵活性训练使患者将健身运动坚持下去。完美的步行锻炼应该适应自身的生活方式，无论晚餐后或者午间休息时都可以运动。

（三）糖尿病患者运动不宜过早

运动一直是糖尿病患者治疗病情的有效措施之一，但是，糖尿病患者的运动不能盲目随时进行，特别是在早晨不能进行锻炼和运动，要选择特定的时间进行运动。为什么糖尿病患者的运动不宜在早晨进行呢？

清晨大多数人都是空腹锻炼，这样极易诱发低血糖，甚至引起低血糖昏迷，故糖尿病患者应避免空腹锻炼。

糖尿病患者抗病能力差，清晨花草、树丛释放氧气不多，二氧化碳浓度比白天要高，加上夜间地面温度下降，污物不仅不能向上扩散，反而趋于回降，若在清晨锻炼，随着呼吸加深加快，污物、灰尘、细菌很容易经呼吸道进入体内，极易造成肺、气管感染而加重病情。

早晨气温较低，而糖尿病患者又多有心脑血管并发症，遇冷空气刺激或劳累很容易突然发病。故患有心脑血管病等慢性并发症的糖尿病患者尤其应该注意避免在早晨进行运动。糖尿病患者（尤其并发有心脑血管病者）应把清晨到上午9点作为自己运动的"警戒线"，并且在此时间内不要急躁、紧张、生气等。

因此，糖尿病患者锻炼的时间最好在下午或傍晚。

综上所述，糖尿病患者应注意，运动之前要在医护人员的帮助下制订适合自身的运动计划；选择合脚、舒适的运动鞋袜；运动过程中注意心率变化及感觉，如轻微喘息、出汗等，以掌握运动强度；运动即将结束时，逐渐减小运动强度，使心率降至运动前水平，而不要突然停止运动；在每次运动结束后仔细检查双脚，若发现红肿、青紫、水疱、血疱、感染等，应及时请专业人员协助处理；随身携带糖果，以便出现低血糖时能及时纠正血糖，避免发生危险。

第十一章 糖尿病患者的足部护理

糖尿病足是糖尿病引发的一系列的足部疾病，如果病情加重，会出现烂脚、溃疡、流脓等严重后果，糖尿病患者应该如何进行足部护理，以预防疾病的恶化呢？主要有以下五方面。

第一，严格控制血糖。使血糖保持在正常范围内，才能从根本上预防糖尿病足。长期高血糖可导致周围神经营养障碍而变性，血糖控制不良和反复损伤是糖尿病足溃疡形成并截肢的最主要诱因，血糖控制不良者比血糖控制在正常范围内的糖尿病患者下肢截肢率高2倍。

第二，注重饮食疗法。饮食疗法是治疗糖尿病的基础，千万不能忽视饮食疗法的重要性。患者应做到定时定量，三餐合理搭配，补足蛋白质和各种维生素，禁吃高含糖量及高胆固醇的食物，尽量减少外出饮食或参加宴会。当然，饮食控制不是挨饿，重要的是控制总热量。

第三，重视足部护理。糖尿病患者往往只关注自己的血糖变化，而不重视足部的病变，甚至忽视足部病变的危害性。预防糖尿病足的发生，应注意以下几点。①保护足部避免受伤，注意足部卫生及鞋袜穿着，每天用37～40℃温水泡脚，洗脚后用柔软、吸水性强的毛巾彻底擦干。冬季洗完脚后，不要使用热水袋、电热器或直接烧火取暖。脚易干裂时涂搽甘油或植物油。②鞋袜透气性要好，袜子不要太大，不要穿有松紧带的袜子，以免影响血液循环。③穿鞋前仔细检查鞋内有无异物，避免穿过紧、前面开口或露出脚趾的鞋，更不能赤脚外出，以免形成茧子，因为足茧往往是发生足溃疡的先兆。④剪趾甲要小心，按时修剪，并在泡脚后趾甲变软时再修剪，剪趾甲不能太靠近皮肤，以免损伤甲沟皮肤而导致感染；有老茧的患者不要自己用剪刀削挖，需请专业人员处理。⑤学会足部检查，如发现有皮肤颜色、温度改变，感觉异常，趾甲变形等，要及时就诊，避免贻误病情。

第四，解除足部受压的危险因素。减轻体重对足部造成的负荷是促进溃疡愈合的重要因素。糖尿病足溃疡 90% 发生于受压最大的部位。故应减轻体重并选择合适的鞋子，避免长时间行走，或尽量卧床休息。

第五，促进足部末梢血液循环。经常观察足背动脉的搏动、弹性及皮肤温度。每日早、中、晚按摩足部各 1 次，每次 30 分钟，动作轻柔，从趾尖开始向上按摩，可有效改善微循环，有利于糖尿病足的恢复。老年患者除注意保暖外，可尝试做足部运动。足部运动方法：平卧，抬高患肢 45°，维持 2 分钟，足下垂 2 分钟，平放 2～5 分钟，反复 5～10 次。足部及足趾向上、向下、向内、向外运动 10～20 次，早晚各 10 分钟，这种方法可有效地促进下肢血液循环。

第一节　足部保护与伤口评估

一、避免受伤

糖尿病足感觉麻木，即便受伤了患者也感觉不出来，且伤口特别难以愈合。保护双足，避免受伤是糖尿病足护理的关键。

1. 糖尿病患者热水泡脚需谨慎

用热水泡脚对身体健康的人来说是有好处的，它不仅可以帮助缓解疲劳，而且还能帮助人们更好地入眠，但是对于糖尿病患者来说就不是这样了，据专家提醒，糖尿病患者是不宜用热水泡脚的，热水泡脚会起到反作用，对身体健康不利。

在遇到水太热的情况，或者是脚不适应的情况时，普通人会本能地缩脚回避，但是糖尿病患者却不能准确感知水温。因为糖尿病会导致微血管病变，使神经内膜毛细血管阻塞，引起神经病变，长期高血糖也使神经传导障碍，如此可使痛觉纤维受损，导致患者不能很好地避开外来的机械损伤和温度损伤，所以很容易在用热水洗脚时被烫伤。加之糖尿病患者动脉粥样硬化的发生率较高，下肢的动脉粥样硬化及血栓可使血管出现节段性阻塞，尤以腘窝以下的动脉更为严重，再加上血小板聚集力增强，血液黏稠度增加，微循环障碍而引起足部缺血，所以足部烫伤后不易痊愈，并进一步发展为溃烂、感染，甚至足部坏死。

因此，糖尿病患者是不适宜用热水泡脚的，建议最好是避免，如果在冬天的时候需要用热水取暖的话，必须严格掌握好水温，不能过高，以避免出现糖尿病足的并发症，给患者带来严重伤害。

2. 糖尿病足患者剪趾甲的注意要点

趾甲勿留过长。太长的趾甲，往往容易勾绊到异物，从而使趾甲和甲床之间产生受伤点，造成趾甲和甲床的分离。糖尿病足患者勾绊到异物时，由于足部的末梢神经反应迟钝，不会有明显的疼痛反应，造成患者受伤而不自知。如果患者注意到此情况，只要保证不再受伤，趾甲和甲床分离的情形会自行慢慢好转。

要有耐心。一般来说，手指甲每周生长约0.1 cm，而脚趾甲的生长速度仅是手指甲的三分之一而已。因此，除了掌握正确的修剪趾甲方法外，还要有耐心，不要过于急躁，急于修剪趾甲。不要频繁地修剪脚趾甲，而应根据具体情况，一个月修剪一次。

不要留有趾甲毛刺。糖尿病足患者修脚趾甲首先要平剪，然后用锉将趾甲两边锉钝，以防趾甲的毛刺将脚部划伤。

不要特意修剪趾甲两侧。许多人喜欢把趾甲修得很圆，可有些人由于趾甲的长度不够，在修剪时往往会过多地剪掉两侧的趾甲，这时候两侧的趾甲和侧面的甲皱（也就是趾甲旁边的侧肉）会产生空隙，趾甲生长期间就会往侧边生长多一点，形成趾甲嵌入（嵌甲症），如果反复修剪此区域，就会形成恶性循环。遇到这种情况，应该尽快在此区域涂抹消炎、消肿的药膏，且不应再过多地修剪趾甲嵌入处。

二、伤口评估

对于已经有伤口的糖尿病足患者而言，伤口评估是伤口处理的首要任务，准确判断伤口现状，对选择有效对策，促进伤口愈合，减少感染、截肢和致残率有重要作用。

1. 伤口评估流程

根据评估内容整体化、评估方法系统化、评估记录表格化的原则，记录患者姓名、性别、年龄、伤口部位、持续时间、致伤原因、诊治经过，便于医者了解患者家庭、文化背景；记录伤口的大概现况以及既往诊治情况和效果，便于与患者沟通联系。

2. 伤口局部评估

根据国际 TIME 原则实施组织活性评估、感染或炎症反应评估、渗液量和潮湿度评估、伤口边缘及有无潜行评估。

（1）视评。①伤口基底部颜色。根据目前得到多数专家认同并在临床推广应用的创面 RYB 分类，用 3 种颜色评估伤口。红色伤口提示处于炎症或增生阶段，创面肉芽鲜红、边缘整齐；黄色伤口提示皮下脂肪坏死，伴黄色脓性分泌物；黑色伤口提示存在缺血坏死组织，常伴棕色、棕褐色或黑色痂皮。②伤口渗液。渗出物的颜色和成分用浆液性、血性、脓性和混合性来描述。渗液量：临床上的描述不一致，常凭主观感觉，随意性较大。Mulder 提出的标准易于描述和操作：无渗出——24小时更换的纱布不潮湿，是干燥的；少量渗出——24 小时渗出量少于 5 ml，每天更换纱布不超过 1 块（纱布大小为 10 cm × 10 cm）；中等量渗出——24 小时渗出量在 5 ~ 10 ml，每天至少需要 1 块纱布，但不超过 3 块；大量渗出——24 小时渗出量超过 10 ml，每天需要 3 块纱布。③伤口周围皮肤。观察伤口周围皮肤颜色、完整性，判断其是否水肿、糜烂、浸润、硬化。

（2）嗅评。靠近伤口闻渗出物有无异味或臭味。恶臭为伤口感染的第一指征。

（3）触评。触摸伤口周围皮肤，观察其温度、弹性、水肿范围，是否触痛。局部红肿热痛多提示炎症反应。

（4）测评。测量较规则伤口的面积、深度、潜行的方向和深度。

（5）摄评。在同一角度用同一摄像机摄取伤口照片，以记录伤口不同阶段变化情况和计算不规则伤口的面积。

3. 全身状况评估

伤口是局部的，但影响伤口愈合的因素是全身的。通过问病史、体格检查，结合辅助检查可以对患者全身状况做出评估，发现影响伤口愈合的潜在因素，做出相应护理对策，以指导临床治疗。问病史时重点询问患者营养状况及饮食结构，活动方式及活动量，对伤口的认识和反应，既往有无影响伤口愈合的慢性病史，如心肺肾功能不全、免疫系统疾病，以及服药情况。体格检查观察患者体形，测量身高、体重，计算体质指数；触摸双下肢足背动脉搏动，测量双下肢皮温。辅助检查双下肢动脉静脉血管超声影像、双足 X 射线影像、伤口渗液培养及药敏。

4. 填写初次伤口评估表以及换药前动态评估

伤口差异性大，影响因素多，且复杂多变，因此要动态评估其变化，在每次换药前重新评估伤口的局部情况，并计算溃疡面积的变化率。

5. 评估指导护理

通过一般性资料和全身性评估，可以了解患者伤口破溃的原因及影响愈合的因素，有针对性地对其进行健康教育和护理干预。如乐观心态，合理饮食，控制血糖，防范足外伤，避免热水洗脚、赤脚走路、趾甲过短、鞋袜过紧，选择大小符合、吸湿性好、对皮肤无刺激的光滑柔软的鞋袜，且轮流换穿以使脚的受力重新分配。通过伤口局部评估，可以判断伤口的严重性及感染情况，直接关系到伤口的处理和敷料的选择。

创面 RYB 颜色及分期不同，护理原则也不同。

红色伤口采取保护性原则，促进创面肉芽组织生长，快速填充创面缺损，调节渗出液量，可根据新型医用敷料湿性伤口愈合理论，应用水胶体类敷料或银离子类敷料康舒灵水凝胶包扎保护新生肉芽组织，并适当延长换药时间，减少刺激。

黄色伤口的护理原则是清除感染后的坏死组织，一般选择无痛自溶性清创水凝胶类敷料或泡沫类敷料。水凝胶类敷料，如康惠尔水胶体，能够吸收少量渗液，并形成一种凝胶，阻碍细菌及污染物通过，但氧气和水蒸气可自由通过，适用于渗液较少的伤口。泡沫类敷料，如康惠尔渗液吸收贴，是一类经高分子材料发泡的敷料，表面覆盖一层多聚半透膜，具有强大吸收渗液的能力，用于渗出量较多的伤口。银离子敷料提供湿性愈合环境，保护创面，光谱杀菌，无耐药性产生，用于感染性伤口。藻酸钙类敷料具有很强的吸收能力，吸收渗液后，根据伤口的形状形成柔软黏稠的凝胶状物质，用于有潜行窦道和腔洞性深伤口的填塞，防治创面粘连造成假性愈合。

黑色伤口的护理原则是清创，尽早清除坏死组织，然后使用水凝胶覆盖创面。伤口清创及抗感染阶段过后，若骨骼、肌腱等外露，则需要水胶体填塞，外用敷料覆盖，直至骨骼、肌腱被肉芽包裹，上皮生长基本完成。

.

第二节　选择合适的鞋袜

一、糖尿病患者鞋袜的穿着及认知现状

不合适的鞋会造成足部压力不平衡，增加糖尿病高危足溃疡的风险。胡晓昀等在调查研究中发现，糖尿病患者中，68.8% 穿皮鞋，9.5% 穿运动鞋，14% 穿布鞋，6.3% 穿凉鞋，1.4% 穿其他类鞋。他们根据鞋的分类标准，将鞋分为最佳（材料合适，系鞋带，每边至少 3 ~ 4 个鞋带洞眼，穿过跖骨头加宽，鞋头加深，低跟，鞋舌能稳住脚。这类鞋能容纳低到中度的足畸形和水肿，包括开架式的治疗鞋和定制鞋等）、合适（材料合适，弹性鞋面，系鞋带，每边至少 3 ~ 4 个鞋带洞眼，合适的鞋头，缓冲吸震鞋底。如步行鞋、运动鞋、系带休闲鞋等）和危险（太深或太窄的鞋头，无鞋带，露趾或露跟，鞋跟过高。这类鞋会增加足额外的压力，如一脚蹬的鞋子、凉鞋、夹趾鞋、硬底时装男鞋、高跟鞋等）三类。糖尿病患者所穿鞋中，最佳为 0，合适为 22.8%，危险为 77.2%；61% 糖尿病患者穿袜子，39% 患者未穿袜子。而在国外，72% 男性和 70% 女性糖尿病患者最常穿运动鞋。胡晓昀等的调查还显示，女性糖尿病患者倾向于穿非棉材料的白色或浅色的袜子，袜口过紧，导致有勒痕，而有高达 79.8% 男性穿深色的袜子。宋秋豫的调查也显示，糖尿病患者对合适鞋袜穿着预防糖尿病足的重要性认识不足，普遍缺乏选择穿着合适鞋袜的相关知识。不同的穿鞋习惯会影响糖尿病患者的足底压力，穿皮鞋类的赤足压和鞋内压较穿布鞋类和

球鞋类大，可能是因为皮鞋鞋底较硬，对足底的缓冲作用较小。穿布鞋时，第3、4、5跖骨头，足弓、足跟中部和后部压力大于穿皮鞋，因此，布鞋不利于减轻足跟的压力。建议糖尿病患者多穿运动鞋，尽量避免穿皮鞋和布鞋。

二、合适鞋袜的有效性

（一）穿鞋不当的危害

穿鞋不当是导致糖尿病足溃疡的主要原因之一，穿着合适的鞋子可以减少足部异常压力，减少胼胝、溃疡的发生，预防足部损伤。国际糖尿病足工作组（International Working Group on the Diabetic Foot，IWGDF）最新的糖尿病足处置和预防实用指南中对糖尿病足溃疡应进行的全面评估中指出，不合适的鞋通常是溃疡发生的主要原因，即使对于缺血性溃疡也是一样。因此，对于所有的患者都应该检查鞋。指导患者要选择圆头厚底、系鞋带、面料柔软、透气性好的鞋子，大小要合适，鞋子的长度要比患者的足长1 cm，宽度依跖趾关节宽度而定，高度应该以使足趾有一定的空间为度，最好选择下午或傍晚时购鞋，避免穿尖头鞋、高跟鞋，第一天穿新鞋的时间不要超过30分钟，适应后再逐渐增加穿着时间，穿鞋前应检查鞋内有无异物。

（二）糖尿病鞋的有效性

采用糖尿病鞋预防糖尿病足溃疡的发生，国外已经有几十年的历史。鞋垫的功能主要是改善鞋内环境和改善脚底受力状态。Buratto产的糖尿病鞋带有三层密度鞋垫，糖尿病患者穿着该鞋的同时接受足部护理教育，随访1年溃疡发生率为27.7%，对照组为58.3%，两组之间差异有统计学意义。长期使用结构不合理的鞋垫，就会在脚底某些部位产生过大压力，不但不能起到按摩作用，还会在这些部位产生病变（如鸡眼等），甚至引起这些部位反射区对应的器官功能失调，引起或加重相关的疾病（如糖尿病足等）。所以，根据脚底与鞋之间压力分布来选择鞋垫，是十分必要的。穿着开架式糖尿病鞋的德国糖尿病患者，随访1年，溃疡发生率显著下降。我国学者也越来越关注鞋袜在糖尿病足溃疡预防中的重要作用。王玉珍等测定了 2 型糖尿病患者穿着布鞋、日常皮鞋和糖尿病足治疗鞋的足底压力，糖尿病足治疗鞋为由美国公司设计并提供原材料、在国内生产的品牌鞋，鞋内放置特制治疗鞋垫。研究发现，糖尿病足治疗鞋减小了足部的压强，增加了足弓的支撑能力，减轻了足前部和足跟部的压力，具有预防足病的作用。

（三）袜子穿着的重要性

袜子穿着的重要性往往被糖尿病患者忽略。糖尿病患者的日常护理中，对足部微环境的要求较高，需保持一定的干燥、通透性，要求袜子不能有粗糙的线缝、压迫性的帮部和摩擦性的材质等，袜子选择及穿着不当会导致糖尿病足的发生。另有研究证明，穿与足部摩擦力小的袜子，能降低赤足行走时足底剪切力，预防大水疱和溃疡的发生。一双合适的袜子，不但能保护双足，还可以减少足部与鞋子的摩擦，更有吸汗作用。穿着袜子不当也会导致糖尿病足的发生，因此，袜子的选择也非常重要。

糖尿病患者应首选棉质的袜子，因其吸汗、柔软舒适，能减少足部与鞋的摩擦，从而减少破损的机会。其次要选择白色或浅色的袜子，便于及时发现足部出血、渗出等情况，及时处理。另外，注意袜口松紧适宜，过紧的袜口容易影响足部的血液循环，有可能导致足部缺血破溃。同时，避免穿有过多接缝、毛球、破洞和补丁的袜子。女性患者更要注意改变原有的袜子穿着习惯，选择合适的袜子。随着科技的发展，目前已有不少为糖尿病患者提供含新材料和新技术的合适袜子，此类袜子和普通袜子相比，可减小袜子与足的摩擦力，降低足底压和前足压，对足部有保护作用。

第三节　测量足底压力

一、概述

糖尿病足溃疡还与足底局部重复出现的过大的足底压力有关。不正常的足底压力正是由下肢及足底神经病变、血管病变以及易发生感染等因素造成的。当足底出现创伤或者某一区域出现过大的压力时，糖尿病患者不能感受到创伤或过大压力造成的不舒适感，从而不能通过改变身体姿势来缓解和调整不良刺激，造成足底组织缺血、坏死，导致足底溃疡的发生。临床上可以通过足底压力测试仪器检测糖尿病患者不正常足底压力，进而采取适当的方法改善足底压力分布，预防和减少足底溃疡和坏死的发生。

二、糖尿病患者足底压力特征

糖尿病患者足底受力是来自多方面的，有垂直的压力，还有剪应力（即呈左右方向垂直于冠状面的力与呈前后方向垂直于矢状面的力）。这些力长期作用于糖尿病患者足底某一特定区域，就会造成足底溃疡的发生。

（一）糖尿病患者足底垂直压力特征

研究表明，合并周围神经病变的糖尿病患者的平均峰值足底垂直压力明显高于正常人；没有周围神经病变的糖尿病患者，表现为足弓及第二趾处压力明显降低，第二跖骨头处压力明显增加。王爱红等的研究也表明此类患者的足底压力表现为第三跖骨头、第五跖骨头峰值压力增高，足弓部位峰值压力显著降低。周围神经病变性糖尿病患者与健康人相比，在行走过程中，足底压力主要集中在前足部位的跖骨头处。不正常的足底压力是神经病变性糖尿病足的主要症状。2 型糖尿病合并周围神经病变与未合并周围神经病变的糖尿病患者相比，前足区域压力更高，糖尿病合并周围神经病变的患者更易患前足溃疡。Arm－strong 的研究同样表明，有足部溃疡的糖尿病患者比没有足部溃疡的糖尿病患者的足底平均峰值压强更高。足底溃疡主要发生在第一、二、三跖骨头和大脚趾处。如果前足的压力重复出现的频率很高，会导致对疼痛和压力缺乏感觉的患者足部出现炎症，进而导致溃疡。减少糖尿病患者足底前足部位压力过高而造成的足底软组织损伤，关键就是降低前足部位过高的足底压力。

(二) 糖尿病患者足底剪应力特征

有研究者将测量垂直足底压力与剪应力结合起来，共同探索此类患者的足底受力的特征。与健康人相比，糖尿病患者穿处方鞋时足底受到的剪应力集中在前足内侧的第一跖骨头。将糖尿病合并神经病变、糖尿病无神经病变、糖尿病有溃疡史的患者与健康人赤足时在脚后跟、跖骨头、大脚趾三个区域的受力进行比较，有糖尿病且有溃疡史的患者外侧跖骨头处垂直于矢状面的峰值压力明显高于健康人。同时，糖尿病合并神经病变和糖尿病有溃疡史的患者跖骨头区域在垂直方向上的峰值压力都明显高于健康人。Dequon Zou 等进一步研究得出，在有周围神经病变性糖尿病且有足底溃疡史的患者中，前足部位的足底组织内部的最大剪应力明显高于足跟部位，但是最大剪应力的深度却相对较浅。而足底最大剪应力深度与足底组织的厚度成反比，即足底组织厚的地方发生的溃疡比足底组织薄的部位浅。因此，前足部位与后足相比，虽然承受的峰值压力相差不大，但是由于前足部位的最大剪应力大且最大剪应力深度浅，前足部位的皮肤比后足部位的皮肤更容易破损而发生溃疡。这些特征为研究糖尿病足生物力学机制改变和如何采取相应的措施改变糖尿病患者不正常的步态提供了证据，为治疗或预防糖尿病足足底溃疡的处方鞋的制作提供了理论参考。

三、糖尿病足与足底压力的关系

糖尿病足是糖尿病的并发症之一，主要与糖尿病周围神经病变有关。周围神经包括感觉神经、运动神经，感觉神经病变会导致糖尿病患者足部对疼痛、冷热及振动的感觉下降，当足底某一区域出现过大的压力时，足底具有正常感觉功能的人会自动感受到过大压力造成的不舒适感，身体就会本能地通过改变姿势来缓解过大的压力。但是具有严重周围神经病变的患者缺乏这一重要调节机制，不能及时感知压力并改变姿势，结果足底某一区域过大的压力就会使足底组织缺血、坏死，导致足底溃疡的发生。而对疼痛感觉的缺失，可以直接导致足部的损伤，当足部出现微小的骨折但患者没有察觉而缺乏及时的治疗后，就会导致骨折处形态改变、慢性肿胀和其他骨突出等足部畸形。感觉神经病变的糖尿病患者由于感觉缺失，与没有神经病变的糖尿病患者相比，足底发生溃疡的危险性增加7倍。足底运动神经病变导致足底肌肉萎缩、关节稳定性下降、足底软组织位置和形态改变，使得足部屈肌及伸肌失去平衡，脚趾呈爪形屈曲状，跖骨头突起，脚弓变平，这种改变使得全身重量集中在跖骨头及足跟部，过度的压力负荷将导致足部受压点胼胝形成。同时，运动神经病变会导致患者身体功能下降，出现平衡能力和稳定性下降、易摔倒等。

除了周围神经病变引起感觉缺失，下肢肌肉与关节的生物力学功能改变，形成不正常步态，也是引起糖尿病足不正常足底压力的原因。有研究同时使用肌电图和足底压力测试系统对糖尿病患者进行测试，得出糖尿病患者下肢肌肉功能障碍的生物力学因素会引起糖尿病患者行走时的步态改变，表现为前足接触地面时间比健康人短，下肢胫骨前肌在脚后跟落地重心过渡到前足时不能充分地完成离心收缩，导致糖尿病患者前足落地时间变短，压力集中在跖骨头下，从而使糖尿病患者跖骨头处压力过高。对糖尿病患者行走过程中下肢肌电、关节活动及足底压力的同步测试进一步证实了下肢肌肉功能障碍会导致糖尿病患者不正常的足底压力分布。对糖尿病患者踝关节与第一跖趾关节的活动范围与峰值足底压力的关系进行探究，发现具有过高足底压力的糖尿病患者第一跖趾关节与踝关节的被动活动范围与健康人相比是显著降低的。糖尿病患者下肢功能改变中包括使足弓变平，形成扁平足。无论是糖尿病患者或者是健康人，扁平足都会使前足和足弓部位的峰值压力增高，而糖尿病患者神经病变本身会导致前足部位压力增加，因此低足弓会加重神经病变性糖尿病足发生溃疡的危险。

四、缓解糖尿病患者足底压力异常的方法

（一）矫形装置的应用

矫形装置是安放在人体外部，通过力的作用预防、改善、矫正骨关节疾病和神经肌肉疾患的装置。具有不正常足底压力分布的糖尿病患者

可根据脚部发生溃疡的情况，合理选择各种矫形装置，降低脚的局部足底压力。糖尿病足溃疡的治疗方法中最基本的原则是减少足底不正常的压力。跖骨圆筒、内翻楔、外翻楔和足弓支撑物等矫形器的运用，可以降低糖尿病足特定区域的足底压力。研究表明，内、外翻楔对患者的足底压力分布几乎没有影响，而跖骨圆筒或足弓支撑物单独使用或者结合起来使用对足底压力的重新分配都有显著作用，可以使内外侧跖骨头区域压力明显减小，而对大脚趾的压力影响很小。总的来说，跖骨圆筒与足弓支撑物组合使用降低前足压力最明显，但是舒适度很低。因此，矫形处方用品一方面要改善患者足底不正常的压力分布，另一方面要考虑舒适度这一重要因素。

（二）处方鞋及鞋垫的应用

处方鞋也能够改善糖尿病患者足底压力分布。处方鞋与传统男士休闲鞋、橡胶底鞋相比，具有更多的深度与宽度。糖尿病患者穿传统鞋与穿处方鞋时足底压力特征的对比研究发现，穿处方鞋时糖尿病患者前足、足弓、足跟三个区域与地面的接触面积都比穿传统鞋时大，同时，三个区域的峰值压强都降低了。进一步的研究也证实了使用处方鞋与矫形装置相结合的方法能够降低糖尿病足局部过高的压力并减少足底软组织损伤，例如，使用处方鞋加第二跖骨头圆筒能够降低第二跖骨头处的压力，减少软组织的损伤。但是，有的矫形装置不但不能降低足底局部过高的压力，反而对人体有害，比如，有一种后跟插片会显著增加前足部位内外侧趾骨头的压力，而糖尿病患者前足部位足底压力显著高于正常人，如果使用这种插片，将增加前足溃疡的危险。因此，在选择矫形装置及处方鞋时，一定要在临床医生的指导下选择经过科学验证的产品。

有研究者将针对足部受力的三维有限元分析模型的分析方法与足底压力测量结合起来，测量受试者穿两种不同材料制成的内侧足弓支撑的鞋垫与平底鞋垫时足底压力分布情况，同样得出不同材料制成的鞋垫与平底鞋垫相比，都能够明显降低足跟与跖骨头下过高的足底压力，使足跟与跖骨头下的压力集中分配到足弓区域的结论。还有研究者采用一种全新的力传递算法，测量出具有周围神经病变和足部畸形的糖尿病患者穿具有跖骨垫和内侧纵弓支撑内置的处方鞋垫时，足跟与第一跖骨头处的峰值压力与力－时间积分显著减小，而足弓部位的峰值压力与力－时间积分显著增大，因此，这种具有内侧纵弓支撑的处方鞋垫可以使足底压力重新分配，减少糖尿病患者容易发生溃疡的第一跖骨头处的压力。临床医生在给糖尿病患者使用处方鞋垫之前，要对处方鞋垫使糖尿病患者足底压力及受力的重新分布进行测量。

处方鞋垫的设计和研究还需要更多的科学论证。同时鞋内装置不仅仅要能够改善患者足底局部受力，还需要具有足够的舒适度。对具有九种鞋内材料的处方鞋在改善足底压力分布和舒适度两方面进行对比的研究表明，由高密度材料制成的鞋垫在改善足底压力方面是最好的，而6 mm的标准尼龙和6 mm的缓释尼龙材料结合制成的鞋垫是最舒适的。

（三）运动疗法的应用

糖尿病患者由于周围神经损伤或病变造成肌肉萎缩，具有行走速度慢、容易摔倒等特征。Li Li等通过身体功能评定方法对比了健康年轻人、健康老年人、有周围神经病变老年人的足底感觉功能及膝关节屈伸肌肉力矩、静态平衡能力、运动功能等，发现有周围神经病变的老年人足底感觉功能严重缺失，膝关节屈伸肌肉力量下降、静态平衡能力下降、行走稳定性降低。糖尿病周围神经病变是周围神经病变中的一种，除了控制血糖水平、防止并发症的发生之外，运动疗法是改善周围神经功能的重要方法，通过运动疗法可以改善肌肉力量和关节活动度。大量的研究已经证明，中等强度的太极拳锻炼可以增强老年人心肺功能、平衡能力、姿势控制能力、下肢肌肉力量及耐力、行走能力及稳定性等各项身体功能，降低老年人摔倒的风险。太极拳锻炼还可以改善周围神经病变患者的平衡能力，延长关节屈伸力矩、行走距离，提高身体灵活性。周围神经功能的改善是通过患者足底感受的压力阈值减小反映出来的。有研究表明，在行走和跑步过程中，足底大蹈趾的感觉阈值与峰值压力呈现负相关，周围神经病变患者进行太极拳锻炼后足底感受压力的阈值减小，使患者足底承受的压力降低。本体感觉是一种深层的关节活动觉，由存在于肌肉、肌腱、韧带、关节囊、皮肤等处的本体感受器进行调整，产生关节运动的位置觉、速度觉和张力觉。膝关节和踝关节的本体感觉对于老年人维持姿势的稳定性十分重要，长期规律的太极拳锻炼可以改善和增强老年人踝关节和膝关节的本体感觉，对老年人维持稳定姿势、降低摔倒风险具有重要意义。

第十二章 糖尿病患者的饮食调养

第一节 饮食调养原则

一、控制饮食，长期坚持

对符合 WHO 诊断标准的糖尿病患者进行营养治疗，合理地控制饮食，有利于血糖水平的控制。教育患者主动配合饮食治疗并注意长期坚持，可预防糖尿病足的发生。

二、适度摄入热量

在计算摄入总热量时，必须以维持或略低于标准体重为原则，肥胖者应严格限制总热量，消瘦者则可适度放宽。

三、饮食结构要合理

三大营养素组成比例应合理，其中糖类应占总热量的 55% ~ 60%，蛋白质占 10% ~ 20%，脂肪占 20% ~ 30%，胆固醇每日摄入量应限制在 300 mg 以下。

四、食物品种多样化

多选用绿色、深色蔬菜，注意粗细搭配，以粗杂粮为主，如莜麦、荞麦，提倡高植物纤维饮食。还应食用一些海藻类食物。将藻类、蔬菜等多纤维素饮食与普通饮食混合摄入，不仅能改善餐后高血糖，长期使用还可以减肥，纠正代谢紊乱，有利于控制糖尿病足的发生、发展。多食含微量元素的食物。另外，要限制食盐的摄入量。

五、少食多餐

睡前可进食鸡蛋、牛奶等富含蛋白质的食物，预防低血糖发生。一日三餐分配原则为早、午、晚按餐 1/5、2/5、2/5 分配。

六、严格限制单、双糖的摄入

患者能否进食水果，要根据自身情况决定，患者要认真进行自我血糖管理，坚持定期监测血糖、尿糖。若血糖已控制在相对良好的稳定水平，可选择含糖量低的鲜果如西瓜、草莓等，禁食含糖量高的干果。进食水果时应在空腹和两餐之间，少量开始，最多不超过 100 g，并从主食中减去相应的主食量。忌食辛辣、生冷等刺激性食物，可食用刺激性弱的食品，如牛奶、豆浆、鸡蛋、面粉、大米、瘦肉、鱼等。烹调方法以蒸、煮、炖为主。

第二节　饮食方案的制订

一、总热量

根据患者的年龄、性别、身高、体力活动、尿糖、血糖等情况，单独计算热量及营养成分，结合患者饮食习惯及特点制订不同类型的糖尿病饮食协定配方。总热量 = 标准体重 × 每日每千克体重所需热量（轻体力活动者每日热量需要 30～35 kcal/kg，中体力活动者每日热量需要 35～40 kcal/kg，重体力活动者每日热量需要 40 kcal/kg 以上）。40 岁以下者标准体重（kg）= 身高（cm）－105，40 岁以上者标准体重（kg）= 身高（cm）－100。

二、碳水化合物

碳水化合物占总热量的 60% 为宜，不宜过高或过低，如低于 150 g，可引起体内脂肪代谢过度，导致酮症酸中毒。一般中等体力劳动者，每日摄入碳水化合物 200～300 g（相当于粮食 250～400 g）即可，一般患者每日摄入主食（米、面、玉米等）250～300 g 即可。

三、蛋白质

糖尿病患者由于体内糖原异常旺盛，再加上感染、接受手术治疗等，蛋白质消耗量增大，所以膳食中蛋白质供给要占到总热量的 20%，每日摄入蛋白质 60～70 g。可选用高生物效价蛋白质，如鸡蛋、牛奶、牛肉、鱼、排骨、豆腐、大豆等。

四、脂肪

脂肪占总热量的 20% 为宜，每日摄入量约 60 g 为宜，禁用动物油，食用植物油。每日摄入胆固醇少于 300 mg。

五、维生素、无机盐及微量元素

糖尿病患者维生素需要量与正常人相同，手术、感染、吸收不良或有其他并发症时，维生素需要量应增加，维生素 B_1 及烟酸在碳水化合物代谢中具有重要作用，因此糖尿病膳食中应供给充足的复合维生素 B、钠、钾、氯等元素。当病情控制不良，长期使用利尿剂或接受大剂量胰岛素时，可能会缺乏上述元素，须及时补充。膳食中应供给充足的钙、磷、铜、镁、锌、铬、钴等元素。镁、锌、铬对胰岛素生物合成及体内能量代谢起着重要作用。锌是体内多种酶的成分之一，与蛋白质及核酸代谢有关，锌缺乏时氨基酸合成蛋白质的速度减慢，氮利用率降低。动物性食品是锌的主要来源，每 100 g 猪肉、牛肉、羊肉及鱼肉含锌 2～6 mg。铬对碳水化合物代谢有直接作用，能促进蛋白质合成，并可激活胰岛素，缺乏铬时周围组织对胰岛素的敏感性降低；补充铬可以改善糖耐量。牡蛎、蛋黄、啤酒酵母中铬的活性较高。

六、食物纤维素

近年来研究表明，食物纤维素具有降低血糖的功效。豆胶和果胶可降低血糖。豆胶是丛生豆类植物中所贮存的一种多糖物质，遇水形成胶体。果胶是植物细胞壁上的一种组成成分，是一种分支多糖，大部分由半乳糖及糖醛酸所组成。水果是果胶的主要来源。果胶在水果中约占食物纤维的40%，溶于水，吸水性强，能形成胶冻，降低血糖，在结肠内借助细菌作用可被完全消化。

七、餐次分配

非胰岛素依赖型患者，每日用餐3次，胰岛素依赖型患者每日用餐4~6次。糖尿病患者每日餐食热量分配比见下表（表12-1）。

表12-1　糖尿病患者每日餐食热量分配比表

糖尿病类型	早餐	午前加餐	午餐	午后加餐	晚餐	寝前加餐
1型病情稳定者	2/7	—	2/7	—	2/7	1/7
1型病情不稳定者	2/10	1/10	2/10	1/10	3/10	1/10
2型	2/7	—	2/7	—	3/7	—

八、糖尿病并发症的饮食护理

糖尿病患者出现酮症酸中毒及昏迷时，除急救措施外，可给予输液或口服各种液体，每次进食后应记录食品数量及营养成分，以便根据记录拟定治疗方案。糖尿病并发消化性溃疡时，应少量多餐，禁食辛辣生冷等刺激性食物，如辣椒、浓茶、含乙醇的饮料等；食用刺激性弱的食物，如牛奶、豆浆、鸡蛋、面粉、大米、瘦肉、鱼等；烹调方法以蒸、煮、炖为主，应切细煮软。

第三节　分期调养

从糖尿病足坏疽早、中、晚三期的饮食规律结构入手，探讨糖尿病足患者饮食治疗中的注意事项，对改善糖尿病足患者的预后有所帮助。

一、早期宜适当放松饮食控制

糖尿病足坏疽早期（0~1级）患者一般营养状态较好，但严格控制饮食摄入量，可能导致患者营养不良，延缓足坏疽的恢复。故此时应在血糖控制较为理想的前提下，适当放松饮食控制，鼓励患者多进食高蛋白食物，促进足坏疽的愈合，保护内脏，预防心功能衰竭、肺部感染或肺结核等并发症发生。

二、中期宜加强饮食营养治疗

糖尿病足坏疽中期（2～5级）患者由于长期患糖尿病，严格控制饮食的摄入量以及糖类等营养物质的丢失，患者往往存在营养不良，甚至出现蛋白质合成障碍。久病、高龄、严格控制饮食的患者更容易出现营养不良。对于此类患者，应适当放宽对饮食的控制，尤其要鼓励患者进食高蛋白食物，如鸡蛋、瘦肉、牛奶等。高蛋白饮食对血糖影响较小，但可以促进糖尿病足部伤口的愈合。

三、晚期宜积极饮食营养治疗

糖尿病足坏疽晚期患者足部伤口往往长期不能愈合，又由于清创、换药导致出血以及足部疼痛影响食欲等原因，患者大多存在不同程度的营养不良，此时要鼓励患者进食，根据患者的饮食习惯，提供其喜欢的饮食种类。要鼓励患者进食高蛋白食物，以促进足部伤口的愈合。血糖偏低、胰岛素用量较少者，可放宽淀粉类食物的摄入量。如果合并严重的心或/和肺功能损伤，更应加强营养支持治疗。当然，加强营养支持治疗的前提是把血糖控制在较理想的范围内。

第四节　中医药膳

（一）山药小麦粥

原料：怀山药60 g、小麦60 g、粳米30 g。加水适量，武火煮沸后，文火煮至小麦烂即可。功用：养心阴，止烦渴。用于糖尿病心阴虚者，症见心烦口渴、多饮多食、小便频数量多等。小麦为高纤维食物，能明显降低血糖。

（二）洋葱炒黄鳝

原料：黄鳝 2 条、洋葱 2 个。制法：将黄鳝去肠杂切块，洋葱切片。起油锅，先放入黄鳝煎热，再放入洋葱，翻炒片刻，加盐、酱油、清水少量，焖片刻，至黄鳝熟透即可。功用：理气健脾，降糖降脂。适用于糖尿病并发高脂血症。洋葱有降血糖作用。黄鳝含"黄鳝鱼素"，对高血糖者具有类似胰岛素的降血糖作用，对低血糖者又有升高血糖的作用。两味相伍，能健脾、降糖，且味道鲜香可口。注意：肝胆湿热者，即有右胁疼痛、发热口渴、面目黄疸、胃脘微胀、饮食少、小便短黄等症状者，不宜食用本食谱。

（三）怀山黄芪茶

原料：怀山药 30 g、黄芪 30 g。煎水代茶。功用：黄芪性微温，味甘，能使白细胞的吞噬能力增强，故能增强机体的抵抗力，有补气止汗、利水消肿作用，并能抑制糖原，与怀山药同用，有益气生津、健脾补肾、涩精止遗、降糖等功效，对糖尿病脾胃虚弱者较为适宜。

（四）山药熟地瘦肉汤

原料：怀山药 30 g、熟地黄 24 g、泽泻 9 g、小茴香 3 g、猪瘦肉 60 g。加水适量，武火煮沸后，文火煮 1 小时即可。功用：滋阴固肾，补脾摄精。适用于糖尿病脾肾俱虚，症见小便频数、量多、浊如米泔水样，困倦乏力，便溏者。熟地性微温，味甘，功能生精补髓，滋阴固肾；用于糖尿病肾虚者；药理研究证实本品有降血糖作用。泽泻利水不伤肾；药理研究证实其有降血糖作用。小茴香味辛香，功能开胃，与熟地配伍，可防熟地之黏滞。

（五）杞子炖兔肉

原料：枸杞子 15 g、兔肉 250 g。文火炖熟。功能：枸杞子有降血糖和胆固醇的作用，有滋补肝肾、益精明目的功效。兔肉有补中益气、健脾止渴的功效。两味合用，滋养肝肾，健脾止渴，适宜糖尿病偏肝肾不足者。

（六）枸杞叶蚌肉汤

原料：胡萝卜 60 g、鲜枸杞叶 60 g、蚌肉 100 g。加清水适量，文火煮胡萝卜、蚌肉 1 小时，再放入洗净的鲜枸杞叶，煮沸片刻即可食用。功用：养肝明目，清热止渴。用于糖尿病视力下降，肝阴虚损者，症见视物模糊、视力下降、心烦易怒、失眠多梦、口渴多饮、形体消瘦。枸杞叶能清热明目，治肝虚目暗，又能除烦止渴。胡萝卜性凉，味甘，补肝明目，清热止渴，因含高纤维素，有降血糖及降血脂等作用。蚌肉性微寒，味甘、咸，具有养肝明目及清热止渴的功效。本汤最适宜糖尿病目暗属肝虚有热者食用。注意：糖尿病属脾气阳虚、形体虚胖、舌胖而淡、苔白垢腻、脉沉迟者不宜饮用本汤。

药膳虽有一定的治疗作用，但还是需要全面治疗，才能达到最佳效果。家属、患者、医护人员三方需要进行有效的配合，才能有效地提高患者的治疗依从性，通过对患者血糖的有效控制，降低糖尿病并发症的发病率。

第十三章　糖尿病患者的心理辅导

糖尿病不仅会严重影响患者的生活质量，同时也是患者产生焦虑、恐惧心理甚至丧失治疗信心的重要原因。对患者进行适时的心理辅导，不仅能减轻患者对疾病的焦虑与恐惧，也可有效地减轻糖尿病足引起的剧烈疼痛。

很多人被确诊为糖尿病时心理上难以接受，得知该病属于"终身疾病"时就更为沮丧，不由自主地产生忧郁、焦虑等情绪，特别是中老年患者，或因工作压力大，或因经济不宽裕，以及病程漫长、并发症繁多、需饮食控制和长期服药，甚至需用胰岛素维持生命，给生活、家庭蒙上阴影，众多原因使患者被失望、无援、孤立、自卑等感受包围，这时精神上的痛苦常常盖过躯体上的痛苦，患者心理障碍相当严重。此时患者心理障碍的表现是多样的，有的人焦虑恐惧，一时手足无措，四处寻医问药，或怀疑诊断有误；有的人过分在乎躯体微小的不适，对糖尿病足病情估计过于严重；也有的人因家人、朋友的照顾和关心而夸大病情，且对人依赖性增强；还有的人有意无意透露自己的身份、地位、境遇，以期得到特殊对待；还有的人可能对周围事情特别敏感，尤其当诊断尚未明确之际，对劝慰之言将信将疑，或曲解人意，生怕受到冷落，有不安全感。有的患者或因长期生病，并面对致残率高、截肢的危险和经济负担，以及疾病所带来的疼痛等问题易产生紧张、焦虑、恐惧等心理，对血糖、食欲和睡眠均造成影响。因此，应加强对患者的心理辅导，与患者建立良好的医患关系，及时了解患者的心理问题及实际需要，及时给予心理安慰，缓解不良情绪。

第一节　心理辅导的重要性

糖尿病是一种严重影响人们身心健康的常见病、多发病，预防和治疗主要依靠长期饮食控制、服药和注射胰岛素等措施，还要求患者定期监测血糖。这些治疗需要患者的高度配合和自我管理，消耗了患者大量的精力，使患者自发活动的欲望受到压抑，加上病程长，需要反复就医，更有部分患者在治疗过程中出现并发症，从而使患者工作及交往能力下降，产生自卑感。这些无疑对患者构成了极大的心理应激，使其很容易产生焦虑、悲观、忧虑、否认、角色混乱等负性情绪。而后又使糖尿病病情加重，形成恶性循环。所以人们越来越重视心理社会因素对糖尿病发病、治疗、预后及预防的影响，针对患者的不同心理，应在实施治疗和基础护理的同时做好心理辅导。

糖尿病足，作为糖尿病的并发症之一，严重危害着人们的身体健康。过去对糖尿病足的研究，主要遵循"生物医学模式"的研究思路，单纯从分子生物病理解剖学的角度加以研究，认为糖尿病足主要由于感染、溃疡、足部畸形而引起，在病因上忽略了社会、环境、心理因素对糖尿病足的重要作用，因而单纯从生物医学角度加以考虑，主要以口服降糖药或注射用胰岛素、外治法作为治疗手段，疗效既不稳定，也不理想。

世界卫生组织提出"健康不仅是躯体没有疾病，还要具备心理健康、社会适应良好和有道德"。众所周知，心理因素与人体疾病密切相关，对糖尿病患者而言更为突出，它直接影响患者的性格、情绪、精神状态，一旦失常，会"身心俱病"。近年来，"生物－心理－社会医学模式"的提出，给糖尿病的研究带来了一种新的研究思路。研究发现，糖尿病的发病不仅与上述生理病理学上的因素有关，还与社会环境、心理因素有关，如工作学习长期过度紧张，人际关系不协调，生活中的突发不幸事件等社会、心理上的不良刺激，都是导致糖尿病加重的重要因素。临床观察进一步发现，大多数糖尿病患者还不同程度地存在着精神、思维、情感、性格等方面的心理障碍和情志活动的异常，如忧思过度、心烦不安、紧张恐惧、急躁易怒、悲伤易泣等。在对这些患者诊治过程中，单纯用药物来治疗，如口服降糖药或注射用胰岛素，疗效往往不够理想，而同时配合以心理疗法，采取形神合一、身心同治的方法进行治疗，常能收到事半功倍或单纯药物达不到的效果。糖尿病是一种身心疾病，社会、心理因素在糖尿病的发生、发展中起到了重要的作用。因此，治疗糖尿病也必须重视纠正和消除来自社会、环境的不良刺激，使不正常的心理状态恢复正常。在此前提下，再配合药物治疗，身心同治，才能收到满意疗效。

第二节　心理辅导的目标

一、满足患者需要

调整患者角色，向患者讲述消极心理对病情的影响，让患者了解自己的病情，知道糖尿病并不可怕，使之遵从医嘱，积极配合疾病的治疗工作。患者进入病人角色后，与原健康人角色发生冲突，生病后仍想继续原来的工作时，心理辅导人员应及时对患者予以调整角色及行为的疏导，以利于其康复。当疾病转入恢复期时，建议患者做力所能及的工作，树立战胜疾病的信心，增强患者对医护人员的信任感，减轻患者的心理负担，使其尽快恢复其社会角色。

二、稳定患者情绪

糖尿病患者的情绪不稳定，表现为性格内向、情绪波动、优柔寡断等。长期的治疗效果不显著，患者可能会怀疑医生诊断有误，否认自己患病，拒绝接受治疗，导致患者心情郁郁寡欢，加重病情。护理人员要尽快解除患者的心理忧虑，确定患者及其家属的健康教育需求，根据患者情况与家属共同建立教育目标。选择教育方法，协同实施教育计划。让患者积极参加体育锻炼，提高自身免疫力，稳定情绪，以最佳心理状态接受治疗。

第三节　心理辅导的方法及内容

从心理上引导糖尿病患者，使患者了解糖尿病足的诱因，并积极主动地采取预防和护理措施，减少糖尿病足的发生。

一、入院宣教

对刚入院的糖尿病患者根据文化层次、宗教信仰、生活习惯和心理特点进行个性化护理。用患者容易接受的方法引导患者从心理上重视糖尿病足的危害性，做到防患于未然。医护人员与患者建立良好的信任关系尤为重要。入院时责任护士应微笑服务，热情接待患者，向患者及家属介绍病区环境及各项规章制度，使患者保持情绪稳定，配合治疗。嘱咐患者有事可随时与责任护士沟通，以取得患者的信任。

二、选择适当的时机进行知识宣教

选择适当的时机向患者详细讲解糖尿病足的诱因、发生及预防和护理措施，待患者接受后和患者一同制订切实可行的预防和护理方案。使用看图对话、糖尿病访谈工具、健康讲座、发放糖尿病自我护理宣传手册等方式向糖尿病足患者及其家属进行相关知识宣教，使患者明确糖尿病足的危害与可预防性，督促患者自我护理。指导糖尿病足患者保护足部，避免受伤，每日用温水洗脚并按摩，提醒患者每次穿鞋前要确认鞋内无异物、穿着浅色舒适的棉袜、不赤脚行走、每天检查足底等，并请已治愈患者现身说法、传授和交流经验等。

三、评估患者对糖尿病足相关知识的掌握情况

评估患者对糖尿病足相关知识的掌握情况，鼓励患者树立战胜疾病的信心，进行补充心理引导。糖尿病患者因饱受慢性病的长期折磨，大多数患者情绪低落、焦虑恐惧、悲观失望，对治疗持怀疑、否定的态度，心理上易产生无助及孤独感，导致性格改变和行为异常，甚至拒绝

治疗和护理。护理人员应多接近患者，责任护士在患者入院后必须耐心、认真地做好宣教。住院期间密切观察患者的情绪变化，及时掌握患者的心理状态。一旦发现患者有消极、恐惧的心理，必须耐心开导，并向患者介绍一些成功治愈的病例，对治疗好转、抑郁症状改善的患者给予积极鼓励，提高其自信心；对症状改善不明显的患者，可采用榜样引导效应，安排治疗效果好的病友与护士一起带动其参与病区健康教育活动，以慢慢减轻患者的抑郁状态。

四、建立心理护理档案及评价制度

建立心理护理档案及评价制度，针对糖尿病足患者进行个体化护理，及时为患者解决困难和顾虑，做好记录。

五、采取音乐疗法和放松内心意象疗法

医生和责任护士采取音乐疗法和放松内心意象疗法，指导患者配合音乐进行放松训练，或想象一些愉快的画面，有规律地做深呼吸，根据自己的兴趣爱好和身体状况参加一些活动，缓解抑郁情绪，以积极乐观的态度面对生活，保持心理健康；讲解抑郁相关知识，告知患者长时间处于抑郁状态会影响自己的情绪和认知，增加悲观情绪；指导患者学会放松自己，主动与病友、家人交流及沟通等；鼓励患者主动倾诉不良情绪和参加社交活动，改善患者的低落消极状态。心理干预可采取集体治疗与个体化指导相结合的形式，住院时每周2次，每次半小时；出院后每2周1次，每次1小时，反复沟通交流，及时疏导患者心理障碍。或者每周请心理咨询师对患者进行一次心理评估，及时发现和解决患者的心理问题。帮助患者树立战胜疾病的信心，使其积极配合医务人员的治疗和护理。正确有效和个性化的心理引导在治疗糖尿病足的过程中有着重要的作用。

六、家庭、社会支持

家庭、社会支持对糖尿病患者至关重要，护士应鼓励家属探视，从精神上给予糖尿病患者支持，鼓励患者多与家人、朋友沟通交流，丰富

自己的生活。鼓励病情较轻的患者尽可能地做到生活自理，以减轻家庭的负担；对年老体弱行动不便的患者，给予更多的关注与安慰，以减少其生活的孤独感，增强其战胜疾病的信心。

家庭、社会支持是一个人通过家庭、社会联系即能获得的他人精神支持。这需要社会各方面的配合，为患者营造一个宽松、和谐的生活、工作环境，以解除其精神紧张的状态。糖尿病患者患病以后，与医护人员接触的时间太少，大多数时间是自己照顾自己或与家人相伴。通过家庭、社会的支持，可以让患者感受到社会的温暖，家人的关爱，可以提高患者心理应对能力，有缓解精神紧张的作用，医护人员要做好家属及周围人员的思想工作，家属也要熟练掌握如何给患者进行饮食治疗，督促并协助患者进行适当运动，同时做好病情监测，协助患者完成自我保健计划，让患者参加糖尿病病友会组织，与其他病友进行病情和经验交流，建立正常的人际往来和社会关系。

第四节　常见心理问题及对策

一、消极和疑虑型

初患糖尿病或新入院的患者，由于对糖尿病缺乏认识，一般都存有不同程度的消极、疑虑等情绪，特别是老年糖尿病患者，常因为病程日久，缠绵难愈而背上思想包袱，抱有"难治好，死不了"的想法，出现头昏、眼花心慌、盗汗、感觉异常、血糖升高等。此类患者在日常生活中随意进食，不按时服药，起居无规律，从而使病情加重，并希望护士给予同情帮助，把自己的康复寄托在医生身上，常反复地询问自己的病情和治疗方案，十分注意医生的一举一动。

辅导措施：医护人员态度要热情，为患者提供优质服务，向患者主动诚恳地解释有关问题，要恰当说明病情，介绍糖尿病足知识，增加患者自我调摄的能力，使其正确认识和处理这些问题，积极排除干扰，安心配合医生治病。介绍疾病的发病原因、治疗方案、护理措施，尤其对患者在平常可以自行做到的护理措施进行讲解。对由于经济原因引起的焦虑，应首先向患者目前的困难表示理解，但要强调现在所用治疗方案的必要性，说明中断治疗可能对病情造成的影响，鼓励患者克服困难，同时与医生沟通，在用药方面，从价格较低并有适应证的药品开始用，减少不必要的检查；还要从生活上给予关心，使患者有信心坚持治疗。

二、拒绝和满不在乎型

多见于糖尿病早期的患者，患者开始是否认，假装这个事实不存在。衡量一个人心理是否健康，一个很重要的内容就是看他能否正视现实。有的患者不承认自己患病或者病情加重，对可能发生的严重后果缺乏思想准备，或认为血糖高一点点不要紧，对身体无大影响，拒绝改变自己多年的生活习惯。还有的患者对糖尿病足的危害一无所知，对疾病采取听之任之、满不在乎的态度。

辅导措施：对与书籍上治疗方案有差异而引起的怀疑，可以向患者解释个体存在差异，而书籍上治疗是针对大多数的人的一般治疗，治疗要因人而异，根据不同的情况给予不同的措施，通过对与患者具体情况相同的病案的治疗方案的分析，主动地、适当地把病情和医生的诊断告诉患者，使患者认识到疾病的发展程度，通过一段时间的心理疏导，使患者承认患病，同时对其讲解病情，介绍当前糖尿病足的研究进展，明确指出糖尿病足不是不治之症。请病情缓解的病友介绍自己在治疗过程中的切身体会，以增强患者的信心，使患者认清疾病，配合治疗。

三、悲观和失望型

此型患者表现为情绪低落，整日沉浸在悲伤的情绪中，对健康失去信心，感到失望、无望，有抑郁症倾向。长期住院的糖尿病足患者，其心理活动常有较大的变化，病情较重的患者易产生悲观情绪，甚至产生轻生念头并有轻生行为；有的患者由于住院生活单调，情绪烦闷，常常有一种难以言状的心理；有的患者在工作上是佼佼者，离职时间一长，就易打破原来的心理平衡；有的患者得知疾病没有根治的可能，需终身治疗和控制饮食，则会出现消极的心理反应，尤其是合并有慢性并发症且文化程度较高的患者，更容易对健康失去信心，感到悲观、失望。

辅导措施：对因担心疾病预后而产生的悲观和失望心理，医护人员应针对患者的疾病对可能发生的各种预后进行说明，使患者对治疗期间可能发生的情况有所了解和准备。

四、愤怒和忧虑型

对于已发生的疾病，患者可能会愤怒地提出各种疑问，如"为什么这种事情会找到我？为什么别人没有？我怎么这么倒霉？"愤怒之后就会去寻找原因，这时患者开始接受事实，是进步的表现。这种心理在临床上常常进一步表现为紧张。

辅导措施：让患者学会转移自己的注意力，消除愤怒紧张的心理，使患者对医务人员产生信任感和安全感。宣传科普知识，让患者及其家属掌握糖尿病足的发生机制、自我治疗、自我护理等知识，在患者出院前，再向患者做好解释工作，表明患者病情已经好转，只要耐心坚持终身治疗，定期随诊复查，精神放松，控制饮食就可以预防和减少并发症的发生。得出检验结果后主动向其做科学的、保护性的解释。良好的人际关系可以促进人们以积极的心态去面对周围的环境，而患者由于身体的疾患产生消极的心态，甚至对周围的环境有抵触情绪，因此通过与患者有效的沟通，使其掌握沟通的方法和技巧，可以从根本上使患者由被动沟通变为主动积极交流，从而促进疾病的转归。住院指导期间，角色的转变使许多患者不能适应心理及行为的改变，医护人员要建立良好的医患关系，给予患者合理的饮食调配和运动指导，形成规律有序的生活节奏，并暗示患者医生一定会使疾病得以控制，稳定其焦虑无助的情绪，并通过让患者观看有关糖尿病足宣教资料、与其他患者交流病情及经验、对其目前病情进行分析解释，使其认识到糖尿病足及其并发症的危害，从而提高对糖尿病足有效治疗的重视程度，对目前病情有足够的信心，保持乐观的态度积极配合治疗。

五、焦虑和恐惧型

焦虑、恐惧其实是因为对糖尿病缺乏足够的了解，不清楚糖尿病是可以得到良好控制导致的。

辅导措施：针对这样的患者，要充分了解他们的个性，讲述有关本病的知识，告知患者，只要患者重视自己的病情，糖尿病足现在可以控制良好。应给予患者耐心的心理护理，稳定其情绪，使其正确理解护理需求，从焦虑状态中解脱出来，消除恐惧，自觉配合治疗和护理。一方面，医护人员要对患者的积极言行给予肯定，不再对其消极的行为进行批评。另一方面，让患者直接充当积极心理护理者的角色，使其与医护人员、患者、家人之间建立起新型的信任关系。要求患者之间互相学习对方身上的积极品质，例如，请一些进行积极心理护理取得较好效果的患者现身说法，以自己的经历影响与鼓励其他患者，从而消除患者的消极情绪，恢复与提高他们认识现实的能力。

辅导措施：介绍疾病的发病原因、治疗方案、护理措施，尤其对患者在平常可以做到的护理措施进行讲解；对由于经济原因引起的焦虑，应首先向患者目前的困难表示理解，但要强调现在所用治疗方案的必要性，说明中断治疗可能对病情造成的影响，鼓励患者克服困难，同时在用药方面选择价廉效佳、口服方便、长效的药物，以减轻患者的经济负担；提高患者服药依从性；及时针对患者拒药心理进行认知干预，减少不必要的检查；因对疾病预后的担心而引起的恐惧，医护人员应针对患者的疾病对可能发生的各种预后进行说明，使患者对治疗期间可能发生的情况有所了解和准备。对患者由检查或治疗引起的恐惧，应当主动将检查步骤和方法、检查要达到的目的在检查前向患者说明，告诉患者，"我们将会最大限度地减少您所受的痛苦"。在做治疗时应提高操作成功率，也可帮助患者减少恐惧感。还要从生活上给予患者关心，使患者有信心坚持治疗。针对具体情况和原因调整患者心态，才是让患者摆脱不良情绪、防止病情加重、避免并发症出现的良策。

六、角色混乱型

此型患者个人方向迷失，所作所为不符合实际情况，最终可能退缩，可能堕落，也可能在适应困境时学到某些不当的行为。

辅导措施：给患者介绍糖尿病康复者，创造机会让患者与康复者见面，让他们之间互相传达各种心理体验，使患者直观、形象地看到疾病是可以控制的，帮助患者积极地应对疾病带来的消极情绪，语言平和地引导患者思考自己错误行为的后果，并自觉纠正错误行为，尽量稳定患者的情绪，使之顺利度过治疗阶段。

七、缺乏信心型

在漫长的治疗过程中，糖尿病患者生活质量有所降低。部分患者可能对治疗产生失望和对立情绪，表现为急躁、缺乏信心，甚至对医务人员失去信任。

辅导措施：对这类患者，首先要关心体贴，语气要温和，评估患者对并发症的认识和心理反应，帮助患者了解治疗信息，使患者心态稳定，树立治疗信心，告知患者只要认真配合治疗，多数糖尿病足可被控制，避免截肢。护士要经常向患者及家属进行糖尿病并发症的健康指导。

八、废寝忘食型

废寝忘食型患者经常忙忙碌碌，不太重视自己的身体健康，有病也以"拖"和"挺"来对付，就医怕麻烦，怕浪费时间，经常忘记吃药，住院期间也不能很好执行诊疗计划。

辅导措施：要让这类患者了解糖尿病足对身体的严重影响，注意警惕隐藏在年富力强背后的健康风险，了解糖尿病足基础知识和治疗控制要求，提高对糖尿病足长期坚持合理治疗的重视程度。

九、知识缺乏型

这类患者表现为对糖尿病知识缺乏了解，存在一些错误认知，比如较容易听信一些治疗糖尿病的"家传秘方""可以根治"等广告，对药物存在一些错误认识等，自行购买假冒药品和保健品服用，而放弃医院正规治疗，延误了病情，导致病情加重，还造成经济损失和心理上的巨大负担。

辅导措施：患者要到正规医院看病，接受专业医生的治疗和指导。

即使是国家卫生部门批准的正规厂家生产的保健品，在经济条件允许的情况下也要慎重选择。即使选择服用保健品也要明白，没有任何一种保健品可以代替糖尿病的药物治疗。要加强糖尿病知识教育，改正错误的健康观念，努力提高健康知识，避免盲目治疗和被错误信息干扰而出现病急乱投医或受游医的误导而贻误病情、经济受损。同时患者家属也应接受糖尿病知识教育，了解治疗糖尿病的科学方法，了解糖尿病足患者在日常生活中的注意事项，使家属能成为患者的支持者、帮助者和监督者。

十、自责内疚型

患者因患病后可能无法照顾家庭，长年治疗又需要大量金钱，造成家庭经济拮据而感到自责内疚，认为自己成了家庭的累赘。

辅导措施：应该使这类患者了解目前虽不能根治糖尿病足，但合理地控制饮食，适当地运动，科学地用药，保持良好的情绪，可以很好地控制病情，也能像健康人一样工作、学习和生活。

十一、出院后出现盲目乐观和麻痹大意心理

患者在住院期间，在医生的指导下经过正规的治疗，血糖水平控制较好，症状有所好转，有些患者就产生了盲目乐观、麻痹大意心理。

辅导措施：患者出院并不意味着护理工作到此结束。医护人员还要为患者做好出院后的护理指导，让他们在心理上树立长期与疾病做斗争的信念，防止麻痹大意心理。当糖尿病患者思想上出现松懈时，医护人员应及时、诚恳地为患者讲清要害，指出思想松懈容易造成血糖的波动，危害身体脏器，甚至诱发并发症，应及时纠正松懈思想，尽快转回稳定期。

第五节　自我心理调适

糖尿病患者要调理好自己的状态，对糖尿病足有一个正确、全面的

了解，配合医生进行有效的治疗。一定要避免急躁易怒、悲观失望、忧虑多思的情绪，也要消除若无其事、盲目乐观、不屑一顾等心态。

一、充分认识糖尿病足是糖尿病的一种慢性并发症

在我国，目前有 2000 万～3000 万名糖尿病患者。患者要明确糖尿病是一种不能根治但可以得到良好控制的疾病，运用现代的治疗方法，绝大多数患者的病情能够得到较好的控制，患者可以和正常人一样生活工作。糖尿病的治疗是长期的甚至是终身的，患者应树立起长期与疾病做斗争的决心。对糖尿病采取"在战略上藐视，在战术上重视"的原则。患者得了糖尿病不要精神紧张、负担过大，也不能因症状不明显而大意，不管不顾。只要科学地对待疾病，认真做好综合治疗，血糖肯定会降下来。糖尿病足可能使患者丧失劳动力，甚至引起死亡。但大多数患者可以避免，有的可以治好，有的进展相当缓慢。糖尿病足的发生、发展，直接或间接地与糖尿病控制的好坏有关，而糖尿病患者的心态良好与否又会影响对糖尿病的控制。因此，要用乐观的精神与疾病作斗争，既不要对糖尿病足不予理睬、不控制饮食、不重视体育锻炼和药物治疗，也不要对疾病过分担心，终日焦虑不安，或在治疗过程中一遇病情波动就失去治疗信心，这些错误的心态都可能加重病情。

二、要锻炼自控能力

糖尿病患者在治疗过程中要避免存有侥幸心理，应逐步适应糖尿病饮食结构、体力劳动，要忌烟限酒，限制吃水果等，这些都需要自己下决心去控制。如果没有达到合理控制要求，治疗必然达不到满意的效果。糖尿病患者的饮食、运动要安排得有规律、有节奏，必须长期坚持下去，才能保证血糖的平稳，减缓糖尿病足的发展速度。在面对各种诱惑时要有强大的自控能力。

三、学会自我调解，应对各种生活事件

任何人在工作与生活中都不会一帆风顺，遇到不顺心的事就容易引起情绪波动。情绪波动会造成血糖升高，使病情加重。糖尿病足患者必

须克服性格上的不足，处事沉着冷静，把身体健康放在首位，避开产生紧张情绪的各种因素，对名利淡然处之，对别人多一些宽容，多一些忍让。若产生了不良情绪，要及时排解。要使对健康不利因素降低到最低限度，保证病情得到合理的控制。

四、精神放松

不论糖尿病足病情如何重，只要科学地对待疾病，病情就会有所控制。不论病情如何轻，如果听之任之，不认真规范地治疗，血糖控制不好，糖尿病足就会越来越重，最后会出现严重的不可逆的后果。精神放松是辅助治疗糖尿病足有效的方法。

五、不要存在错误概念

"能吃能喝不是病"这是一种错误概念，这个概念害了不少人，糖尿病就是吃出来、喝出来的严重危害健康的疾病。尽管患糖尿病三五年并不至于致残或丧命，但是一定要明确，从血糖升高的第一天起，产生糖尿病足的风险就增加了，一旦出现了临床表现、功能障碍，治疗就十分困难了。

六、培养有规律的生活节奏

如果患者把自己的生活包括起居、饮食、运动安排得非常有节奏、有规律，血糖就不会产生大幅度的变化，这对糖尿病患者的治疗有一定帮助。把自己的生活安排好，建立合理的生活作息规律，才能保证糖尿病足的治疗效果。

七、加强体育锻炼和自我管理

糖尿病患者需要加强体育锻炼，因为体育锻炼能提高机体的抵抗力，同时也可培养自控能力。控制饮食、忌烟限酒是控制糖尿病的重要方面，因此不要受人引诱，需防范"偶尔抽一支烟没关系""多吃一次没关系"等思想，往往有一次就能出现第二次、第三次，渐渐失去控制，最后导致病情恶化。

八、情绪要保持稳定

情绪的自控也是非常重要的，这需要长期的磨炼，只要时刻保持这种"自控意识"，就一定会有效果。日常生活中要避免家庭矛盾，不要大事小事都生气，要心胸开阔，大事多商量，小事不计较。工作上的事情要以奉献为荣，不要过分看重名利地位。总之，潇洒一些，保持情绪稳定，有利于对糖尿病病情的控制。任何人在生活上或工作中都不会一帆风顺，总会遇到不顺心的事，尤其在评职称、职务提升、涨工资、工作调动不顺利时更容易引起情绪的波动，而情绪的波动会造成血糖的波动，使糖尿病足病情加重。如果把"身体健康"放在比这些事情更重要的位置上，对不顺心的事置之不理，对"名利"淡然处之，将对健康不利的因素降低到最低限度，就可以身体健康，生活愉快，延长寿命。不然即便"名利双收"，身体却垮了，又有什么意义呢？虽然对情绪控制的训练是一个长期磨炼的过程，但只要从眼下做起，就会有收获。

九、要克服麻痹思想

随着患病时间的延长，患者自己对疾病的态度逐渐淡漠，饮食控制渐渐不够严格了，自我监测也不认真做了，"三天打鱼，两天晒网"，药也不按时吃了，血糖也不查了，甚至又像没得糖尿病的时候一样，一切顺其自然不管不顾了，这样只会导致血糖得不到控制，加速糖尿病的发展。要避免这种悲剧的发生，一定要克服对慢性病的麻痹思想，保持对疾病的重视，通过长期的医疗实践，学会更多的观察病情、了解病情的方法，掌握治疗疾病的知识和技能，把自己的命运掌握在自己的手中，提高自己的生活质量。

十、生活要丰富多彩

糖尿病患者要多与人交往，参加对身体有益的活动，如听音乐，参加舞会，参加有意义的俱乐部等，把生活营造得丰富多彩。丰富多彩的生活会使人心情舒畅，精神愉快，消除面对疾病的紧张与烦恼，对控制血糖是非常有益的。与更多的人交往，尤其是与糖尿病足病友的交往，可以相互探讨控制血糖的经验、体会，还能交上知心朋友，相互鼓励，相互帮助，也会有更多的乐趣。广泛了解和学习糖尿病知识，可通过与专科医生交流，以及通过广播、电视、报纸、杂志、书籍等途径获得有关知识，也可参加集体学术活动，如糖尿病足教育学习班等获取相关知识。在治疗过程中，要主动掌握有关防治糖尿病足的知识，寻找病情变化的规律。定期复查血糖、尿糖、血脂等，检查血管、局部皮肤情况，能较好地控制病情，防止或延缓糖尿病足的发生和发展。

十一、不受巫医巫药的欺骗

糖尿病患病时间久，而且长期病情控制不理想时，患者往往会产生急躁情绪，在此情况下往往缺乏科学分析的耐心，偏听偏信，受巫医巫药的欺骗。有些人对正规医生的话半信半疑，对"偏方"却非常信任，尤其是对"能根治糖尿病"的巫医巫药感兴趣，结果反而延误了病情。

十二、正确看待保健食品

保健食品又称功能性食品，是国家批准允许使用的产品。部分患者可根据自己的病情选择适当的保健食品，但一定要认清该产品是经过国家有关部门批准的合格产品。保健食品有一定的保健功能，但保健食品毕竟不是药物，应该与药物区别开来。保健食品可以食用，但保健食品不能代替药品。要根据病情，结合保健食品的功能，选择合适的保健品。

十三、"麻烦"是病情的需要

控制糖尿病的发展需要控制饮食，加强运动，按时服药，又要进行血糖、尿糖的监测等，确实很"麻烦"。但这些"麻烦"是控制病情的需要，正是这些"麻烦"才确保了病情的稳定。患者要克服怕"麻烦"的心理，不要把治疗糖尿病的一些手段和方法看成"额外负担"。如果不"麻烦"，饮食不控制，服药"三天打鱼，两天晒网"，血糖控制不好，一旦糖尿病足病情得不到控制，就会造成功能障碍，甚至致残，与到那时给自己带来的痛苦，给家庭带来的负担比起来，现在的"麻烦"是微不足道的。其实把观念转变一下，把现在的"麻烦事"当成生活中必不可少的事，也就不觉得麻烦了，只要坚持下去一定会习惯的。

　　总之，糖尿病患者要学会自我调节，以积极的态度去了解糖尿病，正确认识其发展过程、治疗方法和预后，勇敢面对疾病，与医生合作，接受并服从治疗。适当参加糖尿病俱乐部，在丰富的集体活动中获取经验交流机会，通过人际交往使自己身心获得快乐，消除恐慌心理，有利于提高机体免疫力。必要时可接受心理专家的心理疏导，以一种持续的、良好的心理状态去应对糖尿病带来的压力，积极配合治疗，良好地控制血糖，延缓糖尿病的发展，增强治愈信心，减轻心理压力。

第十四章 糖尿病患者的健康教育

糖尿病足是糖尿病治疗的难题之一，是糖尿病患者下肢致残的主要原因。对糖尿病足患者来说，及早治疗是关键，所以患者在发病初期，不能大意，要及时就医。

第一节 预防为先

随着生活水平的提高、饮食结构的改变和体力劳动的减少，糖尿病已成为严重威胁人类健康的重要疾病，糖尿病的危害主要在于其急、慢性并发症。糖尿病足是糖尿病的一种特殊慢性并发症，是糖尿病患者致残甚至死亡的重要原因之一。糖尿病并发糖尿病足有一个漫长的发展过程，其中隐藏着多种诱发因素。调查显示，糖尿病患者中一半以上的患者存在一种以上的糖尿病足诱发因素，而这些患者中仅有少数患者重视这些诱发因素，并采取相应的预防措施，调查中发现大部分患者对经常出现、问题较小的诱发因素认识不够而忽视掉。

一、学习糖尿病足知识

绝大多数糖尿病患者对糖尿病足的概念不清楚，有的患者病程十几年，还不知道糖尿病足的危重性。大部分糖尿病患者接受的健康教育重点为糖尿病的饮食和运动指导、药物治疗和血糖自我监测，一般患者比较关注自己的血糖波动、糖尿病肾病、糖尿病视网膜病变而忽视足部问题，对糖尿病足知识了解甚少。系统有效的健康教育可以使患者掌握更多的糖尿病足相关知识，使患者在获取糖尿病足部护理知识的态度上变被动为主动，从而更有效地提高患者糖尿病足相关知识的知晓率，及时就医。

二、树立健康信念

在患者的健康知识态度行为中，知识是基础；态度即自我效能，是动力；行为即是产生促进健康行为、消除危害健康行为等行为改变过程，是目标。通过健康教育，可将糖尿病足患者行为改变分为获取相关知识、产生健康信念及提高自我护理能力三个连续过程，其中关键的步骤是健康信念的确立，即患者自我效能的转变。患者成功地实施和完成某个行为目标或应付某种困难情境的能力的信念，即自我效能，自我效能也是指人们对自己实现特定领域行为目标所需能力的信心或信念，简单来说就是个体对自己能够取得成功的信念，即"我能行"，是影响糖尿病患者行为改变的因素之一。大多数糖尿病足患者自信心很低，通过有针对性的不同形式的健康教育，可以为患者营造一个良好的健康促进场所和支持环境，增强患者对自己改变不良行为习惯、建立健康生活方式的信心，促使糖尿病足患者掌握相关知识，采取积极的态度，通过改变自我效能，逐步形成信念，进而实施自我护理。要鼓励糖尿病足患者之间进行交流，树立优秀病例，让大家学习，以亲身经历和变化来树立健康的信念，改变不健康行为。

三、加强足部护理健康教育

糖尿病患者足部损伤的主要原因是日常足部护理不正确、鞋袜选择不正确、修剪趾甲不正确等。所以足部护理健康教育有利于减少糖尿病足的发生，使糖尿病患者掌握糖尿病足自我护理知识，树立正确的信念，并应用到日常生活的每一个细节，使患者主动意识到坚持良好的足部自我护理行为能有效减少糖尿病足部损伤的发生，提高患者的自护能力，减少造成足部损伤的概率，减少糖尿病患者足部红肿、破溃、感染等的机会。

第二节　警惕糖尿病足的早期症状

糖尿病患者由于长期用药或者疾病本身原因导致下肢末端血液循环不畅通，表现为主动脉搏动频率降低、脉动现象不明显等。出现上述症状并非一定是糖尿病足的先兆，但至少应该引起患者和家属的注意。对于任何一种疾病来说，提前预防都要比后期治疗好千百倍。

糖尿病患者如果发现手脚有麻木感、针刺感或者烧灼感等现象时需要特别注意，这很有可能是糖尿病足的前期征兆，最好能及时就医检查，以免耽误病情。

糖尿病患者血液循环不好，足部的毛细血管膨胀扩张，动脉血压无法达到正常需要，血液流动迟缓，因而在通过脚部的薄弱皮肤时便会呈现出绛紫色。糖尿病患者站立时，足部会受到高压，如果足部变成绛紫色，就必须及时就医检查。

间歇性腿脚失衡。有些糖尿病患者，当行走时间过久或者行走距离过长时，四肢乏力，脚部疼痛难忍，走路就变得一跛一拐，这也是糖尿病足初期的表现形式。这主要是由患者下肢部位供血不畅造成的。而供血不畅，需要引起高度的重视，因为它常常是导致糖尿病足的罪魁祸首。

有长期糖尿病史的人，应特别注意防范糖尿病足。因为长期的疾病极易导致下肢末端神经发生病变，肢体肌肉和骨骼出现萎缩，肌肉会失去正常的屈伸和平衡能力，这是糖尿病足的典型临床症状。医学证明，糖尿病足发现越早，疾病控制与治愈的可能性越大。因此，糖尿病患者和家属必须时刻注意上述症状，一旦有可疑情况出现立即到正规医院进行检查。提前防范，把疾病消灭在萌芽状态。反之，如果不重视，不提前进行预防，等病情严重时再进行治疗则陷入被动。

第三节 加强健康教育

近年来，糖尿病的发生率明显增加，半数以上的患者存在诱发足病的危险因素。患者了解糖尿病足相关知识将对预防糖尿病足起到积极作用，而我国糖尿病患者足部护理现状让人担忧，从调查结果看，糖尿病患者大多数缺乏糖尿病足自我防护知识和能力，尤其在每天检查自己双脚、穿鞋前检查鞋内异物以及不赤脚行走、不穿有补丁的袜子等方面的知识欠缺，行为习惯不健康。

其原因可能与以下因素有关系：糖尿病足并发症出现缓慢，患者短期内难以看到疾病的严重后果，重视程度不够；健康教育工作不到位，以往医护人员只重视饮食、运动、药物等方面的教育，糖尿病足的预防知识成为盲点；足部护理需要长期坚持，患者难以持之以恒。

针对这一情况，可以从以下几方面着手。

一、重视糖尿病健康教育的多样化、个体化和专业化

（一）加强宣教的力度

调查结果反映出目前糖尿病健康教育工作是欠缺的，应加强对糖尿病足预防知识的宣教力度，使患者对糖尿病足有一个正确认识，理解并掌握足部护理知识与技能。

（二）宣教的方法

糖尿病足的健康教育需要患者及医务人员共同协作。可采取的教育方法有：电视化教育，播放糖尿病教育专题录像带，讲解糖尿病知识；提供宣传材料；开通糖尿病回访电话，定期随访，提供咨询服务；开设糖尿病护理门诊，以心理学方法，指导患者的行为调整、放松训练；举办糖尿病病友联谊会，利用病友之间的现身说法，互动交流；发放《糖尿病足防护知识》手册，配以直观的照片及简单的插图。

（三）因人施教

调查结果显示，患者的足部护理能力在文化程度方面存在显著差

异，而在年龄方面无差异。故对文化程度偏低的患者可采用一对一的个性化教育，增加教育次数和检查力度，从而使患者具备自我防护糖尿病足的能力，降低其发生率和致残率。

（四）重视病程长的患者

调查结果显示，病程的长短与糖尿病足的发生率有显著相关性，病程越长，糖尿病足的发病率越高。有统计表明，糖尿病病程超过 13 年的患者发生糖尿病足的危险性比发病初期的患者高 2~5 倍，与糖尿病慢性并发症增多有关。因此，糖尿病病程越长的患者越要提高警惕和加强防护，将糖尿病足发生率降到最低。

（五）重视农村患者

调查结果显示，城市糖尿病患者对糖尿病足健康知识知晓率高于农村糖尿病患者。所以应加大对农村糖尿病患者的健康教育，使他们能够认识到保护足的重要性，减少糖尿病足的发生。

二、重视糖尿病健康教育的预见性、长期性和系统性

（一）强调预见性教育

在对患者进行健康教育的同时，必须早期、预见性地进行相应的足部护理指导，让患者充分认识和了解糖尿病足，尽早消除糖尿病足的危险因素，让患者在最佳的时间利用健康教育的信息资料，完成从被动管理到主动参与疾病的自我管理的转变。

（二）坚持长期性教育

对患者灌输长期的防范意识，进行长期的健康指导，包括电话咨询、随访服务等。此外，可由医院、社区、患者及家庭组成一个有效的健康教育网，全面、系统、详细地制订糖尿病足健康教育计划，加大糖尿病足健康教育力度，对患者及其家属进行长期、系统和全方位的教育，共同完成糖尿病足患者的教育计划。

（三）开展系统性教育

糖尿病足的治疗应以预防为主。有研究表明，预防应从低危足患者

着手，中高危足患者为重点防治对象，指导患者控制血糖和每日足部护理是有效预防糖尿病足的关键，同时还应加强患者的自我管理和自我保健的意识。医护人员应加强对糖尿病患者的足筛查。糖尿病足的健康教育不是一次两次就能完成的，应建立完善的健康教育体系，让更多的专业人员参与到其中来，为糖尿病患者建立健康档案，定期开展不同形式的健康教育。鼓励更多的糖尿病患者和家属参与到活动中来，使糖尿病足患者掌握糖尿病足相关知识，树立正确的健康信念，提高糖尿病足的自我护理能力，改变糖尿病足患者的不健康态度和行为，减少糖尿病足的诱因及潜在危险因素，降低糖尿病足的发病率，提高糖尿病足患者的生活质量。